Sebastian Priggemeier

Der Men'sHealth HARDGAINER GUIDE

Muskelaufbau mit Masterplan: 12 Workouts für 12 Monate

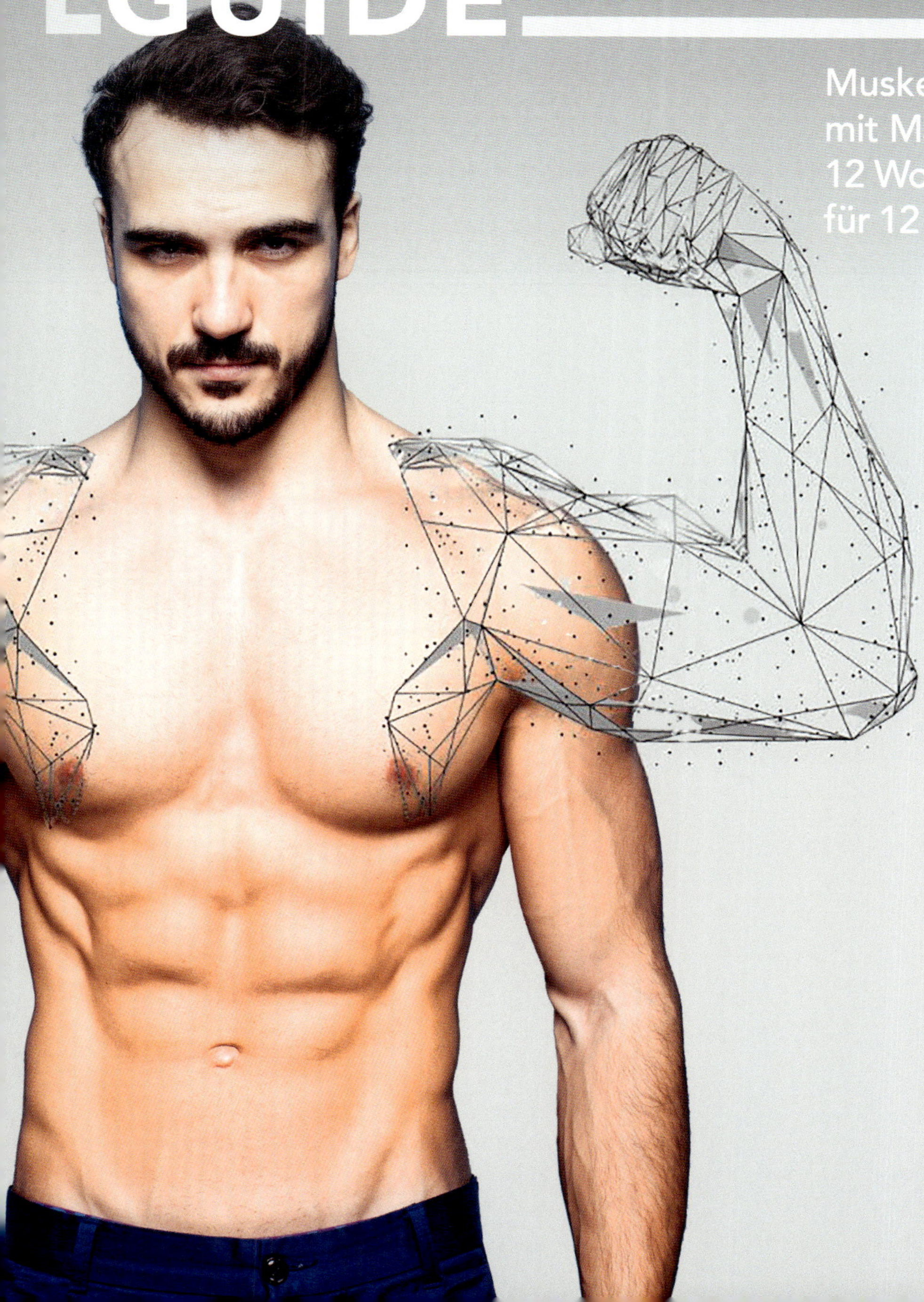

pietsch

Abbildungsnachweis
Cover: Shutterstock.com/All kind of people

Kornelia Erlewein: 81; Gymvisual.com: 90–94, 100–101
Dirk Mathesius Fotos: 3, 23, 16/17, 26, 65 (o. r.), 96, 130, 147, 154, 127; Sebastian Priggemeier: 74 (u.), 174, Sebastian Priggemeier/Kornelia Erlewein: 162 (o.); www.pullsh.net: 106 (o.) Systemhantel »Power Block Sport 50«; Rotfuß: 106 (u.)
Shutterstock.com:
1: All kind of people, 6: NDAB Creativity; 8: Day Of Victory Studio; 9: Andrey_Popov; 10: 0 ivector; 13: Koldunov Alexey; 15 (o.): Sudowoodo; 15 (u.): TreesTons; 18: Ground Picture; 2021: Africa Studio; 22: Prostock-studio; 23: Tartila; 24: Ekaterina Markelova; 26: asiandelight; 27: Prostock-studio; 28: Dusan Petkovic; 30: Evan Lorne; 31 (o.): PENpics Studio; 31 (u.): Lightspring; 32 (o.): TeamDAF; 32 (u.): osArt; 3031: George Rudy; 33: Halk-44; 34: bbernard; 35 (l.): Gianluca Foto; 35 (r.): Tatjana Baibakova; 36 (l.): Kerdkanno; 36 (r.): FrankHH; 37 (o.): Gorodenkoff; 37 (u.): victoriaKh; 38 (o.): ilona.shorokhova; 38 (u.): Prostock-studio; 39: BalanceFormCreative; 41: Anton Belo; 42: AJR_photo; 43: Lightspring; S: 44 (l.): ArtOfPhotos; 44 (r.): Rawpixel.com; 45: Monkey Business Images; 46: Lebedev Roman Olegovich; 46/47: Tatjana Baibakova; 47: baibaz; 48: solar22; 49 (l.): Rocksweeper; 49 (r.): Monkey Business Images; 51 (o.): nobeastsofierce; 51 (u.): marilyn barbone; 52 (2): SciePro; 54: pilipphoto; 55: Gearstd; 56 (o.): Halk-44; 56 (u.): Ground Picture; 58: BLACKDAY; 59 (l.): Illustration Contributor; 59 (r.): po_com; 61: Maxx-Studio; 62: elenabsl; 63: Olena Yakobchuk; 64: Vladimir Sukhachev; 65 (o. l.): Ilona Kozhevnikova; 65 (u.): Julia Soul Art; 66: Srdjan Randjelovic; 67: PeopleImage-com - Yuri A; 68: djile; 69: Ajan Alen; 70: Refat; 71 (l.): Dharmapada behera: 71 (r.): Prostock-studio; 72 (o.): Aldona Griskviciene; 72 (u.): Blamb; 73: SOK Studio; 74 (o.): puhhha; 76: NDAB Creativity; 78: Tero Vesalainen; 79: ALL best fitness is HERE; 80: Srdjan Randjelovic; 82: Srdjan Randjelovic; 83: astarot; 84: Ajan Alen; 86/87: Srdjan Randjelovic; 87: VectorsMarket; 88: Rawpixel.com; 89: kentoh; 95: Aleksandar Malivuk; 97: cristovao; 98/99: decade3d - anatomy online; 102 (l.): Gorodenkoff; 102 (r.): Lucky Business; 104: qoppi; 105 (o.): J_TIPPINIT; 105 (u.): AnEduard; 106 (M.): MDV Edwards; 107 (o.): MAD_Production; 107 (u.): Artemii Sanin; 108 (M.): niroworld; 109: Mopic; 110: KeyStock; 111: Alphavector; 112 (l.): DenPhotos; 112 (r.): cobalt88; 113: SkyPics Studio; 114 (l.): Asier Romero; 114 (r.): Zambri Zakaria; 115 (l.): Pikovit; 115 (r.): graphicwithart; 116: Pikovit; 116/117: Prostock-studio; 117 (o.): nito; 117 (u.): SB Arts Media; 118/119: IVASHstudio; 120: Studio Romantic; 121: Andrey_Popov; 122: Just Life; 123: Dean Drobot; 124: Pheelings media; 124/125:Undrey; 125: baranq; 126 (l.): BilahDesign; 126 (r.): Dean Drobot; 127: fizkes; 128: Anton_Ivanov; 129: StockLite; 131: antoniodiaz; 132: Jaroslav Monchak; 133: elenabsl; 134: blew_s; 135: Luis Molinero; 136: All kind of people; 138–140: Ground Picture; 142: Prostock-studio; 143: Song_about_summer; 148: stockfour; 150/151: BAZA Production; 152/153: Maridav; 155: antoniodiaz; 156: Maridav; 160: Floki; 162 (u.): Spalnic; 163: Yulia Davidovich; 164 (o.): irina2511; 164 (u.): Pixel-Shot; 165 (l.): Sokor Space; 165 (r.): MaraZe; 166 (l.): Sebastian Duda; 166 (o.): Rimma Bondarenko; 166 (u. r.): Nata-Lia; 168: Vladislav Noseek; 169 (l.): mama_mia; 169 (r.): Africa Studio; 170: Vladislav Noseek; 171: Flaffy; 172: Shift Drive

ISBN 978-3-613-50946-7

Postfach 103743, 70032 Stuttgart

Ein Unternehmen der Paul Pietsch Verlage GmbH & Co. KG

1. Auflage 2023

**Sie finden uns im Internet
unter www.pietsch-verlag.de**

Lektorat: Niko Schmidt
Einbandgestaltung und Layout:
grafik+design Kornelia Erlewein
Druck und Bindung: Graspo CZ, 76302 Zlín
Printed in Czech Republic

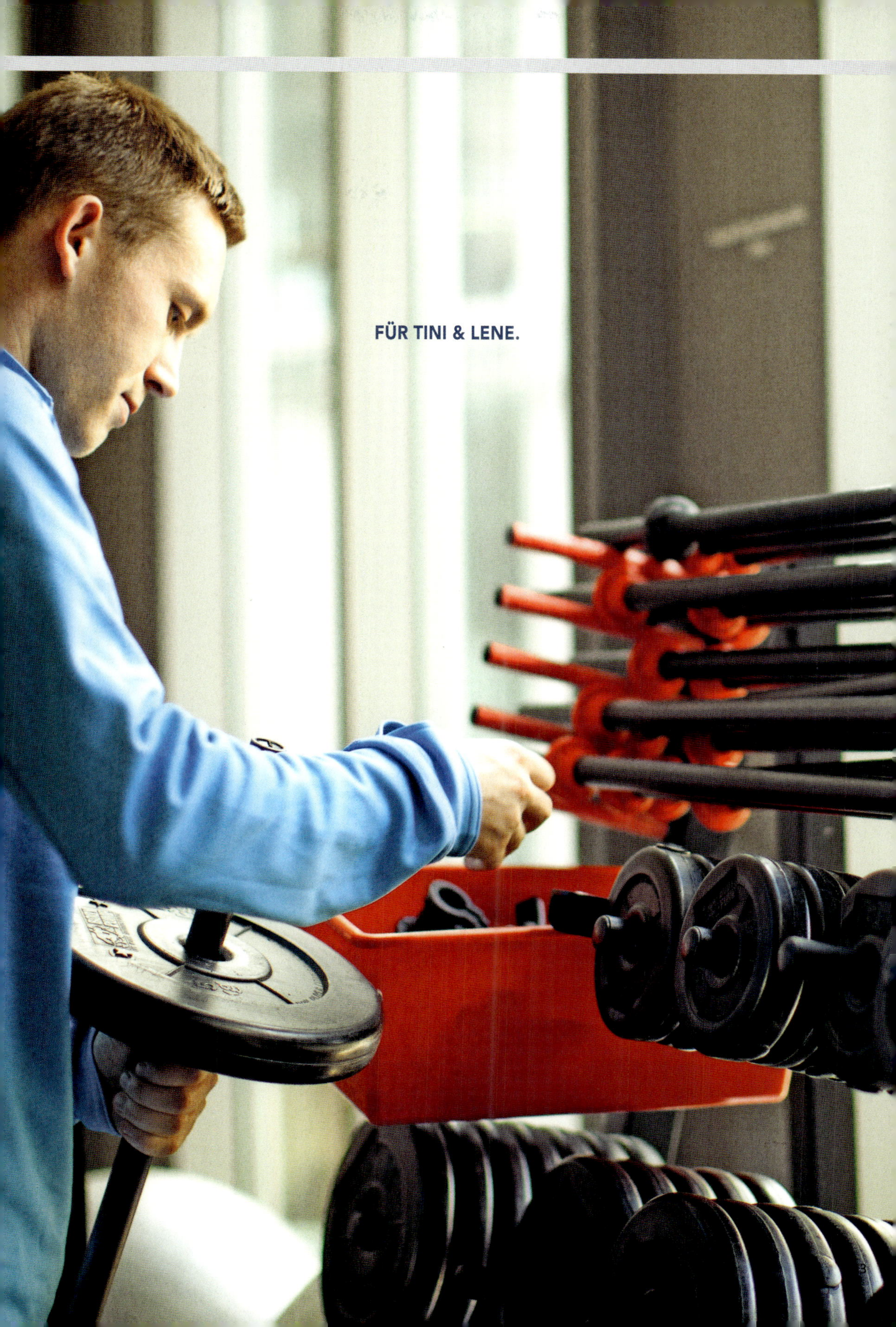

FÜR TINI & LENE.

KAPITEL 1

WARM-UP ZUR MISSION MUSKELAUFBAU

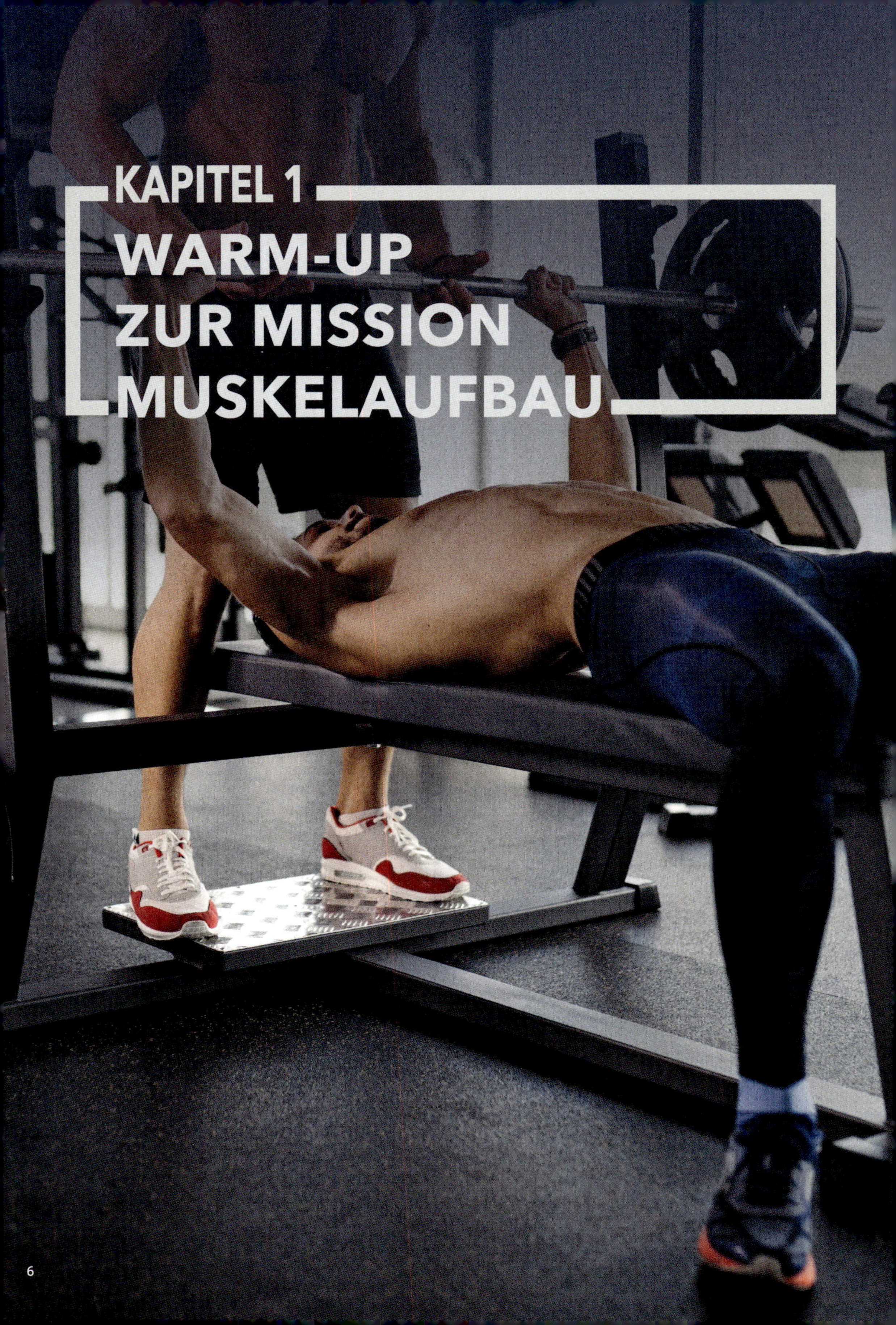

1

Schon merkwürdig: Irgendwie reden alle vom Abnehmen und von neuen Wunder-Diäten – dabei ist Zunehmen doch viel schwieriger. Kommt dir dieser Gedanke bekannt vor? Dann bist du wahrscheinlich ein sogenannter Hardgainer. Also jemand, der zwar hart trainiert und im Fitnessstudio Überstunden schiebt ohne Ende, aber trotzdem kaum Muskelmasse aufbaut. Manche sagen auch: ein Lauch (aka Bohnenstange oder Spargeltarzan). Keine Frage, das ist extrem frustrierend – vor allem, wenn deine Trainingskumpels mit XL-Armen und breitem Kreuz Blicke auf sich ziehen, obwohl sie während des Workouts mehr am Handy herumspielen als an der Hantel. Tja, die liebe Mutter Natur hat die Karten in Sachen Stoffwechsel und Muskelaufbau leider etwas unfair verteilt. Aber Fakt ist auch: Du bist nicht der Einzige, der Probleme mit dem Zunehmen hat. Absolut nicht. Wir sind viele …

Wir? Ja, genau – denn mir ging es lange genauso. Maximaler Trainingsaufwand, minimaler Effekt. Gefühlt habe ich Gewichte bewegt wie ein Bagger, doch mein T-Shirt kam einfach nicht auf Spannung. Bis ich endlich den Dreh raushatte, vergingen leider ein paar Jahre. Aber das muss nicht sein. Du kannst es besser machen. Mit unserer Anti-Lauch-Strategie. Es handelt sich um einen Mix aus hardgainergerechten Trainings- und Ernährungstricks, die zu Typen mit Turbo-Stoffwechsel passen, und die ich selbst gern früher gekannt hätte.

Heute bin ich über 40, Fitness-Autor, Vater und ganz ehrlich: So langsam brauche ich eher eine Anti-Bauch-Strategie als eine Anti-Lauch-Strategie, weil der Stoffwechsel sich im Laufe des Lebens verändert (es wird also besser). Aber ich kenne dieses Gefühl, dass trotz heftigster Anstrengungen einfach nichts hängenbleibt. Und ich weiß, dass da draußen Tausende verdammt hart trainieren, ohne entsprechende Erfolge zu sehen. Was mich da so sicher macht? In meiner Zeit als *Men's Health*-Redakteur war ich unter anderem für die Beantwortung der Leser-Fragen verantwortlich, quasi der »Dr. Sommer« für Fitness-Fans. Woche für Woche bekam ich ellenlange Nachrichten von Lesern, die zu schlank waren und fast verzweifelt nach (dopingfreien) Lösungen suchten.

Jetzt die gute Nachricht: Hardgainer zu sein ist kein unabänderliches Schicksal, denn die genetische Disposition ist nur ein Faktor für erfolgreichen Muskelaufbau. Drei weitere Faktoren haben ähnlichen Einfluss, nämlich:

- Training,
- Ernährung
- und Regeneration.

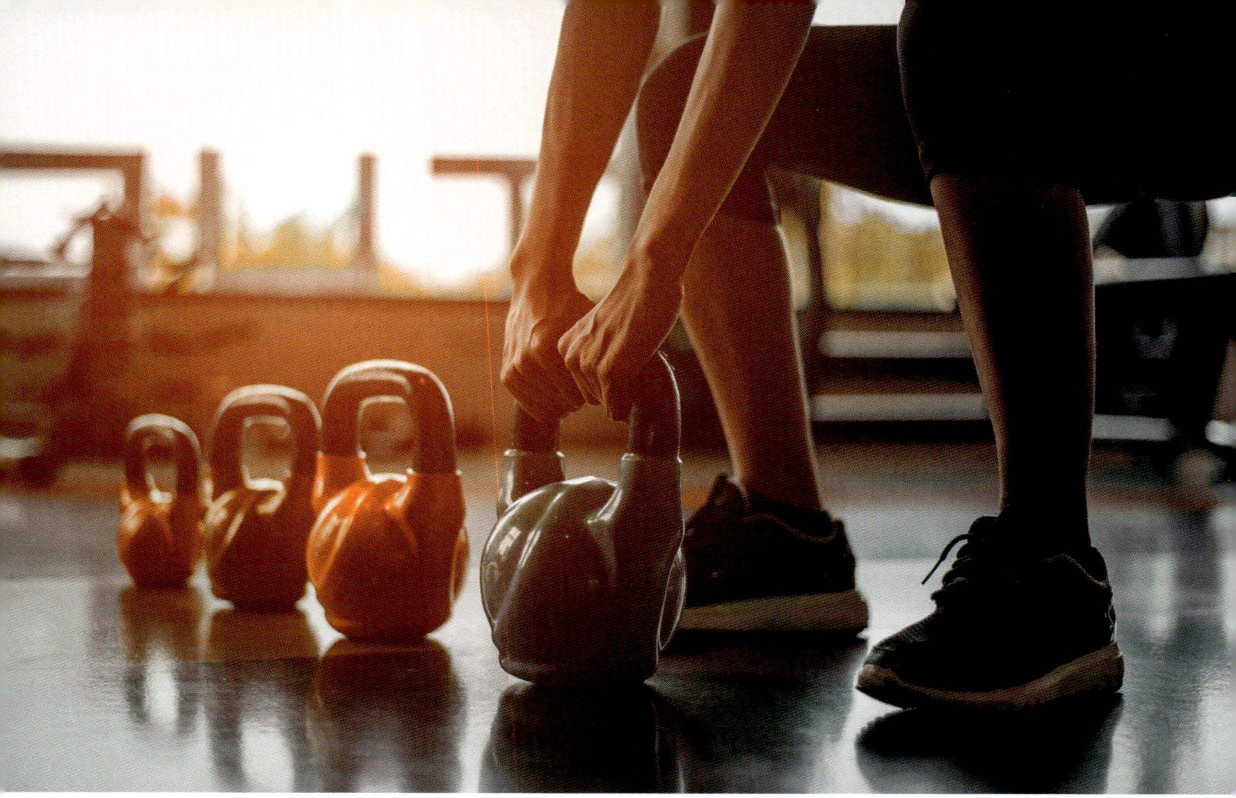

Das sind die Stellschrauben, an denen Hardgainer drehen können und müssen. Denn häufig sind elementare Fitness- oder Ernährungsfehler der Grund dafür, dass das Kreuz einfach nicht breiter wird und das Körpergewicht stagniert. Bestimmte Basics helfen dabei, die Weichen auf Wachstum zu stellen.

Mission Muskelaufbau: Einmal den Masterplan, bitte!

Dieses Buch ist irgendwie auch eine Botschaft an mein jüngeres Ich. Wenn ich könnte, würde ich per Zeitmaschine in die Vergangenheit reisen und es mir selbst in die Hand drücken: »Hier ist der Masterplan für Muskelaufbau – viel Spaß damit, alles wird gut!« Leider ist das, Stand jetzt, ganz so einfach auch nicht möglich. Aber wenigstens kann ich diese Tool-Box für mehr Trainingserfolg teilen und an alle weitergeben, die heute so struggeln wie ich es damals mit Anfang 20 tat. Die Anti-Lauch-Strategie hilft dir dabei, Muskeln aufzubauen und Stück für Stück deinen Körper zu transformieren. Durch typgerechte Ernährung, intensives Training und vollen Fokus auf die richtigen Muskelgruppen. Jetzt denkst du vielleicht: »Moment, noch mehr Freizeit für die Fitness opfern?« Nein, keine Sorge.

- Du wirst mit weniger Workout-Aufwand deutlich mehr erreichen. Weil du strukturierter und effektiver trainierst als je zuvor.
- Du wirst ein stabiles v-förmiges Körper-Grundgerüst aufbauen, das dir – bei richtiger Pflege – ein Leben lang zu einem athletischen Look verhilft.
- Und du wirst schlemmen. Aber nicht wahllos, sondern passgenau, damit dein Körper genügend Material für den Muskelaufbau hat.
- Zwischendurch regelmäßig Pause machen und relaxen? Ein extrem wichtiger Teil des Masterplans.
- »Gönn dir« ist das Motto, das dich als Hardgainer auf Kurs bringt.

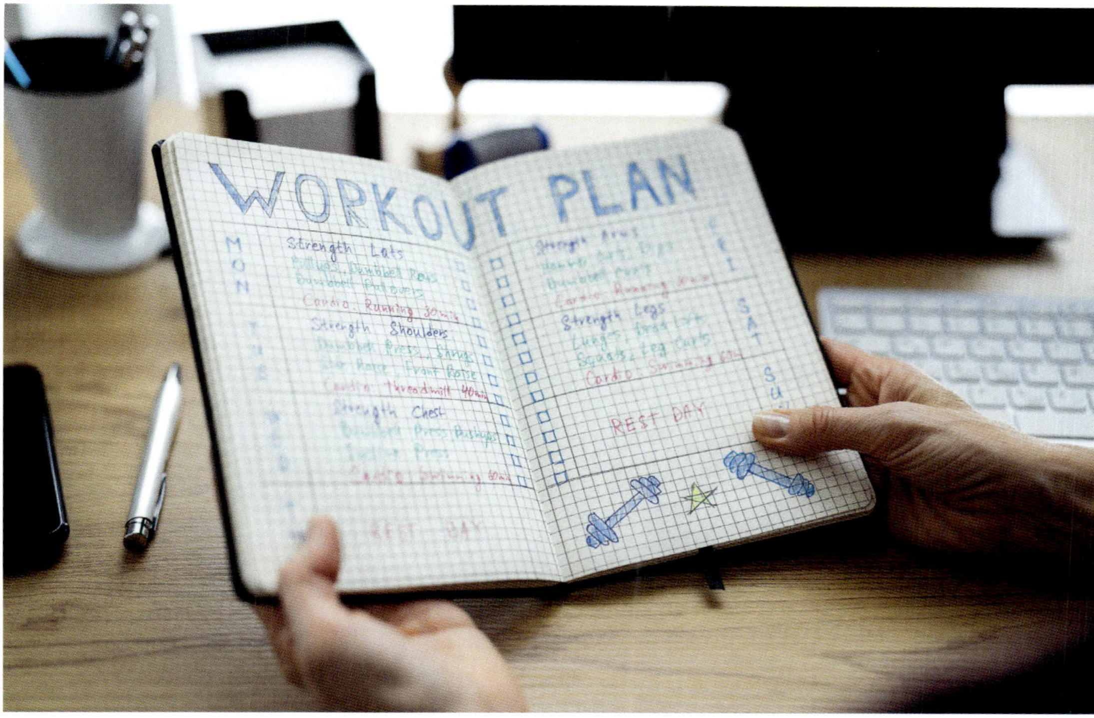

Das bedeutet allerdings nicht, dass du innerhalb kürzester Zeit vom Asterix zum Obelix wirst. Gesunder, nachhaltiger und möglichst leaner Muskelaufbau ist das Ziel – Klasse statt Masse. Ganz wichtig: Das Projekt ist ein Long Run, kein Sprint. Nachhaltiges Muskelwachstum braucht Zeit, auch wenn erste sichtbare Erfolge durchaus schon nach drei Monaten möglich sind, vor allem bei Fitnessanfängern.

Es geht in diesem Buch nicht um eine kurzfristige Trainings-Challenge, sondern um Lifehacks, die sowohl das Workout als auch den Alltag verändern und gerade deswegen langfristige Gains bringen.

Mein Rat: Nimm dir Zeit, probier die Tipps in Ruhe aus, schau, was in deinen Alltag passt. Genieß das Training und das Leben, stress dich nicht mit zu großen Erwartungen an dich selbst (btw.: Stress ist ein fieser Muskelkiller) und setz stattdessen auf organisches Wachstum, im wahrsten Sinne des Wortes.

Dafür müssen wir zunächst an ein paar elementaren Stellschrauben drehen. Der *Hardgainer-Guide* ist deine Schritt-für-Schritt-Anleitung, sozusagen das Tutorial für deinen Traumkörper. Hier erfährst du, was genau zu tun ist und was du brauchst, damit die mageren Zeiten bald vorbei sind. Let's go! Voller Fokus auf Training, Ernährung und Muskelaufbau. Mach mehr aus dir.

Beste Grüße,

Dein Sebastian

@hardgainer.coach bei *Instagram*

KAPITEL 2

DAS HARDGAINER-GEN: MEHR SEGEN ALS FLUCH

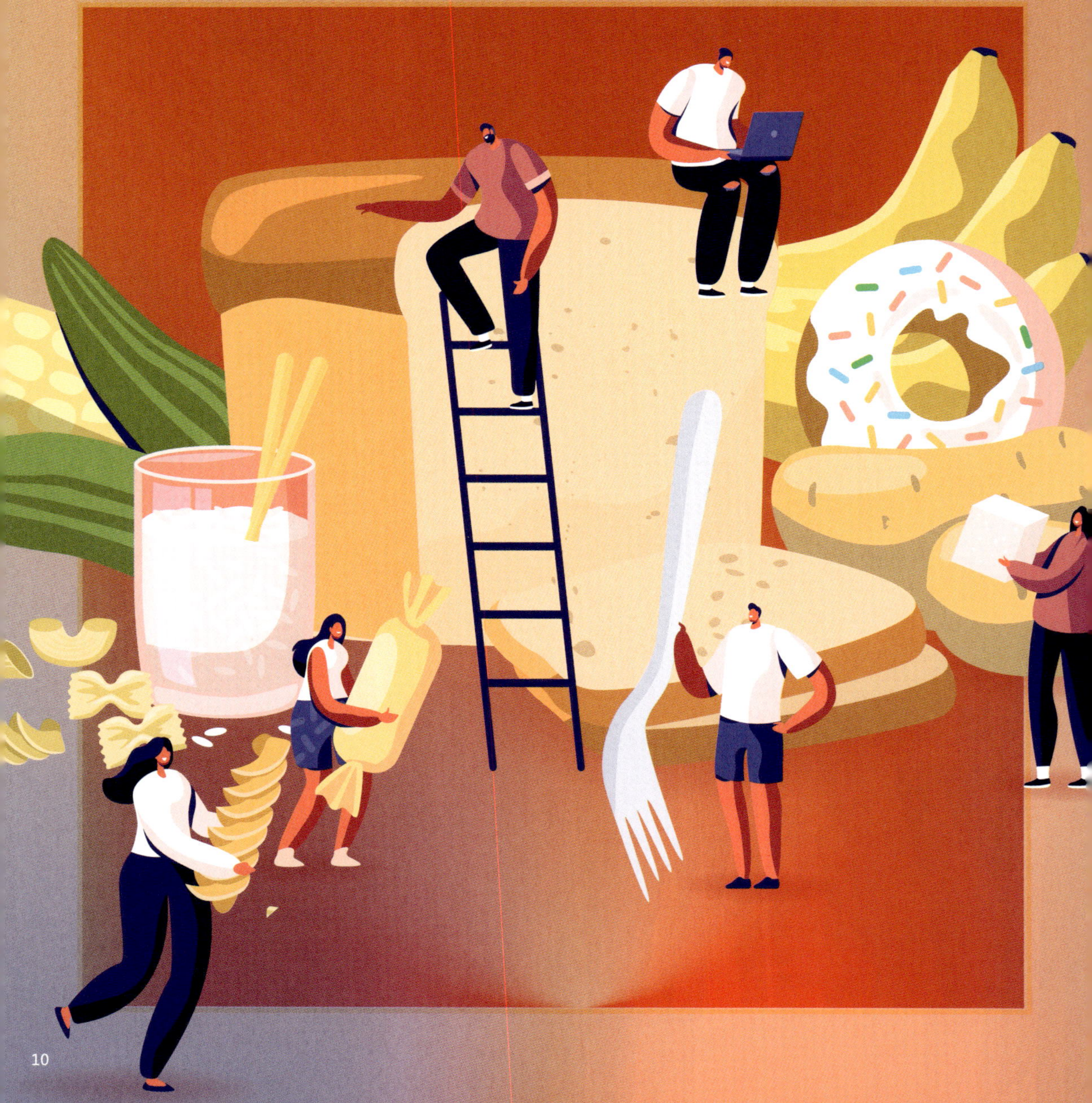

2

Es gibt Sätze, die nur von Hardgainern kommen können. Dieser hier zum Beispiel: »Ich kann essen, was ich will – ich nehme einfach nicht zu.« Auch wenn du mit dieser Aussage auf ein Problem hinweisen willst, das dich belastet, Mitleid bekommst du in der Regel nicht dafür. Eher ein Augenrollen von deinem Gegenüber oder ein schnaubendes Lachen. Denn für die meisten anderen Menschen klingt der Satz wie blanker Hohn. Viele sind sogar regelrecht neidisch auf deinen Turbo-Stoffwechsel, der offenbar Kalorien verheizt wie ein Hochofen und den Körper quasi zur Fettpolster-freien Zone macht. Du bist zu schlank – was für ein Luxusproblem! Zugegeben, heutzutage ist der Hang zum Untergewicht tatsächlich eher von Vorteil, doch das war lange nicht der Fall.

So hart es auch klingt: Von der Steinzeit bis in die jüngere Vergangenheit hatten Hardgainer schlechtere Überlebenschancen. Nahrung war in der Menschheitsgeschichte ohnehin fast immer ein knappes Gut, und in Zeiten von Dürre, Krieg, Pandemien oder anderen Krisen gab es zudem regelmäßig Hungersnöte. In solchen Phasen hatten (und haben) diejenigen Vorteile, deren Organismus genetisch bedingt Lebensmittel besonders effektiv verwertet und schnell Fettreserven anlegt. Davon lässt sich relativ lange zehren, wenn einfach nichts Essbares aufzutreiben ist, denn Fett ist ein unfassbar guter Energiespeicher.

Was viele nicht wissen: In 1 kg der Glibbermasse Fett stecken ungefähr 7000 Kalorien – das ist genügend Power für eine Tour-de-France-Etappe durch die Alpen. Oder eben für die nächste Hungersnot.

Vom Glück, ein Hardgainer zu sein

Inzwischen leben wir in Zeiten des Überflusses – und Übergewicht ist in unserer Gesellschaft deutlich verbreiteter als Untergewicht. Nach Informationen der Deutschen Gesellschaft für Ernährung sind hierzulande 59 Prozent der Männer und 37 Prozent der Frauen übergewichtig. Ein krasser Wert, oder? Untergewichtig sind dagegen weniger als 2 Prozent der Bürger. Das zeigt: Längere Hungerphasen kennt der durchschnittliche Mitteleuropäer höchstens von Diäten oder Fastenkuren, die Hardgainer absolut nicht nötig haben, weil ihr Körperfettanteil in der Regel vergleichsweise niedrig ist – bei Männern liegt der häufig zwischen 8 und 12 Prozent, bei Frauen unter 20 Prozent.

Für den Muskelaufbau hat das auch Vorteile:

- Hardgainer bauen eher schlanke Muskelmasse auf, weil sie nicht so schnell Fett ansetzen.
- Durch den niedrigen Körperfettanteil kommen Muskeln optisch besser zur Geltung.
- Hardgainer machen optisch einen durchtrainierten und sportlichen Eindruck.

Achtung, zu niedrig sollte der Körperfettanteil jedoch nicht sein: Ab einem Wert von unter 5 Prozent wird's ungesund, auch wenn das Sixpack dann prima zu sehen ist. Gewisse Fettreserven sind nicht nur für die Energieversorgung der Muskeln und Organe wichtig, sondern auch für ein schlagkräftiges Immunsystem und einen funktionierenden Metabolismus (Stoffwechsel).

Gibt es Menschen mit Turbo-Stoffwechsel?

Genieß die Jahre, in denen du gefühlt alles essen kannst, ohne einen sichtbaren Bauchansatz zu entwickeln. Während der Pubertät ist der Stoffwechsel primär auf das Wachstum in die Höhe ausgelegt – Hormone wie Testosteron und das Human Growth Hormone (HGH) lösen in unregelmäßigen Abständen Wachstumsschübe der Knochen und Muskeln aus, was viel Energie in Form von Kalorien kostet.

Junge Männer wachsen teilweise noch mit Anfang 20. Weil die neu aufgebaute Knochenmasse sich ungefähr bis zum 25. Lebensjahr verdichtet, bleibt die sogenannte Stoffwechselrate weiter hoch. Dieser Wert wird auch als Resting Metabolic Rate (RMR) bezeichnet und gibt an, wie viele Kalorien du im Ruhezustand verbrauchst (die Formeln zur Berechnung deines persönlichen Grundverbrauchs findest du im Kapitel Richtig essen (ab Seite 30).

Einer Studie der University of Vermont (USA) zufolge ist die Stoffwechselrate nicht nur von Faktoren wie Lebensalter und Geschlecht abhängig, sondern zu einem gewissen Teil auch von unserer genetischen Veranlagung. Gibt es sie, die Menschen mit erblich bedingtem Turbo-Stoffwechsel? Die Antwort lautet: offenbar ja, aber sehr selten.

Die Standardabweichung von der durchschnittlichen Stoffwechselrate (ca. 2000 Kalorien pro Tag) liegt innerhalb der Bevölkerung bei 5 bis 8 Prozent, die Abweichung kann aber locker auch bis 16 Prozent reichen. Demnach unterscheidet sich der tägliche Grundverbrauch bei den meisten Menschen um plus/minus 150 bis 300 Kalorien. Bei einigen wenigen Menschen ist die Stoffwechselrate jedoch so stark erhöht, dass sie im Ruhezustand 300 bis 600 Kalorien mehr verbrauchen als andere Menschen. Betroffen sind den US-Forschern zufolge etwa 4 Prozent der Bevölkerung – Personen, die man getrost als genetisch benachteiligte Hardgainer bezeichnen kann (bei manchen kommt allerdings auch eine Stoffwechselerkrankung als Ursache infrage).

Hardgainer mit erblich bedingtem Turbo-Stoffwechsel sind also sehr selten, sodass davon auszugehen ist, dass Muskelaufbau-Mankos bei den meisten Menschen eher mit Trainings- oder Ernährungsfehlern zusammenhängen. Eine erhöhte Stoffwechselrate ist definitiv ein zusätzlicher Störfaktor für Muskelaufbau, allerdings schwer nachweisbar, weil die gängigen Formeln zur Berechnung des Grundverbrauchs den Faktor Genetik nicht berücksichtigen. Um einen genetischen

Nachteil auszugleichen, hilft nur futtern, futtern, futtern – und die richtige Dosis des Wundermittels RHT. Die Abkürzung solltest du dir merken, sie steht für »richtig hartes Training«.

Wenn wir älter werden, verlangsamt sich unser Stoffwechsel mehr und mehr, was letztendlich auch unsere Körperzusammensetzung beeinflusst – ohne regelmäßiges Training verlieren wir schon mit Ende 20 kontinuierlich an Muskelmasse (etwa 1 Prozent Muskulatur pro Jahr), gleichzeitig steigt der Körperfettanteil in der Altersklasse Ü30. Das ist der natürliche Lauf der Dinge, der sich auch in der Körperfettwert-Tabelle des American Journal of Clinical Nutrition widerspiegelt.

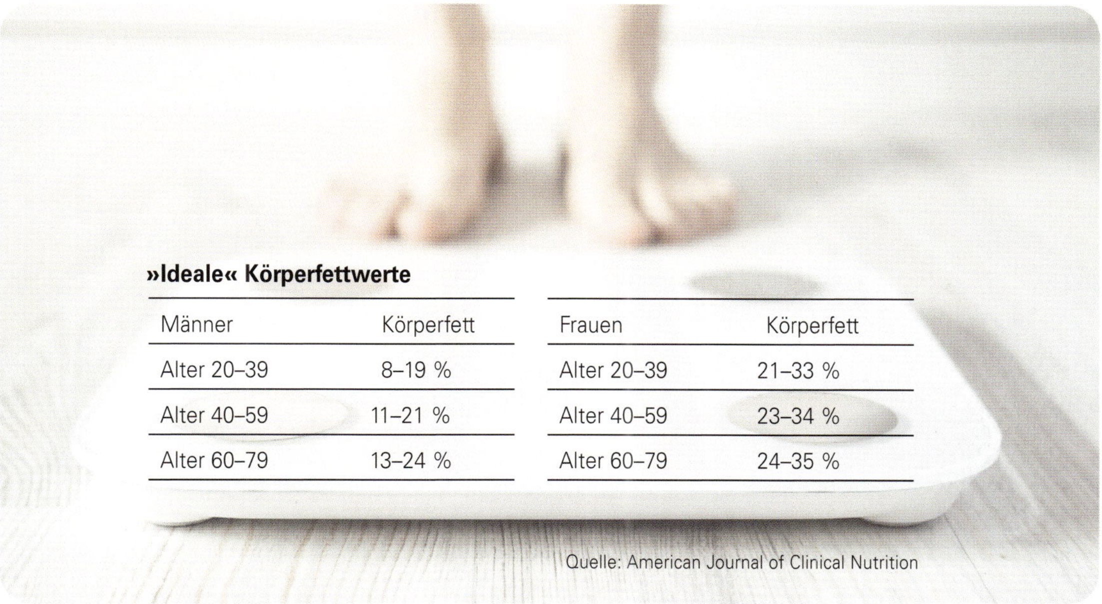

»Ideale« Körperfettwerte

Männer	Körperfett
Alter 20–39	8–19 %
Alter 40–59	11–21 %
Alter 60–79	13–24 %

Frauen	Körperfett
Alter 20–39	21–33 %
Alter 40–59	23–34 %
Alter 60–79	24–35 %

Quelle: American Journal of Clinical Nutrition

So lässt sich der Körperfettanteil bestimmen

Die Ermittlung des individuellen Körperfettanteils ist gar nicht so einfach. Experten empfehlen die sogenannte Bioelektrische Impedanz-Analyse (BIA), die manche Arztpraxen oder auch Fitnessstudios anbieten. Kostenpunkt: Je nach Anbieter zwischen 25 und 50 Euro. Für die BIA-Messung werden Elektroden an Hand und Fuß befestigt, um gezielt Stromimpulse durch den Körper zu leiten. Das tut nicht weh und dauert nur wenige Sekunden.

Die Idee dahinter: Weil Fett einen anderen elektrischen Widerstand hat als organische Masse, lässt sich durch den Stromstoß der Anteil von Körperfett und Muskelmasse errechnen.

Digitale Körperfettwagen für zuhause funktionieren nach einem ähnlichen Prinzip, liefern aber nicht so präzise Ergebnisse wie die BIA-Messung. Preislich liegen die Geräte zwischen 30 und 90 Euro.

Schnell-Check: Bin ich zu dünn?

Wie das eigene Körpergewicht einzuschätzen ist, zeigt der Body-Mass-Index (BMI). Um den BMI zu berechnen, brauchst du einen Taschenrechner, den du mit folgenden Daten fütterst:

BMI = Körpergewicht in Kilogramm: (Körpergröße in Metern)^2

Gewichtsklassifikation bei Erwachsenen laut Weltgesundheitsorganisation (WHO):	BMI
Untergewicht	< 18,5
Normalgewicht	18,5–24,9
Übergewicht	< 25
Krankhaftes Übergewicht (Adipositas)	< 30

Die Weltgesundheitsorganisation WHO stuft Personen mit einem BMI unter 18,5 als untergewichtig ein. Wer einen höheren BMI bis 24,9 hat, gilt als normalgewichtig – Übergewicht beginnt ab einem BMI von 25. Allerdings ist dieser Wert bei Sportlern oft nicht aussagekräftig, weil Athleten verhältnismäßig viel Muskelmasse haben und deshalb mehr wiegen. Dadurch haben viele Sportler einen BMI über 25, obwohl sie nicht im klassischen Sinne übergewichtig sind.

Um deinen persönlichen Gewichtsstatus als Hardgainer einzuschätzen, ist der BMI aber sinnvoll. Untergewicht gilt es zu vermeiden, weil damit häufig ein Nährstoffmangel verbunden ist, und der kann zu unangenehmen Begleiterscheinungen wie Antriebslosigkeit, Konzentrationsproblemen und einer höheren Anfälligkeit für Infekte führen – ganz davon abgesehen ist Muskelaufbau mit Untergewicht kaum möglich. Falls dein BMI unterhalb von 18,5 liegt, solltest du die Ursache unbedingt von einem Arzt abklären lassen. Hormonelle oder organische Probleme können beispielsweise dahinterstecken, außerdem zu viel Stress, eine Essstörung oder eine genetische Veranlagung.

Im Internet, aber auch in sportwissenschaftlichen Fachbüchern, ist häufig sogar von verschiedenen Körper- und Stoffwechseltypen die Rede: Ektomorph, Mesomorph und Endomorph. Was hat es damit auf sich? Lassen sich Menschen in Körperbau-Klassen einteilen?

Ektomorph, mesomorph, Düsseldorf: Sheldons Körpertypentheorie im Check

Die Idee, den menschlichen Körper zu vermessen oder aufgrund einer bestimmten Optik in Schubladen zu stecken, hatten schon viele Forscher. Schädelform, Länge der Arme und Beine, Körperbehaarung – alles interessant und angeblich relevant für verschiedene Zusammenhänge. Einige Forscher waren fest davon überzeugt, dass sich am Körperbau eines Menschen dessen Charakter und die Neigung zu bestimmten psychischen Erkrankungen ablesen lässt, was heute gruselig klingt und längst wissenschaftlich widerlegt ist, genau wie die klare Einteilung in Körperbauklassen.

Trotzdem spulen wir mal kräftig zurück. 1921 veröffentlichte der deutsche Psychiater Ernst Kretschmer ein Buch namens Körperbau und Charakter, in dem er drei Körper- und Konstitutionstypen beschrieb:

- Pykniker (eher untersetzt),
- Athletiker (eher muskulös) und
- Leptosome (eher schlank).

Der US-Psychologe und Mediziner Dr. William Herbert Sheldon forschte ab den 1940er-Jahren in eine ähnliche Richtung. Er untersuchte das Keimblattgewebe von Embryos, aus denen die Organe und Strukturen entstehen, und zog daraus Rückschlüsse auf den späteren Körperbau, aber auch auf die Charaktereigenschaften der Menschen. Zur Untermauerung seiner Theorie ließ Sheldon Tausende Nacktfotos junger Studenten anfertigen, um die Abbildungen nach Körpertypen zu sortieren. Seine Einteilung sah folgendermaßen aus:

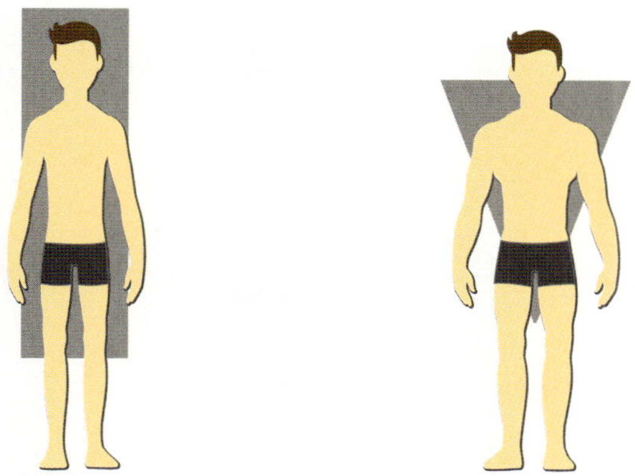

Ektomorph | Mesomorph | Endomorph

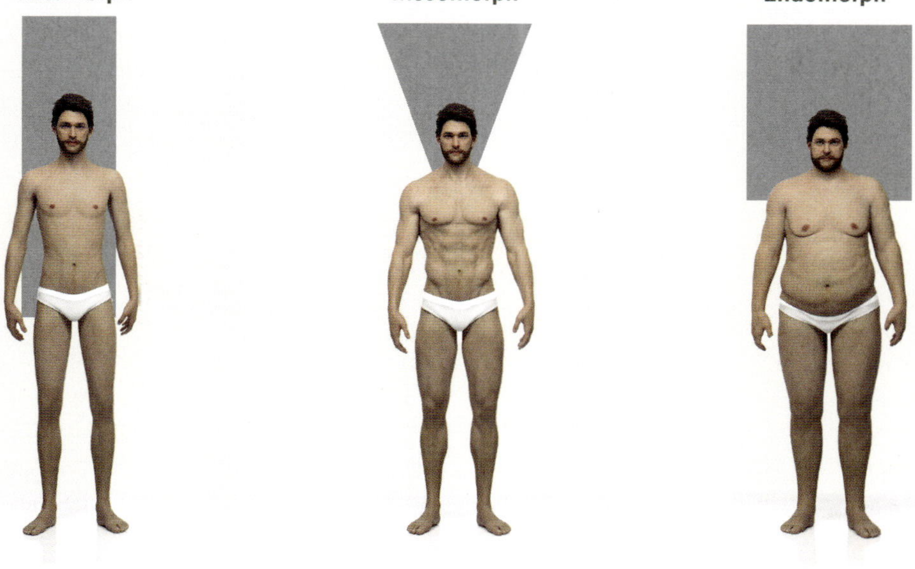

Ektomorpher Typ

Schlanker und oft hochgewachsener Körperbau, kaum Fettablagerungen, verhältnismäßig lange Arme und Beine, kurzer Oberkörper; schmale Schultern, Hände und Füße.

Mesomorpher Typ

V-förmiger Oberkörper mit breiten Schultern und schmaler Hüfte (X-Form bei Frauen), muskulöse Optik, geringer Körperfettanteil, große Hände und Füße.

Endomorpher Typ

Gedrungener Oberkörper, eher kurze Arme und Beine, rundes Gesicht und kurzer Hals. Neigung zum Fettansatz.

Typ Ektomorph klingt stark nach Lauch, Spargeltarzan oder Bohnenstange? Richtig, gut aufgepasst! Deswegen bekommen Menschen, die eher schlank gebaut sind und Probleme mit dem Gewichts- und Muskelaufbau haben (aka Hardgainer) von bestimmten Experten schnell das Label ektomorph. Zack! Abgestempelt, Kategorie »schwerer Fall«. Doch ganz so simpel läuft es nicht, weder im Leben noch in der Anatomie, auch wenn es tatsächlich Zusammenhänge zwischen Fettspeicherung und Muskelaufbau gibt. Fast alle Menschen sind Mischtypen, lassen sich also nicht eindeutig in eine der drei Körperkategorien pressen.

Fazit zu Sheldons Körpertypentheorie

Es ist zwar wichtig, Begriffe wie ektomorph, mesomorph und endomorph schon mal gehört oder gelesen zu haben, aber vor allem, um sie richtig einzuordnen – das Hintergrundwissen aus diesem Kapitel soll verhindern, dass du dich davon runterziehen lässt.

Ja, die Abbildungen der Körpertypen sind anschaulich und eingängig, aber die Theorie dahinter ist überholt und veraltet. Mal abgesehen davon, dass Rückschlüsse vom Aussehen auf den Charakter aus heutiger Sicht höchst problematisch sind, haben verschiedene sportwissenschaftliche Studien inzwischen gezeigt:

- Jeder Mensch hat andere körperliche Voraussetzungen, deshalb reagiert jeder Organismus anders auf Ernährung, Training und Erholung.
- Es gibt zwar Tendenzen in Sachen Muskelaufbau und gewisse Vorteile oder Nachteile durch die genetische Veranlagung, aber Sheldons Körpertypen sind eher ein Stück Wissenschaftsgeschichte und die Körpertypen-Bilder vergleichbar mit Karikaturen.

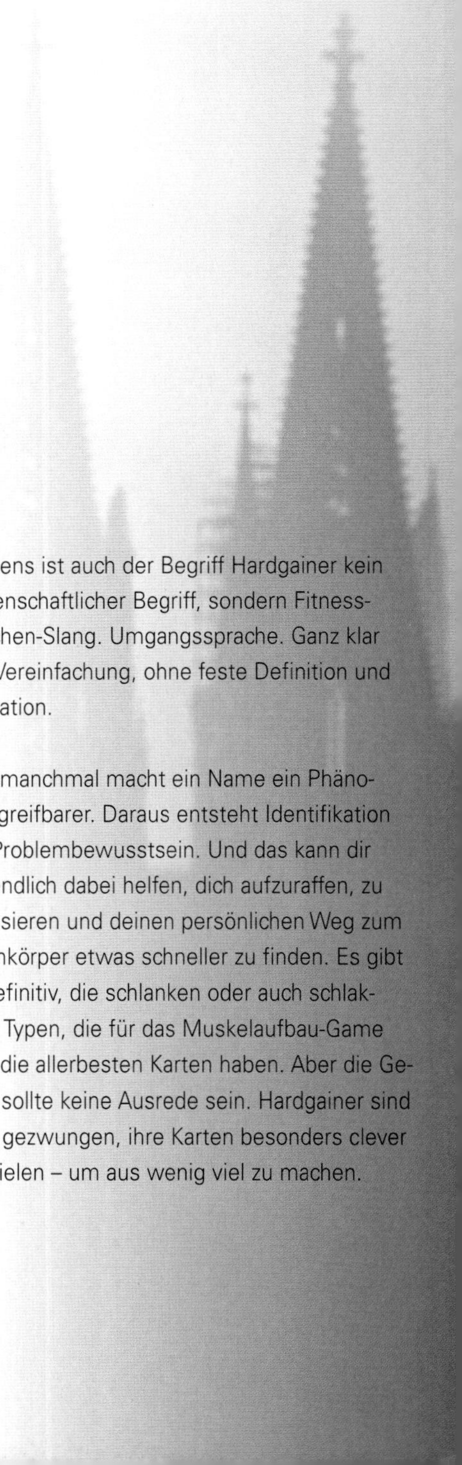

Übrigens ist auch der Begriff Hardgainer kein wissenschaftlicher Begriff, sondern Fitnessbranchen-Slang. Umgangssprache. Ganz klar eine Vereinfachung, ohne feste Definition und Evaluation.

Aber manchmal macht ein Name ein Phänomen greifbarer. Daraus entsteht Identifikation und Problembewusstsein. Und das kann dir letztendlich dabei helfen, dich aufzuraffen, zu fokussieren und deinen persönlichen Weg zum Traumkörper etwas schneller zu finden. Es gibt sie definitiv, die schlanken oder auch schlaksigen Typen, die für das Muskelaufbau-Game nicht die allerbesten Karten haben. Aber die Genetik sollte keine Ausrede sein. Hardgainer sind eben gezwungen, ihre Karten besonders clever zu spielen – um aus wenig viel zu machen.

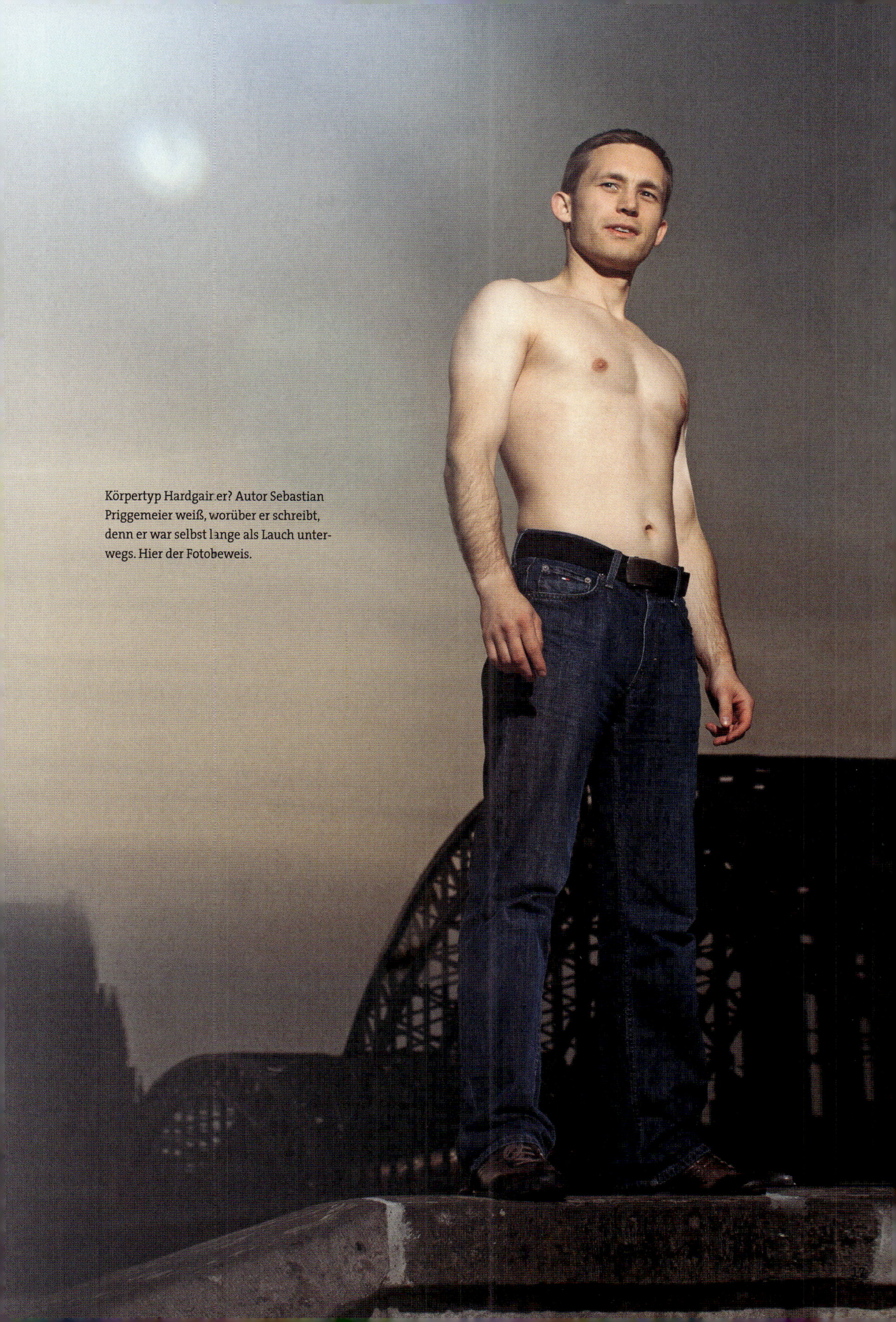

Körpertyp Hardgainer? Autor Sebastian Priggemeier weiß, worüber er schreibt, denn er war selbst lange als Lauch unterwegs. Hier der Fotobeweis.

KAPITEL 3
LET'S GO! IN 3 SCHRITTEN ZUM KÖRPER-KURSWECHSEL

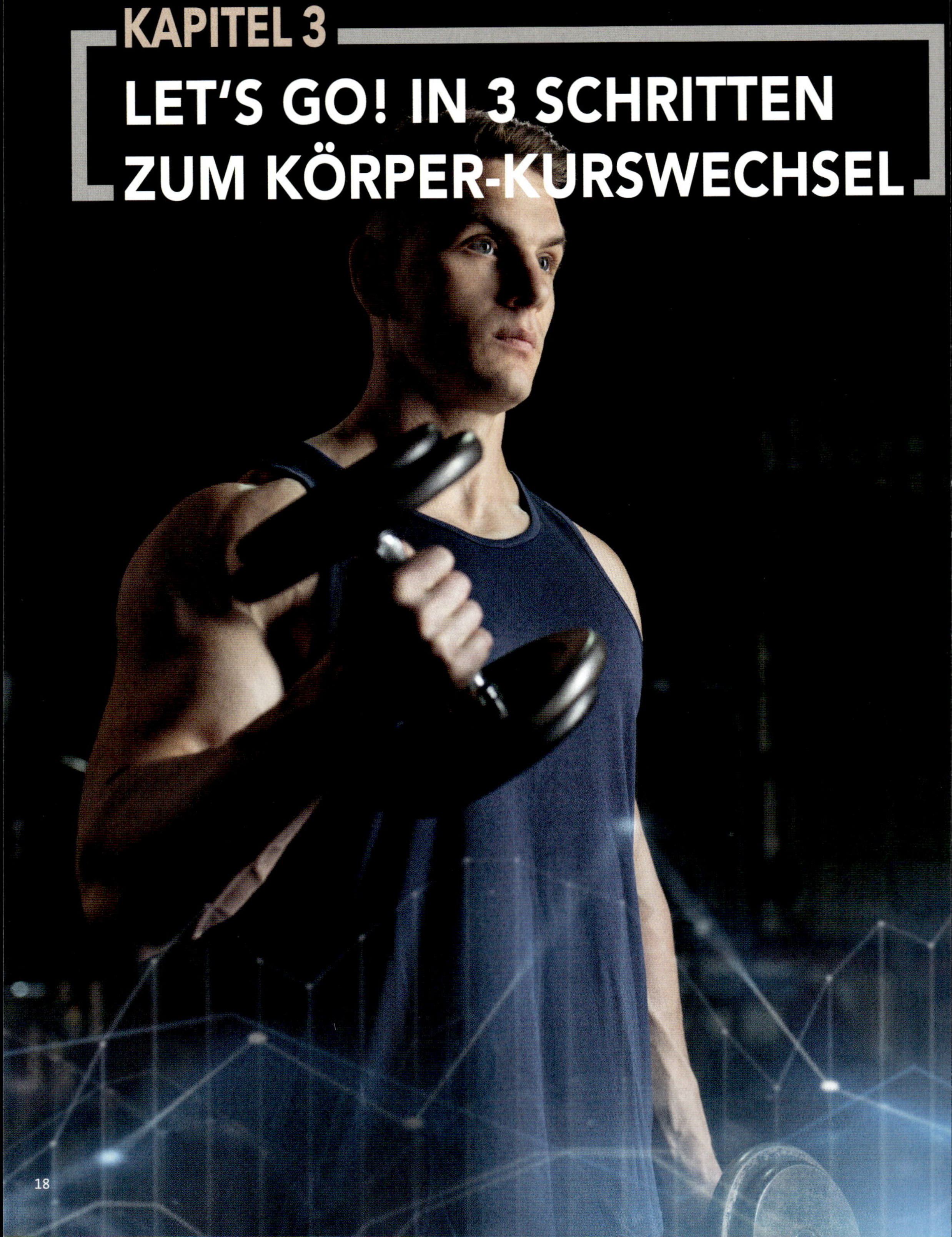

3

Hier beginnt er, dein Weg von schmal zu breit. Welche Schritte nötig sind, um dein Körperziel zu erreichen und welche Route wir nehmen, erfährst du auf den folgenden Seiten. Wichtig ist, dass du planmäßig vorgehst, denn mit einem klaren Konzept sparst du Zeit und Nerven.

Im Prinzip ist es ähnlich wie beim Autofahren: Vor einer Tour in eine unbekannte Region programmierst du auch erstmal dein Navi, und genau das machen wir jetzt. Wenn alles richtig eingestellt ist, kannst du quasi auf Autopilot schalten und deinen Fokus komplett auf die Dinge richten, die für dein Ziel wesentlich sind: auf die Ernährung und aufs Training. Deinen Körper-Kurswechsel leitest du mit 3 Schritten ein.

Als erstes solltest du deinen persönlichen Kalorienbedarf berechnen. Dann kannst du deinen individuellen Nährstoffbedarf bestimmen. Bist du bereit? Dann starten wir!

Schritt 1: Den persönlichen Kalorienbedarf berechnen

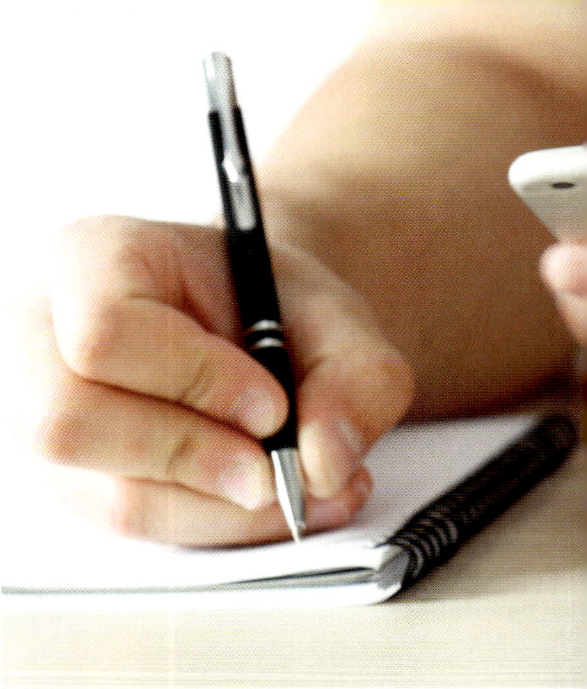

Du möchtest Muskelmasse aufbauen und ordentlich in die Breite gehen? Dafür muss deine tägliche Energie- und Nährstoffbilanz positiv sein. Sprich: Du musst ausreichend essen, damit dein Körper …

a) … genügend Energie für die normalen lebenserhaltenden Prozesse (Grundumsatz),
b) ausreichend Power für Alltag und Training (Leistungsumsatz) hat und
c) ausreichend Nährstoffe für den Aufbau sichtbarer Muskeln (Proteine, Fette, Kohlenhydrate) zur Verfügung stellen kann.

Aus den Faktoren Grundumsatz und Leistungsumsatz lässt sich mithilfe bestimmter Formeln dein persönlicher Gesamtenergiebedarf an Kalorien für die Anti-Lauch-Strategie berechnen. Oder besser: abschätzen. Denn eine absolut exakte Berechnung des Grundenergiebedarfs in Ruhe (Resting Metabolic Rate/RMR) ist nicht möglich, weil jeder Mensch unterschiedliche körperliche und genetische Voraussetzungen hat.

Männer haben beispielsweise einen 6 bis 9 Prozent höheren Grundumsatz als Frauen, unter anderem weil das Muskelmasse-Fett-Verhältnis im Körper unterschiedlich ist, genau wie der Hormonstatus und andere biochemische Prozesse, die Tag und Nacht in unserem Inneren ablaufen. Faktoren wie das Alter, unser allgemeiner Gesundheitsstatus, Stress im Alltag oder sogar das Wetter und die Jahreszeiten haben ebenfalls Einfluss darauf, wie viel Energie wir (ver)brauchen.

Die Kalorienwerte, die wir jetzt berechnen, sind daher eher Näherungswerte. Sie helfen dir dabei, ein Gefühl für deinen persönlichen Energiebedarf zu entwickeln. Nicht mehr und nicht weniger. Weil jeder Tag anders ist und anders herausfordernd, schwankt auch dein Energiebedarf. Das solltest du im Hinterkopf behalten.

So berechnest du deinen Kalorienbedarf

Taschenrechner raus, jetzt wird getüftelt! Für die Berechnung des persönlichen Kalorienbedarfs gibt es verschiedene Formeln. Hier findest du zwei bekannte Varianten, die häufig von Trainern und Ernährungsberatern genutzt werden: Eine sehr simple Schätzformel und eine kompliziertere Formel, die mehr Faktoren einbezieht. Für welche du dich entscheidest, ist fast nebensächlich, weil die Ergebnisse sehr ähnlich sein werden – und weil es sich dabei, wie schon beschrieben, ohnehin eher um Näherungswerte handelt. Einen schnellen ersten Eindruck vom Grundumsatz liefert diese einfache Faustformel:

Männer: Körpergewicht in kg x 24 x 1,0 = Grundumsatz in kcal

Frauen: Körpergewicht in kg x 24 x 0,9 = Grundumsatz in kcal

Beispiel für einen Mann mit 70 kg Körpergewicht:
70 x 24 x 1,0 = 1680 kcal Grundumsatz pro Tag

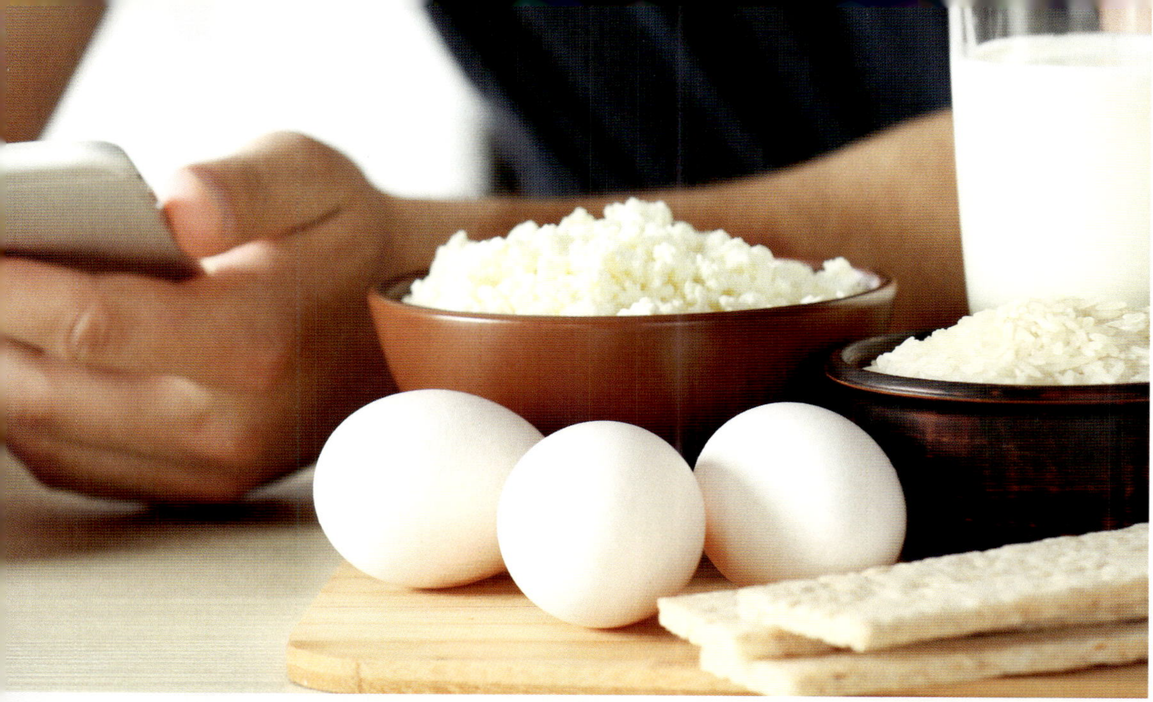

Achtung: Dieser Grundumsatz reicht nur aus, wenn wir den ganzen Tag auf der Couch liegen und dösen. Aus diesem Grund wird der Grundumsatz auch als »Ruhe-Nüchtern-Umsatz« bezeichnet. Da wir in der Regel tagsüber arbeiten und auch in der Freizeit aktiv sind, muss zusätzlich unser Arbeits- und Freizeitumsatz in die Berechnung einfließen – deshalb wird der errechnete Grundumsatz noch mit dem sogenannten PAL-Wert multipliziert (PAL steht für Physical Activity Level).

Der PAL-Wert richtet sich danach, wie aktiv wir im Alltag sind. Darum muss ein Postbote bei der Berechnung einen höheren PAL-Wert ansetzen als jemand, der täglich 8 Stunden am Schreibtisch sitzt.

Übrigens: In Sachen Kalorienverbrauch neigen interessanterweise viele dazu, den Einfluss des Alltags zu unterschätzen und den Einfluss des Sports massiv zu überschätzen – dabei verbrennen wir bei einem normalen Workout im Fitnessstudio oft nur 300 bis 400 Kalorien. Das entspricht einem Schokoriegel im Snickers-Format.

Die PAL-Werte im Überblick

AKTIVITÄTSLEVEL	PAL-WERT
Ausschließlich sitzen und liegen (Beispiel Krankenhausaufenthalt)	1,2
Sitzende Tätigkeit (Büro-Job/Homeoffice)	1,4–1,5
Mix aus sitzender und gehender Tätigkeit (Lagerarbeiter, Student)	1,6–1,7
Überwiegend gehende und stehende Tätigkeit (Handwerker, Verkäufer)	1,8–1,9
Körperlich anstrengende Arbeit (Landwirt, Bauarbeiter)	2,0–2,4

+ 0,3 PAL-Punkte bei großem Sport-Pensum mit 3 bis 4 Trainingseinheiten pro Woche oder anderen anstrengenden Freizeitaktivitäten (Nebenjob als Möbelpacker).

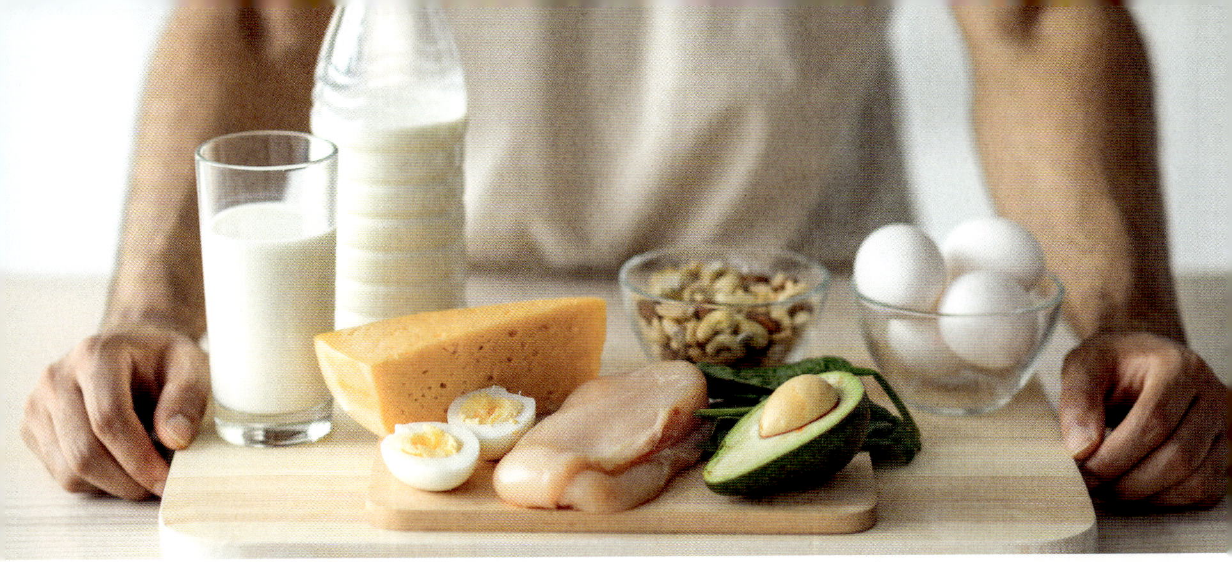

Welcher PAL-Wert passt am besten zu deiner Aktivität im Alltag?
Diesen Faktor brauchst du für die Berechnung deines Gesamtenergiebedarfs pro Tag:

Grundumsatz x PAL-Wert = Gesamtenergie-Bedarf in Kalorien pro Tag

Beispiel für einen Mann mit 70 kg Körpergewicht – Büro-Job plus Krafttraining: 1680 x 1,7 = Energiebedarf 2856 kcal pro Tag

Professionelle Ernährungsberater gehen natürlich deutlich mehr ins Detail. Sie nutzen häufig die Harris-Benedict-Formel für die Berechnung des Kalorienbedarfs, die neben dem Geschlecht und dem Körpergewicht auch die Körpergröße und das Alter einbezieht, was sie präziser macht. Zu empfehlen ist außerdem die Mifflin-St.Jeor-Formel.

Harris-Benedict-Formel

Männer
66,47 + (13,7 x Körpergewicht in kg) + (5 x Körpergröße in cm) – (6,8 x Lebensalter in Jahren) = Grundumsatz in kcal

Frauen
655,1 + (9,6 x Körpergewicht in kg) + (1,8 x Körpergröße in cm) – (4,7 x Lebensalter in Jahren) = Grundumsatz in kcal

Beispiel-Rechnung für unseren 70 kg schweren Mann, 25 Jahre alt, 173 cm groß:
66,47 + (13,7 x 70) + (5 x 173) – (6,8 x 25) = 1720 Kalorien pro Tag

Den ermittelten Grundumsatz abschließend noch mit dem passenden PAL-Wert multiplizieren, um den Gesamtenergiebedarf zu berechnen. Fertig!

Alles viel zu kompliziert?

Keine Panik, im Internet gibt es diverse Grundumsatzrechner, bei denen du nur deine Werte eingeben musst und blitzschnell an die Ergebnisse kommst. Ganz ohne rauchende Rübe!

Wichtig für die Anti-Lauch-Strategie: Wer Muskeln aufbauen will, muss für einen Überschuss an Energie sorgen. Experten empfehlen, den Gesamtenergiebedarf um 200 bis 300 Kalorien pro Tag zu übertreffen – oder um 5 bis 10 Prozent des errechneten Bedarfs.

Unser Beispiel-Mann bräuchte täglich also knapp 3000 bis 3200 Kalorien, um Masse aufzubauen, ohne dabei zu viel Fett anzusetzen. Das Problem: Es ist unmöglich, reine Muskelmasse aufzubauen, weil bei einer positiven Energie- und Nährstoffbilanz immer auch Nahrungsenergie in Form von Fett eingespeichert wird. Das lässt sich nicht verhindern, nur steuern – durch das Herantasten an die optimale tägliche Kalorienmenge.

Beginne am besten mit einem leichten Überschuss von 200 Kalorien pro Tag, checke regelmäßig die Entwicklung des Körpergewichts und erhöhe auf 300 Kalorien pro Tag, wenn sich nach 14 Tagen nichts auf der Waage getan hat. Dann hast du deinen Energiebedarf nämlich unterschätzt.

Die Berechnung des Gesamtenergiebedarfs sollte alle 3 Monate wiederholt werden, denn durch das harte Training und die angepasste Ernährung verändert sich mit der Zeit deine Körperzusammensetzung, und jedes neue Gramm Muskelmasse erhöht deinen Energiebedarf. Wenn wir also gezielt Muskelmasse aufbauen, erhöht sich unser Körpergewicht und der Grundumsatz steigt. Wer die Kalorienzufuhr mit wachsendem Trainingserfolg nicht anpasst, rutscht wieder in ein Energie-Defizit.

Schritt 2: Den Nährstoffbedarf berechnen

MAKRONÄHRSTOFFE

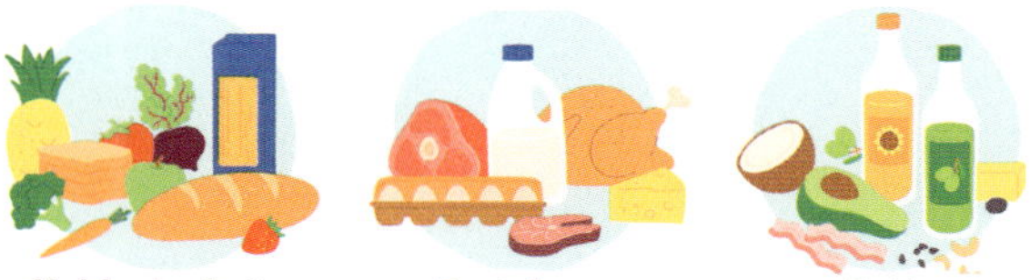

Unser Traumkörperprojekt lässt sich ganz gut mit einem Traumhausprojekt vergleichen. Wer ein Haus baut, braucht nicht nur Energie in Form von Benzin und Strom, um die Baumaschinen und Werkzeuge zu betreiben, sondern auch eine gewisse Menge an Baumaterial – also Steine, Holz und Beton. Übertragen auf unsere Körperbaustelle bedeutet das: Wir brauchen Energie und ausreichend Baumaterial in Form von Nährstoffen – in erster Linie Eiweiß (= Proteine), aber auch Kohlenhydrate und Fette. Ansonsten scheitert die Mission leider kläglich. Welche Nährstoffe in welcher Menge nötig sind, erfährst du hier.

Zunächst ist wichtig zu wissen, dass unser Körper jedes Lebensmittel nach dem Essen in seine unterschiedlichen Bestandteile zerlegt und größtenteils auch nutzt – die gewonnenen Makro- und Mikronährstoffe liefern Energie und Baumaterial für den Körper, allerdings in unterschiedlichem Ausmaß.

Kohlenhydrate und Fette gelten als Top-Energielieferanten, Proteine eher als Material für den Muskelaufbau – als »Bausteine des Lebens«. Das hängt mit der biochemischen Zusammensetzung der Nährstoffe und ihren Eigenschaften zusammen. 1 g Fett liefert im direkten Vergleich mit Proteinen und Kohlenhydraten beispielsweise mehr als doppelt so viel verbrennbare Energie.

Nährstoffbrennwerte im Überblick
Fett 9,1 kcal/g
Kohlenhydrate 4,1 kcal/g
Proteine 4,1 kcal/g

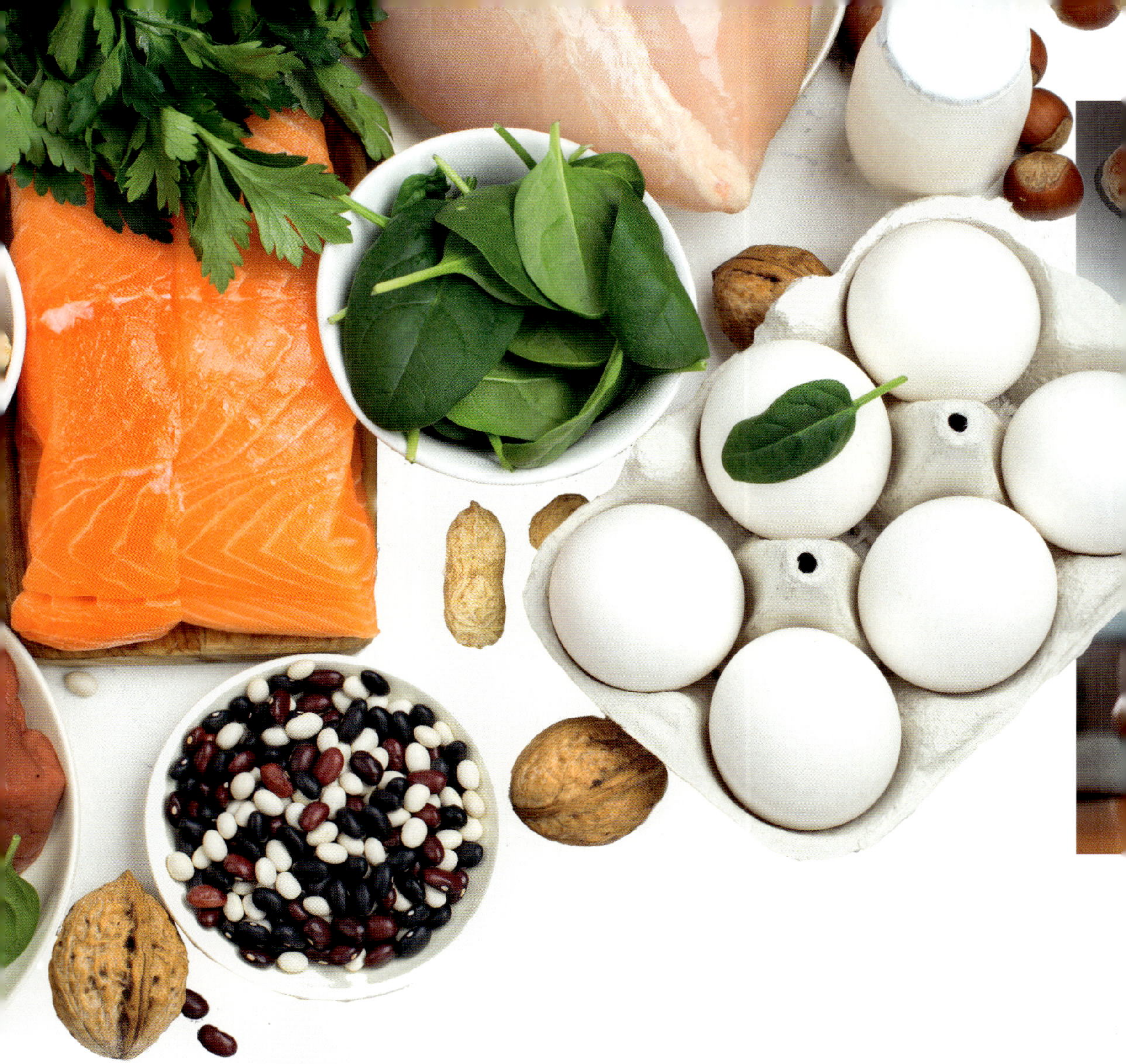

Welche Nährstoffverteilung für Muskelaufbau ideal ist

Sein volles Power-Potenzial entfaltet unser Organismus nur durch ein gutes Zusammenspiel der Nährstoffe. Die Deutsche Gesellschaft für Ernährung (DGE), die in Deutschland für die Erstellung der Ernährungsleitlinien zuständig ist, empfiehlt für den normalen Alltag folgende Nährstoffverteilung:

Kohlenhydrate: mindestens 50 %
Proteine: ca. 15 %
Fette: 30 bis 35 %

Für Kraftsportler mit Fokus auf Muskelaufbau ist es aber sinnvoll, die Anteile etwas zu verschieben – und zwar in Richtung der Proteine.

Kohlenhydrate: ca. 50 %
Proteine: ca. 25 %
Fette: ca. 25 %

Wer sich in die Literatur zum Thema Nährstoffbedarf stürzt, wird feststellen, dass die Zahlen und Ansichten zur idealen Menge an Kohlenhydraten, Fetten und Proteinen teilweise sehr unterschiedlich sind.

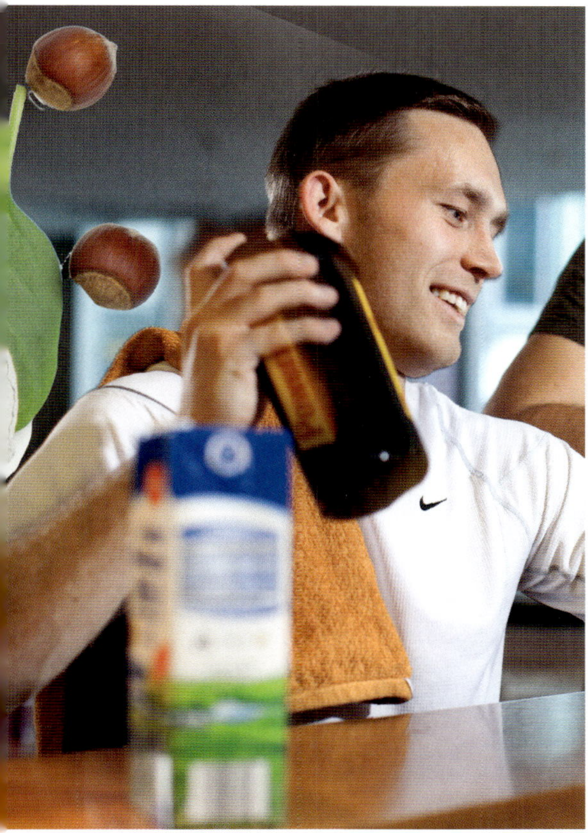

Das hängt unter anderem mit der schwierigen Studienlage zusammen. Viele bekannte Studien basieren auf Untersuchungen an Ausdauersportlern, Kraftsportler stehen seltener im Fokus der Forscher – die Belastungsformen und Untersuchungsmethoden unterscheiden sich aber stark, daher sind die Ergebnisse nicht immer direkt aufs Krafttraining übertragbar.

TIPP

Wichtig ist: Den Kopf oben behalten, nicht verwirren lassen, langsam an die richtige Nährstoffmenge für den persönlichen Alltag herantasten. Wie das funktioniert, erfährst du in Kapitel 4 ausführlich. Du musst in Sachen Nährstoffe und Muskelaufbau einen inneren Kompass entwickeln – allgemeine Empfehlungen bringen nicht viel, weil jeder Körper anders auf Nahrung und Training reagiert.

Wie viel Eiweiß braucht dein Körper?

Laut DGE reichen schon 1,2 bis 2 g Eiweiß pro kg Körpergewicht und Tag, um Muskeln aufzubauen. Sportwissenschaftler empfehlen zum Teil aber eine etwas höhere tägliche Proteinzufuhr für das Ziel Muskelaufbau. Die Range reicht von 1,5 bis 2,3 g Eiweiß pro kg Körpergewicht. Für dich gilt wieder: Austesten, welche Eiweißmenge zu dir passt und am besten mit 1,5 bis 1,6 g pro kg Körpergewicht beginnen. Steigern kannst du dich bei Bedarf immer noch.

TIPP

Für unseren 70 kg schweren Beispiel-Mann bedeutet das:

Zwischen 105 und 161 g Eiweiß sollten pro Tag auf seinem Speiseplan stehen.

Die empfohlene Eiweißmenge nicht am Stück verschlingen, sondern idealerweise über den Tag verteilt – in 3 bis 4 Portionen. Mit folgender Faustformel kommst du ohne Bauchschmerzen durch den Tag: Alle 3 bis 4 Stunden circa 0,25 g pro kg Körpergewicht futtern (in unserem Beispiel also ca. 20 g Eiweiß pro Portion).

Überschüssiges Eiweiß wird übrigens ausgeschieden oder in Fettpölsterchen umgewandelt. Also nicht übertreiben, langsam an den idealen persönlichen Eiweißwert herantasten und ausreichend Wasser trinken (etwa 2 bis 2,5 Liter pro Tag), weil die Nieren das überschüssige Eiweiß in Harnstoff umwandeln müssen und über den Urin aus dem Körper transportieren.

Laut DGE gibt es keine Nachweise dafür, dass ein längerer Eiweiß-Overload mit Mengen bis 3 g Protein pro kg Körpergewicht für Menschen mit gesunden Nieren schädlich ist. Ein Nieren-Check beim Hausarzt ist trotzdem sinnvoll, weil vorgeschädigte Nieren durchaus unter zu hohen Eiweißmengen leiden. Diabetes sollte beispielsweise ausgeschlossen werden.

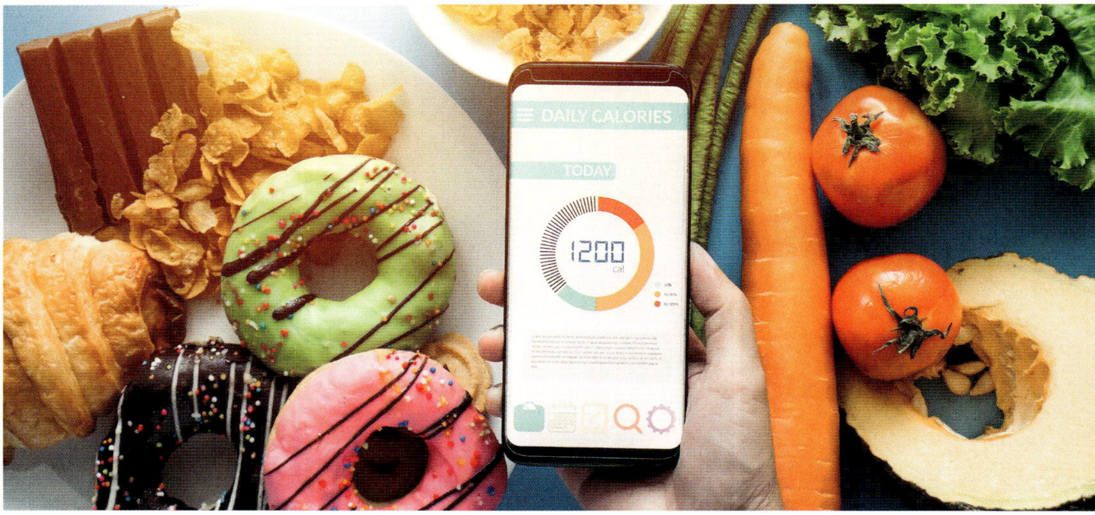

Nährstoffbedarf für den Alltag berechnen: So geht's

Damit du richtig loslegen kannst, fehlt noch ein letzter Rechenschritt. Welche Mengen an Fetten, Proteinen und Kohlenhydraten brauchst du in nächster Zeit konkret, um dein tägliches Kalorienziel zu erreichen? Das finden wir jetzt am Beispiel unseres 70-kg-Hardgainers heraus.

Unser 70-kg-Mann hat für das Ziel Muskelaufbau einen Gesamtkalorienbedarf von 3100 Kalorien pro Tag, wenn man einen täglichen Kalorienüberschuss von ca. 250 kcal ansetzt.

Für die Berechnung sind später die einzelnen Brennwerte der Nährstoffe wichtig, deshalb hier nochmal der Überblick:

- Fette 9,1 kcal/g
- Proteine 4,1 kcal/g
- Kohlenhydrate 4,1 kcal/g

Beispielrechnung

Da Proteine und Fette für unseren Organismus lebenswichtig sind und Kohlenhydrate nicht, werden zuerst die benötigten Kalorien aus Fetten und Proteinen berechnet. Die fehlenden Restkalorien zum Gesamtenergiebedarf werden anschließend durch Kohlenhydrate gedeckt.

Rechenschritt 1:
Täglicher Bedarf an Proteinen
2 g/kg Körpergewicht = 140 g Proteine x 4,1
= 574 kcal

Rechenschritt 2:
Täglicher Bedarf an Fetten
>> Gesamtkalorien x 25 % = 775 kcal

Rechenschritt 3:
Täglicher Bedarf an Kohlenhydraten
3100 Gesamtkalorien
– 574 Protein-Kalorien
– 775 Fett-Kalorien
= 1751 Kohlenhydrat-Kalorien : 4,1 kcal/g
= ca. 427 g Kohlenhydrate

Die sogenannte Basis-Diät für unseren 70-kg-Beispiel-Mann sieht also folgendermaßen aus.

Tägliches Ziel: 3100 Kalorien

- 140 g Proteine (574 kcal),
- ca. 85 g Fette (775 kcal
  >> Rechenweg 775: 9,1 kcal/g = 85 g)
- ca. 427 g Kohlenhydrate (1751 kcal)

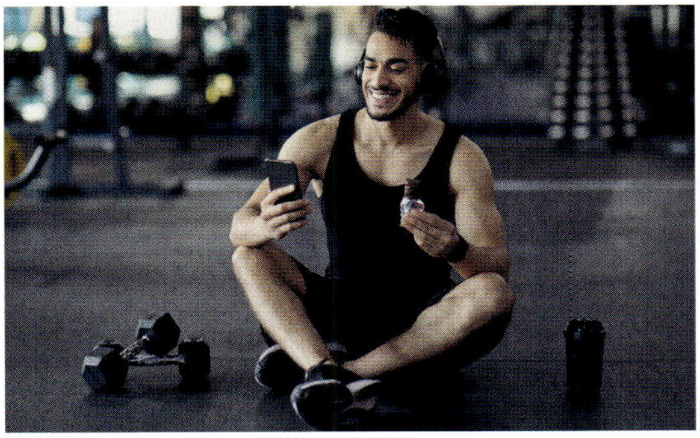

Was genau Hardgainer essen sollten, um diese Kalorien-Bilanz zu erreichen und welche Lifehacks bei der Umsetzung im stressigen Alltag helfen, erfährst du im Kapitel *Richtig essen* (siehe Seite 30).

Schritt 3: Ziel anvisieren und loslegen

Die theoretische Vorarbeit ist geleistet, Glückwunsch! Du hast berechnet, was dein Körper benötigt, um Masse aufzubauen. Das ist die Basis für den Ernährungs-Part der Anti-Lauch-Strategie und extrem wichtig für den Erfolg. Jetzt fragst du dich wahrscheinlich, ob du schon mal T-Shirts in Größe XL ordern sollst und ab wann du von der normalen Personenwaage im Bad auf die Schwerlastwaage umsteigen musst. Keine Sorge, das wird noch etwas dauern.
Fakt ist aber: Du wirst Fortschritte sehen, wenn dein berechneter Energiebedarf passt – zuerst auf der Waage und dann im Spiegel. Entscheidend ist, wie konsequent du dich im Alltag an den berechneten Kalorienbedarf hältst. Nach zwei bis drei Wochen im Nährstoffüberschuss sollte sich etwas am Körpergewicht getan haben, ansonsten musst du nochmal nachjustieren und die Kalorienzufuhr um 50 bis 100 Kalorien pro Tag erhöhen. Ganz entspannt.

Mit etwas Fleiß an der Gabel (und natürlich an der Hantel – dazu mehr in Kapitel *Richtig trainieren* ab Seite 60) ist eine Gewichtszunahme von 0,3 bis 1 kg pro Monat im realistischen Bereich. Wichtig: Es handelt sich bei diesem Gewichtszuwachs nicht um reine Muskelmasse, du wirst auch einen gewissen Anteil Fett ansetzen und Wasser einlagern. Entscheidend ist, dass du langfristig am Ball bleibst, um ein stabiles Körperfundament aufzubauen.

Bei allem Ehrgeiz: Fang bitte nicht an, die Makro- und Kalorienwerte zwanghaft umzusetzen. Es handelt sich um geschätzte Näherungswerte und eine Alltagsabweichung von 3 bis 5 Prozent ist total normal.

TIPP

- **Beim Tracking der Kalorien und Nährstoffe helfen spezielle Apps fürs Smartphone, beispielsweise *Yazio, Lifesum* oder die Lebensmittel-Datenbank *Fddb.* Komplett kostenlos sind die Angebote zwar oft nicht, aber die Investition lohnt sich, weil für die meisten Lebensmittel Makros und Kalorien hinterlegt sind, die sich per Knopfdruck ins digitale Ernährungstagebuch übertragen lassen. Schon praktisch!**
- **Du notierst lieber alles mit Zettel und Stift? Dann führ doch ein tägliches Ernährungsprotokoll (dazu mehr in Kapitel *Richtig essen* ab Seite 30) oder ein Ernährungstagebuch.**
- **Kleiner Trick aus der Sportpsychologie: Leg am besten auch ein Foto deines Körpervorbildes in das Ernährungstagebuch. Warum? Es hilft ungemein, Ziele zu visualisieren und sich Erfolgserlebnisse plastisch vorzustellen. Das schafft Motivation und setzt nachgewiesenermaßen Energie frei. Also, kleb ruhig deinen Kopf auf den Körper von Channing Tatum alias Magic Mike oder auf Chris Hemsworth als Thor. Du musst so konkret wie möglich vor Augen haben, was du erreichen möchtest.**

Noch eine gute Nachricht für alle, bei denen die Erfolge etwas auf sich warten lassen: Hart erarbeitete Fortschritte sind in der Regel nachhaltiger, sie bleiben dir also länger erhalten, weil es sich bei der neuen Körpermasse mit hoher Wahrscheinlichkeit um gewachsenes Muskelgewebe handelt und eben nicht um einen kurzfristigen Push-up-Effekt durch Wassereinlagerungen. Gut Ding will Weile haben. Das gilt auch und gerade fürs Krafttraining.

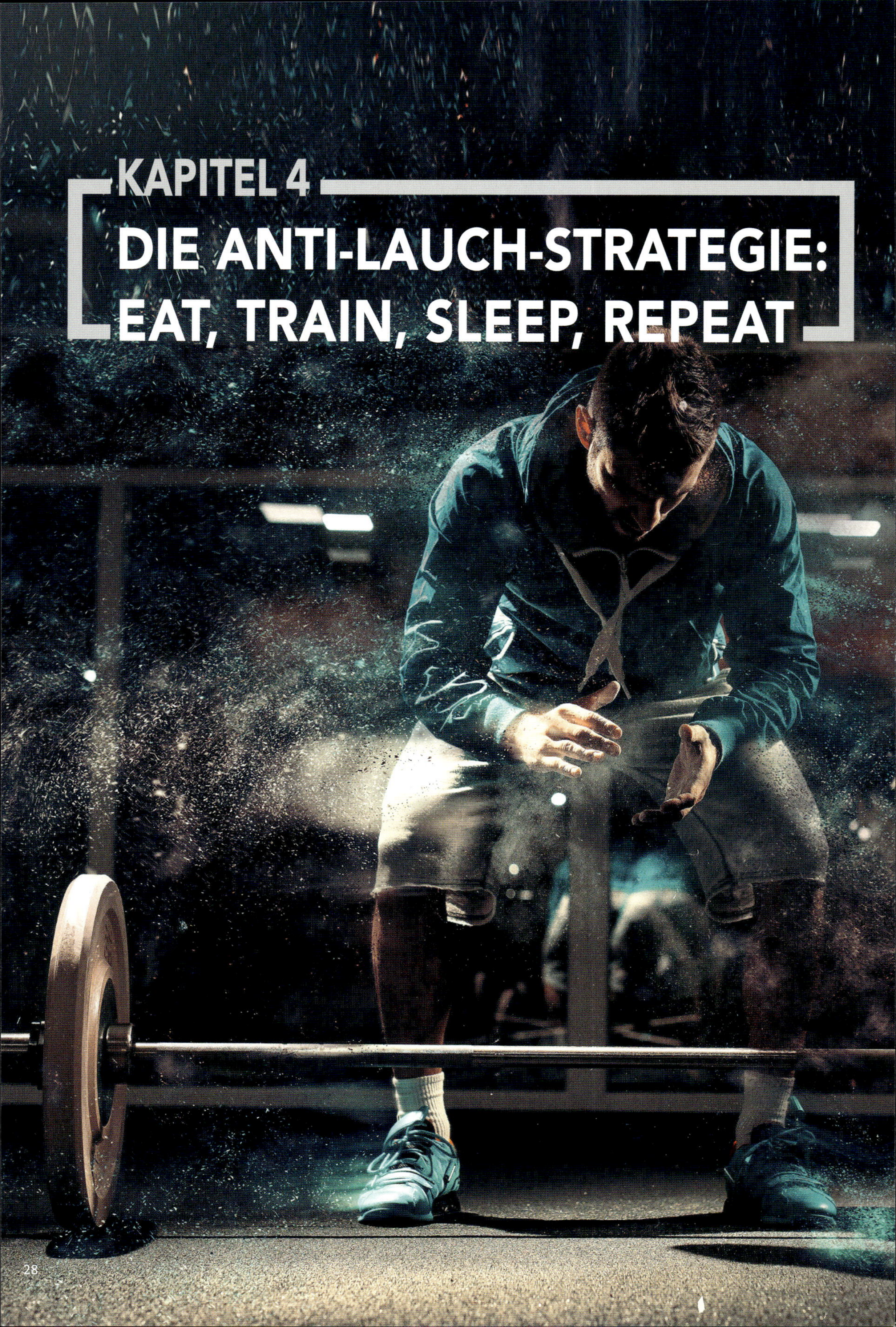

KAPITEL 4

DIE ANTI-LAUCH-STRATEGIE: EAT, TRAIN, SLEEP, REPEAT

4

Bohnenstange, Lauch, Spargeltarzan? Vergiss das alles, die Zeit der Gemüse-Spitznamen ist bald vorbei. Wir machen jetzt einen Neustart. In den kommenden Wochen und Monaten werden wir deinen Körper transformieren – mit der Anti-Lauch-Strategie für mehr Muskelmasse. Deine beiden wichtigsten Werkzeuge zur Umsetzung des Ganzen sind die Hantel und die Gabel, weil du häufig trainieren und noch häufiger essen wirst. Ach ja, ein bequemes Bett ist auch von Vorteil, denn Regeneration ist mindestens genauso wichtig für unseren Muskelaufbau-Masterplan.

Du hast richtig gelesen: essen, trainieren, schlafen – das sind die Basics. Klingt easy, oder? Vielleicht sogar ein bisschen zu easy? Denn klar, du hast natürlich selbst schon versucht, dein Training, deine Ernährung und deine Freizeit in Richtung Muskelaufbau zu optimieren.

- Du hast unzählige Proteinshakes in dich hineingekippt,
- du kennst gefühlt jedes Fitness-Tutorial bei *YouTube*,
- das Gym ist dein zweites Zuhause,
- du stehst jeden Morgen mit Muskelkater auf und
- hast schwielige Hände vom Eisenbiegen.

Trotzdem sitzt du jetzt hier und liest dieses Buch, weil es irgendwie nicht vorangeht. Weil deine Gym-Buddys dir immer noch Gemüsespitznamen geben. Wie kann das sein? Die Antwort ist schlicht und einfach: Weil viel in deinem Fall eben nicht viel hilft.

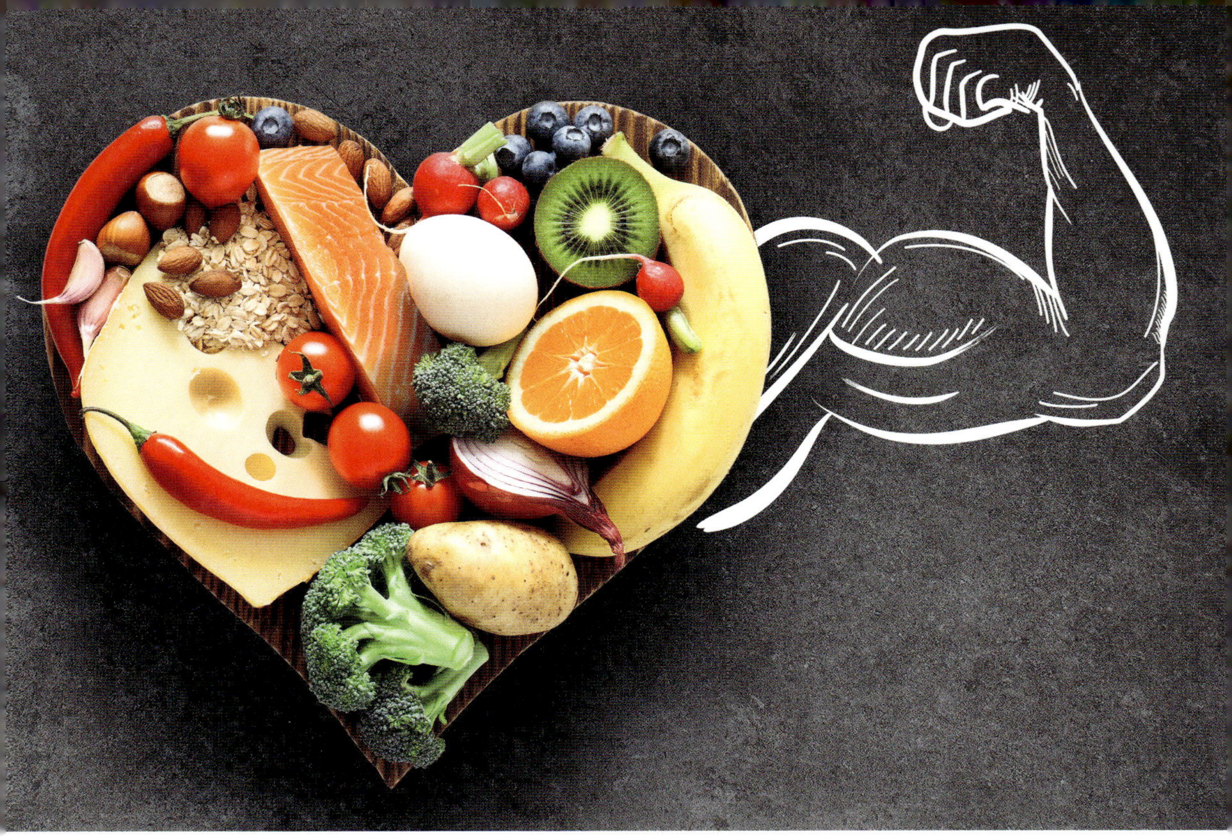

RICHTIG ESSEN

Genau deshalb ist jetzt der beste Moment für einen Neustart. Drück am besten auch mental die Stopp-Taste und lehn dich einfach zurück. Du hast jetzt einen Guide, mit dem du die Weichen auf Wachstum stellst.

Der Trick ist: Wir fahren das System neu hoch, setzen typgerechte Schwerpunkte und steigern so deine Effektivität in allen entscheidenden Bereichen. Durch unsere Hardgainer-Hacks wirst du typgerecht trainieren, typgerecht essen und typgerecht relaxen.

Was das konkret bedeutet, erfährst du in den folgenden Kapiteln, in denen sich alles um die beste Ernährung, das beste Workout und die besten Relax-Methoden für Hardgainer drehen wird. Los geht's mit der Ernährung, die bei auffällig schlanken Sportlern der wichtigste Hebel für Trainingserfolge ist.

Warum Hardgainern oft der Hunger fehlt

Das Paradoxe ist: Wir Hardgainer neigen dazu, in Sachen Training viel zu viel Gas zu geben – gleichzeitig haben wir aber selten großen Appetit. Es fehlt oft einfach der Hunger. Wir vergessen schon mal eine Mahlzeit und kommen trotzdem ganz entspannt durch den Tag, ohne nervige Heißhungerattacken oder Leistungstiefs, die andere Menschen oft quälen.

Eine mögliche Begründung: Ernährungsexperten vermuten, dass Hardgainer von Natur aus einen relativ stabilen Blutzuckerspiegel haben. Das könnte eine Erklärung dafür sein, dass wir ohne große Gedanken ans Essen durch den Tag fliegen, weil Hunger erst entsteht, wenn der Blutzuckerspiegel unter einen bestimmten Wert sinkt. Das Resultat: Im Alltag und beim Sport sind wir im Flow, es geht viel Energie

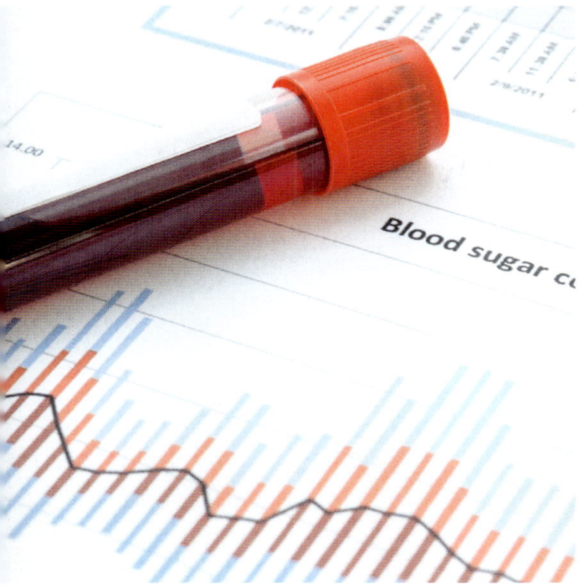

flöten, aber durch das fehlende oder schwache Hungergefühl nehmen wir zwischendurch kaum neue Energie in Form von Nahrung auf.

Anders ausgedrückt: Unser innerer Kohleofen brennt, aber es wird viel zu selten neue Kohle zum Verfeuern nachgeschaufelt. Deshalb bedient sich unser Organismus an den wenigen Kohlen(hydraten), die da sind sowie an den Reserven in den Glykogenspeichern der Muskulatur, zum Teil auch an den Fettdepots. Für einen entspannten Alltag reicht das, aber nicht für die Transformation vom Spargel zum Tarzan. Woher soll das Baumaterial für den Superkörper kommen, wenn deine Gesamtenergiebilanz nur ausgeglichen oder sogar negativ ist? Es ist deshalb absolut wichtig, dass du beim Essen das richtige Maß findest, um richtig Masse aufzubauen.

Die meisten Hardgainer müssen umdenken und erkennen, dass die Gabel für »die Gains« – also die Gewichtszunahme durch neue Muskelmasse – beinahe wichtiger ist als die Hantel, mit der wir so oft und so fleißig für unseren Traumkörper schuften. Bitte folgenden Satz unbedingt merken, auf Post-its schreiben und überall in der Wohnung verteilen oder als Smartphone-Wallpaper nutzen: Die Gabel ist der Gamechanger.

Dieser Satz muss sich regelrecht in dein Unterbewusstsein einbrennen. Durch die Hardgainer-Brille betrachtet verhält es sich in Sachen Ernährung nämlich anders als beim Sport. Beim Essen gilt tatsächlich »viel hilft viel« – zumindest für alle, die sichtbare Muskel aufbauen wollen.

Es müssen ordentlich Kalorien reinkommen. Aber Achtung: Das bedeutet nicht, dass du von jetzt an ständig Chips, Pommes oder die leckere Sahnetorte von Tante Uschi in dich hineinschlingen solltest, nur um am Ende des Tages auf deine Kalorien zu kommen.

Es geht darum, die richtigen Lebensmittel auszuwählen, die deinen erhöhten Kalorienbedarf decken und gleichzeitig genügend Baumaterial für neue, schlanke Muskelmasse liefern. Die Auswahl der richtigen Nahrung ist fast genauso wichtig wie die Auswahl der richtigen Übungen beim Sport. Worauf du im Alltag, im Supermarkt und speziell in der Küche achten solltest, erfährst du in diesem Kapitel.

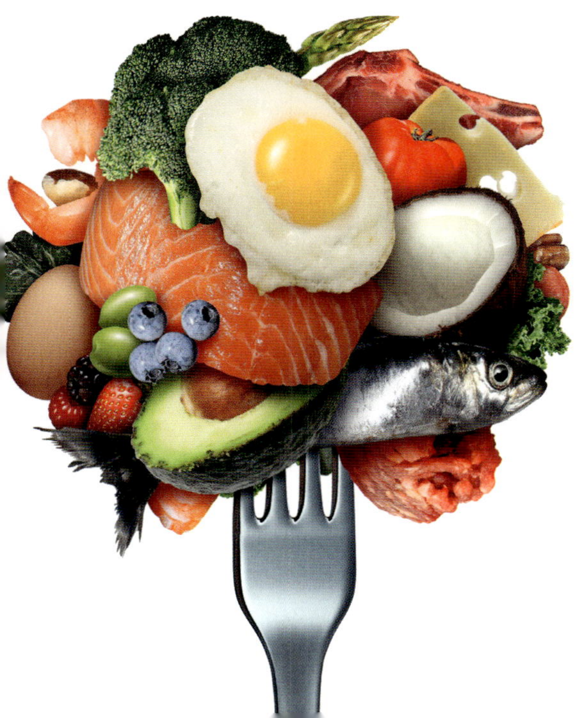

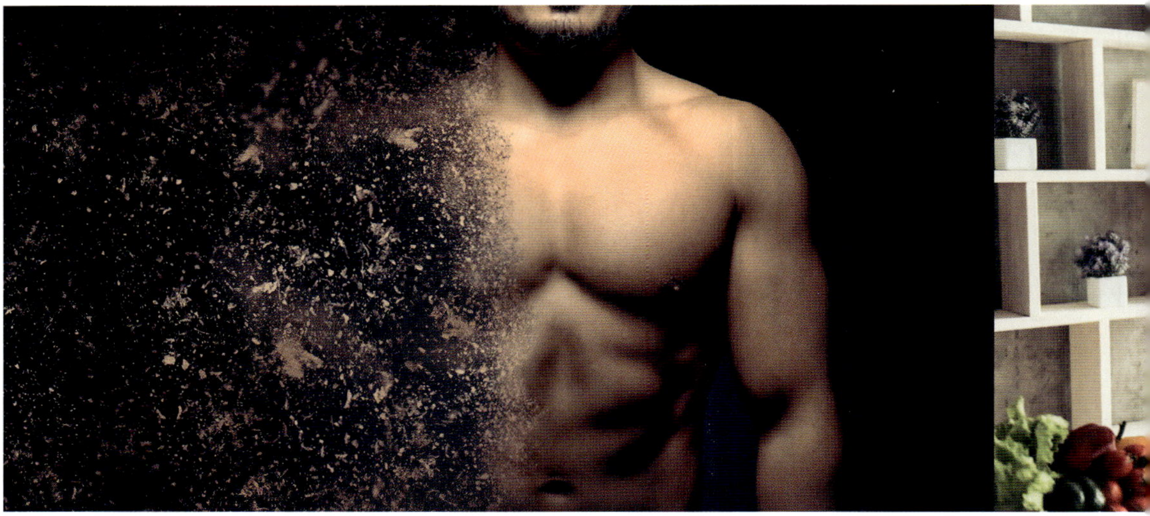

Der ständige Fight: anaboler vs. kataboler Stoffwechsel

Du möchtest Muskelmasse aufbauen. In die Breite gehen. Das bedeutet konkret: Dein Körper muss neue Zellen aufbauen, bestehende Strukturen verstärken und wachsen, wachsen, wachsen – Experten sprechen von einer »anabolen Stoffwechsellage« oder auch vom »Aufbaustoffwechsel«. Im Tagesverlauf gibt es einen ständigen Wechsel von anabolen und katabolen (abbauenden) Phasen. Bei Hardgainern dominieren, verhaltensbedingt und zum Teil auch anlagebedingt, allerdings wohl eher die sogenannten katabolen Stoffwechselphasen, die an der Körpermasse zehren. Um dieses Verhältnis zu kippen und tendenziell in den Aufbau zu kommen, muss deine tägliche Energie- und Nährstoffbilanz positiv sein.

Wir brauchen Nährstoffe ohne Ende, denn unser Körper ist eine Dauerbaustelle, krasser als Stuttgart 21 oder der Hauptstadt-Flughafen BER. Rund um die Uhr werden Zellen erneuert und Strukturen angepasst – alte Zellen sterben, neue Zellen übernehmen ihren Job. Haut, Blut, Muskeln, Sehnen und sogar unser Skelett erneuern sich pausenlos.

Forscher gehen davon aus, dass wir durch den ständigen Zellaustausch etwa alle zehn Jahre ein komplett neues Knochengerüst entwickeln. Eine »neue« Leber gibt's alle zwei Jahre. Auch unsere Muskulatur wird andauernd repariert, und zwar mithilfe von Proteinen. Dieser Prozess nennt sich Proteinbiosynthese. Muskelproteine werden entweder aufgebaut oder abgebaut. Wer Muskelmasse aufbauen will, muss dafür sorgen, dass der Abbau nicht überwiegt – durch eine positive Protein-Nettobilanz (dazu später mehr).

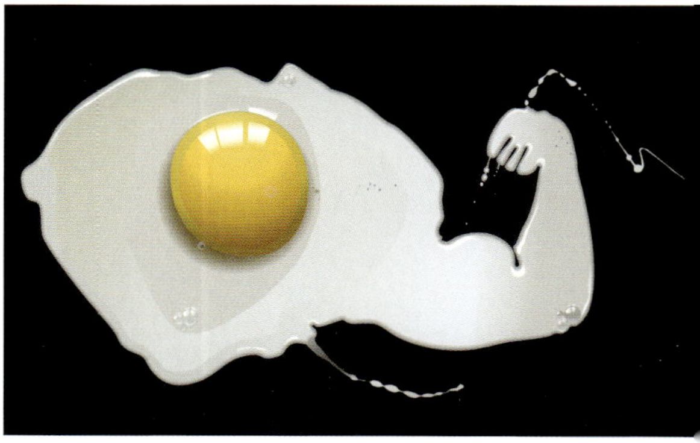

Im Laufe der Lebenszeit verlangsamen sich die beschriebenen Umbauprozesse, auch die Proteinbiosynthese funktioniert nicht mehr ganz so effektiv. Daher muss ein 40-Jähriger tendenziell mehr Proteine zu sich nehmen als ein 20-Jähriger. Wir benötigen aber nicht nur ausreichend Eiweiß für unseren Körper-Kurswechsel, sondern auch andere Nährstoffe.

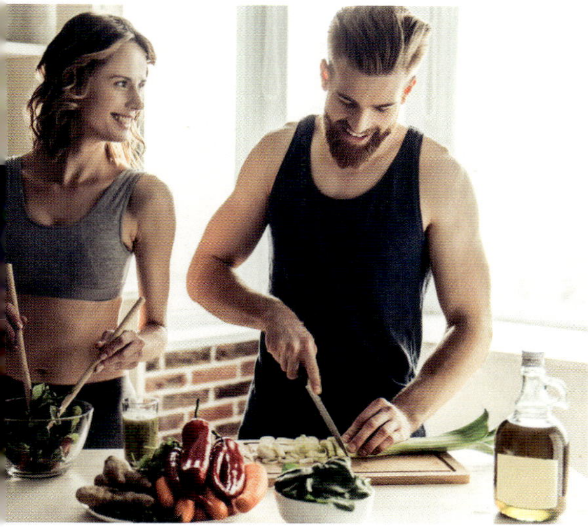

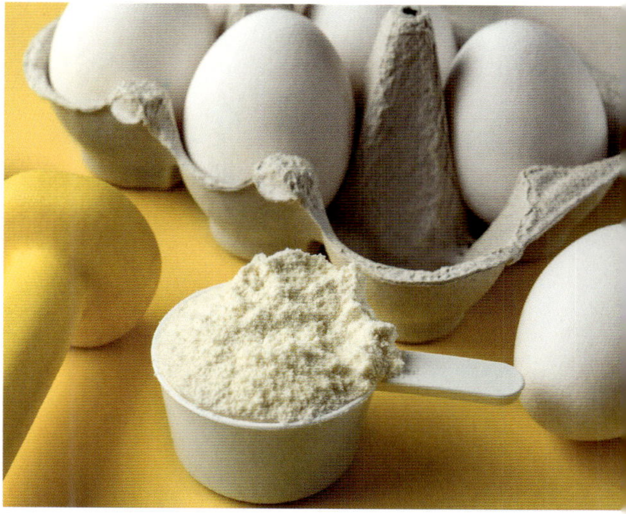

Um gesund und fit zu bleiben (oder zu werden), solltest du möglichst bunt essen. Das heißt, du solltest die volle Vielfalt an Lebensmitteln nutzen, abwechslungsreich futtern und nicht einseitig auf gehypte Proteinprodukte setzen – auch wenn das natürlich verlockend ist, weil Proteine bekanntlich für den Muskelaufbau wichtig sind. Du kannst deinen vollen Proteinbedarf über normale Lebensmittel decken, Proteinprodukte sind dafür nicht zwingend notwendig.

Kohlenhydrate und Fette spielen für den Aufbau neuer Körpermasse ebenfalls eine entscheidende Rolle, das geht im Protein-Hype häufig unter.

Die Aufgaben der Makronährstoffe und ihre Rolle beim Muskelaufbau

Kohlenhydrate, Proteine und Fette werden als Makronährstoffe bezeichnet. Sie schmecken nicht nur lecker, sondern erfüllen im Körper auch unterschiedlichste Funktionen. Interessanterweise kann unser Organismus für den Stoffwechsel zwar Fett und Kohlenhydrate speichern, aber kaum Proteine. Aufgenommene Proteine müssen also direkt weiterverarbeitet werden. Oder sie werden ausgeschieden – »Use it or lose it«, könnte man sagen. Bei der Nutzung der Nährstoffe gibt es Unterschiede.

Proteine

Ohne Proteine geht im Körper nicht viel. Sie stecken in Fleisch, Milchprodukten oder pflanzlichen Eiweißquellen wie Hülsenfrüchten oder Nüssen, bestehen aus einem Mix von Aminosäuren und werden oft auch als Eiweiße bezeichnet – oder als »Bausteine des Lebens«. Übertrieben ist das nicht, denn unsere komplette Zellstruktur basiert auf Proteinen, also jedes Haar, jedes Stück Haut, jeder Fingernagel und jedes Organ. Sie sind der wichtigste Baustoff für den Erhalt und Aufbau von Körperzellen, aber unser Organismus bildet aus Proteinen auch Hormone, Antikörper für das Immunsystem und Botenstoffe für das Nervensystem. Bei der Blutgerinnung spielt Eiweiß ebenfalls eine wichtige Rolle. Und natürlich beim Aufbau von stahlharter Muskulatur.

Rolle beim Muskelaufbau

Wenn wir von Muskelaufbau sprechen, dann meinen wir, dass unsere Muskeln dicker werden. Nicht mehr und nicht weniger. Sportwissenschaftler bezeichnen diesen Prozess als Hypertrophie. Soll heißen: Die Querschnittsfläche einzelner Muskeln wird durch regelmäßige Belastung beim Sport oder im Alltag größer, weil sich an den Muskelfasern neue Mini-Muskeleinheiten bilden. Mit der Zeit vergrößert sich dadurch das Volumen der Muskelfasern – der Muskel wird also tatsächlich dicker. Für den Aufbau und Ausbau der Muskelzellen benötigt der Körper allerdings ausreichend Baumaterial in Form von Proteinen. Die sogenannte Protein-Netto-Bilanz muss langfristig positiv sein, damit mehr Muskelprotein aufgebaut als abgebaut wird.

Experten empfehlen für das Ziel Muskelaufbau eine tägliche Eiweißration zwischen 1,5 bis 2,3 g Eiweiß pro kg Körpergewicht. In Diät-Phasen, in denen die Muskulatur vor dem Abbau geschützt werden soll, wird zum Teil sogar eine Zufuhr bis 3 g Eiweiß pro kg Körpergewicht empfohlen. Der Hintergrund: Proteine sättigen besonders gut, weil sie den Blutzuckerspiegel für längere Zeit auf einem stabilen Niveau halten. Dadurch sinkt das Risiko von Heißhungerattacken, die echt nervig sein sollen (erzählen Softgainer). Außerdem verhindert der Proteinüberschuss durch eiweißreiche Nahrung, dass der Körper zur Energiegewinnung seine eigene Masse »anknabbert«.

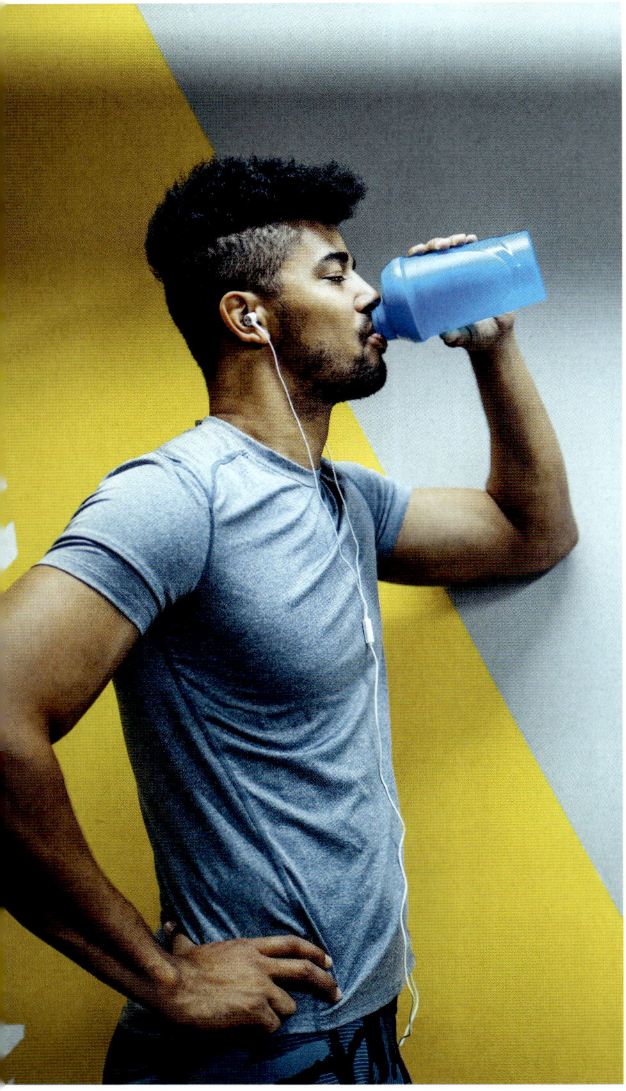

Ein richtig guter Zeitpunkt für eine Portion Proteine ist übrigens die Phase kurz vor oder direkt nach dem Training, weil die Biosynthese unmittelbar nach dem Workout auf Hochtouren läuft. Diese Phase, die auch als anaboles Fenster bezeichnet wird, soll Untersuchungen zufolge bis zu drei Stunden dauern. Die Muskeln lechzen in dieser After-Workout-Zeit regelrecht nach Kohlenhydraten, um ihre Glykogenspeicher wieder aufzufüllen und nach Eiweiß, um Mini-Muskelschäden zu reparieren.

Ob der Eiweiß-Kohlenhydrate-Snack vor oder nach dem Training eingenommen wird, ist für den Muskelaufbau letztendlich nicht entscheidend. Wichtiger ist die Gesamt-Proteinmenge pro Tag. Auch wichtig: Weil Eiweiß seit Jahren so sehr im Fokus der Öffentlichkeit steht, wird der Einfluss der Proteine auf den Muskelaufbau häufig total überschätzt. Immer mehr Untersuchungen zeigen, dass Eiweiß im großen Muskelmosaik nur ein Steinchen von vielen ist, aber natürlich ein relevantes.

TIPP

Einige Experten empfehlen für stabile Gains ein spezielles Abendritual: Nimm vor dem Schlafengehen noch einen leichten Eiweiß-Snack zu dir, um über Nacht (immerhin eine Phase von 8 Stunden), gut mit Nährstoffen versorgt zu sein. Ein Schälchen Magerquark mit Honig-Topping bietet sich an oder ein Protein-Drink auf Buttermilchbasis.

Kohlenhydrate

In erster Linie sind Kohlenhydrate Energielieferanten. Sie füllen die Glykogenspeicher der Muskulatur, aus denen wir beim Sport und in anstrengenden Alltagsphasen Kraft ziehen, werden aber auch in der Leber gespeichert. Schnelle Kohlenhydrate bekommen wir heutzutage an jeder Ecke, weil fast jedes Lebensmittel große Mengen davon enthält – vor allem in Form von Zucker oder Stärke (beispielsweise aus Nudeln oder Kartoffeln). Die Energie aus Kohlenhydraten nutzt der Organismus unter anderem dafür, die Körpertemperatur konstant zu halten.

Sportler schätzen die »Carbs« eher als zuverlässigen Treibstoff für lange Trainingseinheiten. Das gilt in erster Linie für Ausdauersportler, die vor Wettkämpfen gezielt Carboloading oder Glykogenloading betreiben, um genug Power zu haben, wenn es darauf ankommt. Aber Kohlenhydrate sind auch wichtig, um im Gym zu glänzen.

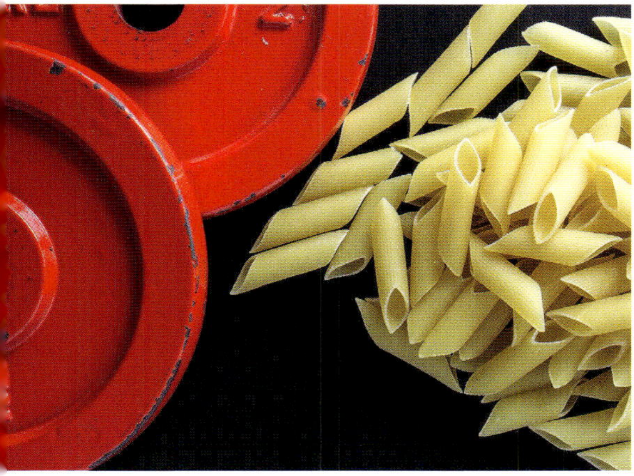

Rolle beim Muskelaufbau

Muskeln brauchen ausreichend Energie für das Workout – und die wichtigste schnelle Energiequelle für Menschen, die intensiv trainieren, sind Kohlenhydrate. Sind diese nicht in ausreichender Menge verfügbar (sprich: leerer Magen und leere Glykogenspeicher der Muskulatur, beispielsweise durch ein Cardiotraining vor dem Krafttraining), muss der Organismus stattdessen während der Belastung Fette und Proteine als Energiequellen anzapfen, was nicht nur Masse kostet, sondern langfristig auch den Muskelaufbau stört. Der Grund: Registriert der Körper einen Mangelzustand, baut er keine zusätzliche Muskelmasse auf, denn die würde nur weitere Energie ziehen und den Mangel verstärken.

Unser Ziel als Hardgainer muss deshalb ein Überschuss an Energie und Kohlenhydraten sein. Denn dadurch wird eine weitere wichtige Zusatzfunktion der Kohlenhydrate freigeschaltet: Der Kohlenhydrat-Überschuss löst nämlich einen Muskelaufbau-Reiz aus, weil dadurch der sogenannte mTOR-Signalweg stimuliert wird – und der gilt als Hauptantrieb für die Steigerung der Proteinbiosynthese in der Muskelzelle.

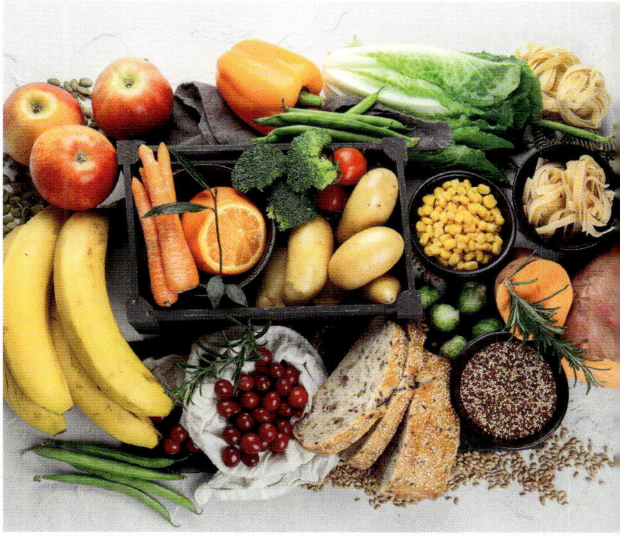

Damit deine Glykogenspeicher, also die Powerbanks deiner Muskulatur, immer gut gefüllt und die mTOR-Signalwege auf Muskelaufbau gestellt sind, solltest du über den Tag verteilt große Mengen an Kohlenhydraten zu dir nehmen. Carbs schützen deine Muskeln, weil sie die Proteinabbaurate bei intensiven Trainingseinheiten senken. Also: Gönn dir regelmäßig Pasta, Kartoffeln und Reis, gern auch mit kalorienreichen Saucen! 5 bis 7 g Kohlenhydrate pro kg Körpergewicht lautet die DGE-Empfehlung für Menschen, die regelmäßig moderat Sport treiben.

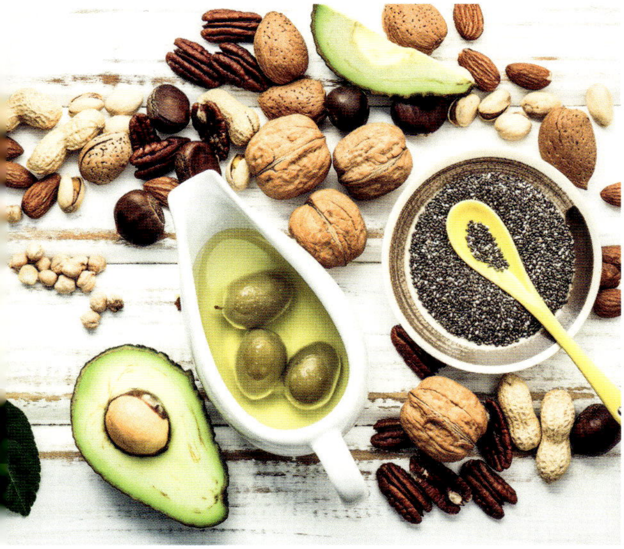

Fette

Mit Ölen, Nüssen oder Butter nehmen wir Fette auf, die zum Teil als Energiereserve gespeichert werden. Stichwort Hüftgold. Viele haben deshalb regelrecht Angst, zu viel Fett zu sich zu nehmen, Hardgainer sollten diesen Gedanken allerdings aus ihrem Kopf streichen. Warum? Weil Fette (aka Lipide) wertvolle Kalorien liefern, die uns halben Hemden beim Erreichen des täglichen XL-Kalorienziels helfen. Ein Esslöffel Olivenöl hat knapp 120 Kalorien, und so ein Esslöffelchen Öl lässt sich überall gut untermischen (zum Beispiel in DIY-Masse-Shakes – Rezepte findest du im hinteren Teil des Buches).

Ganz davon abgesehen sind Fette aber auch essenziell für unsere Gesundheit. Im Klartext: lebensnotwendig. Unser Organismus benötigt Lipide für den Aufbau von Zellwänden oder für die Produktion von Hormonen – beispielsweise für das Sexualhormon Testosteron, das maßgeblich den Muskelaufbau pusht. Außerdem sind Fette als Transportstoffe für Vitamine im Einsatz.

Rolle beim Muskelaufbau

Fette spielen im Muskel-Game eine Rolle, weil sie Energie liefern und den Testosteronspiegel beeinflussen – der wiederum den Muskelaufbau beeinflusst. Forscher der University of Worcester in England haben 2021 nachgewiesen, dass der Testosteronspiegel deutlich sinkt, wenn wir zu wenig Fette über die Nahrung aufnehmen. Was zu wenig bedeutet? Während es für Proteine und Kohlenhydrate präzise Empfehlungen für die Aufnahme in g pro kg Körpergewicht gibt, existiert für Fette nur eine prozentuale Empfehlung auf Basis der Gesamtkalorienzufuhr. Mindestens 20 Prozent, aber maximal 30 Prozent ihrer Gesamtenergie sollten (Ausdauer-)Sportler aus Fetten beziehen, heißt es in einem Positionspapier der DGE-Arbeitsgruppe Sporternährung aus dem Jahr 2019.

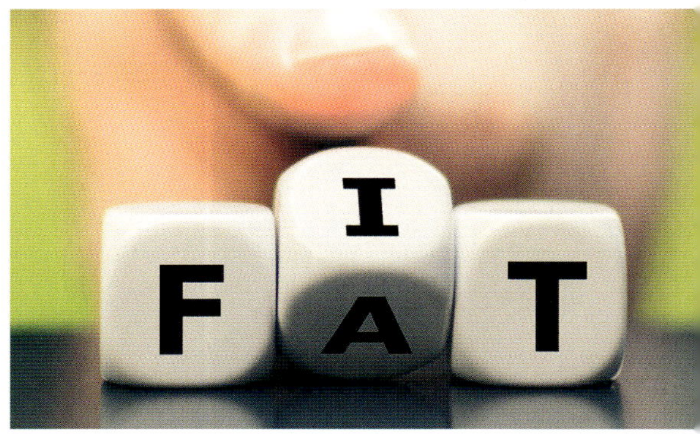

Sportwissenschaftler raten Kraftsportlern mit dem Ziel Muskelaufbau eher zu einem höheren Fettanteil, um die körpereigenen Muskelaufbau-Hormone zu pushen. Zwischen 25 und 35 Prozent der Gesamtkalorien sollten durch Fette gedeckt werden. Andere seriöse Quellen empfehlen eine Aufnahme von 0,5 bis 1 g Fett pro kg Körpergewicht und Tag. Damit lässt sich gut rechnen. Hardgainer können ruhig ans obere Limit gehen.

Fazit: Eine dauerhaft positive Nährstoff- und Energiebilanz ist die Basis für Muskelaufbau und den Schutz der bestehenden Muskulatur. Wie hoch dein Energiebedarf ist und welche Nährstoffmengen du brauchst, haben wir im vorherigen Kapitel konkret berechnet, gern nochmal nachlesen. Auch die Rolle der Nährstoffe für den Muskelaufbau ist geklärt. Jetzt geht es darum, das Ganze im Alltag umzusetzen, Nägel mit Köpfen zu machen oder: Muskeln mit der Gabel (und der Hantel).

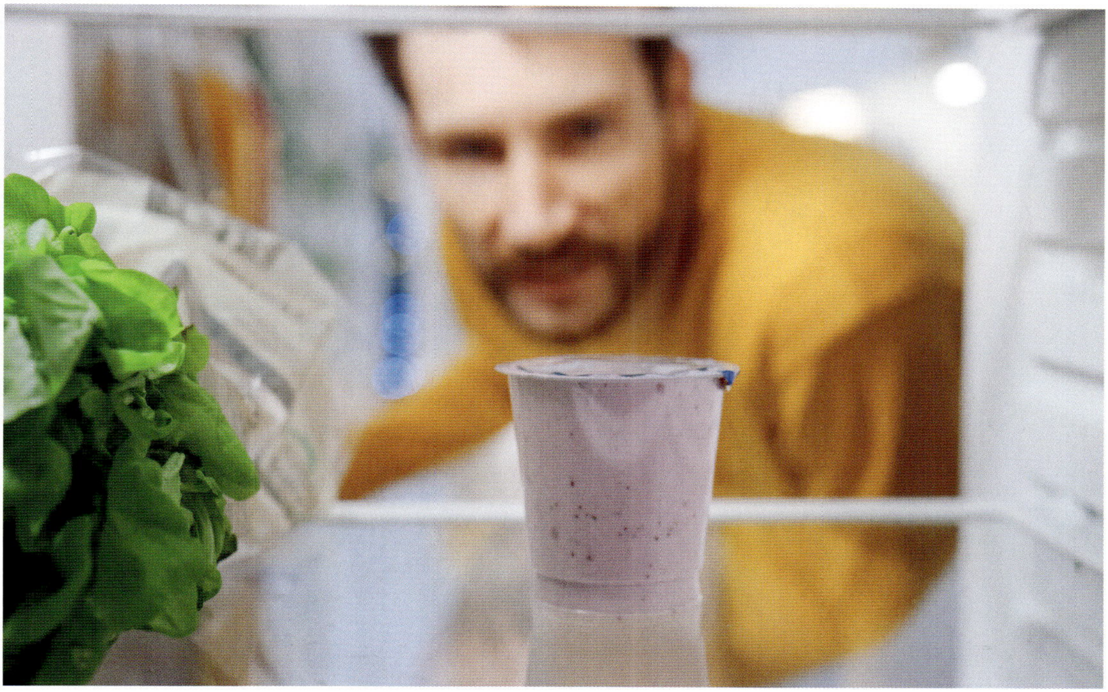

Is(s)t-Status checken – mit dem Ernährungsprotokoll

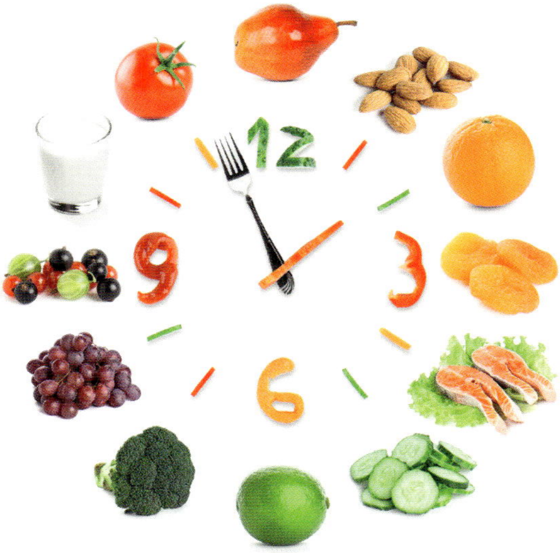

Würdest du sagen, dass du genug isst? Morgens, mittags und abends große Portionen, zwischendurch ein kleiner Snack. Oder lässt du unter der Woche schon mal das Frühstück ausfallen, weil es nach dem Aufstehen schnell gehen muss? Andere Variante: Dir fehlt morgens einfach der Appetit und abends ist oft nichts Kaubares mehr im Kühlschrank. Der Klassiker. Aber vermeidbar und kontraproduktiv für die Entwicklung zur Maschine.

3 bis 5 Mahlzeiten pro Tag sind für Hardgainer ideal, wenn sich auf der Waage etwas tun soll. Oft scheitert die Mission Muskelaufbau jedoch daran, dass Hardgainer zu wenig Hunger haben – oder zu wenig Problembewusstsein, was das Essen angeht. Viele haben das Gefühl, dass sie ständig essen, die Wirklichkeit sieht aber anders aus. Also, nochmal die Frage: Isst du wirklich genug? Am besten findest du das heraus, indem du ein Ernährungsprotokoll führst.

Ernährungsprotokoll? Oha, das klingt aufwändig und irgendwie langweilig, aber keine Sorge, mit etwas Routine ist die Lebensmittel-Liste in 3 bis 5 Minuten pro Tag abgehandelt. Die Zeit solltest du dir definitiv nehmen, um Struktur in deinen Ernährungsalltag zu bringen. Kleiner Reminder: Mit der Gabel sicherst du deine Gains. Wer hart trainiert, sollte sich auch ordentlich was gönnen. Ohne Reis kein Preis.

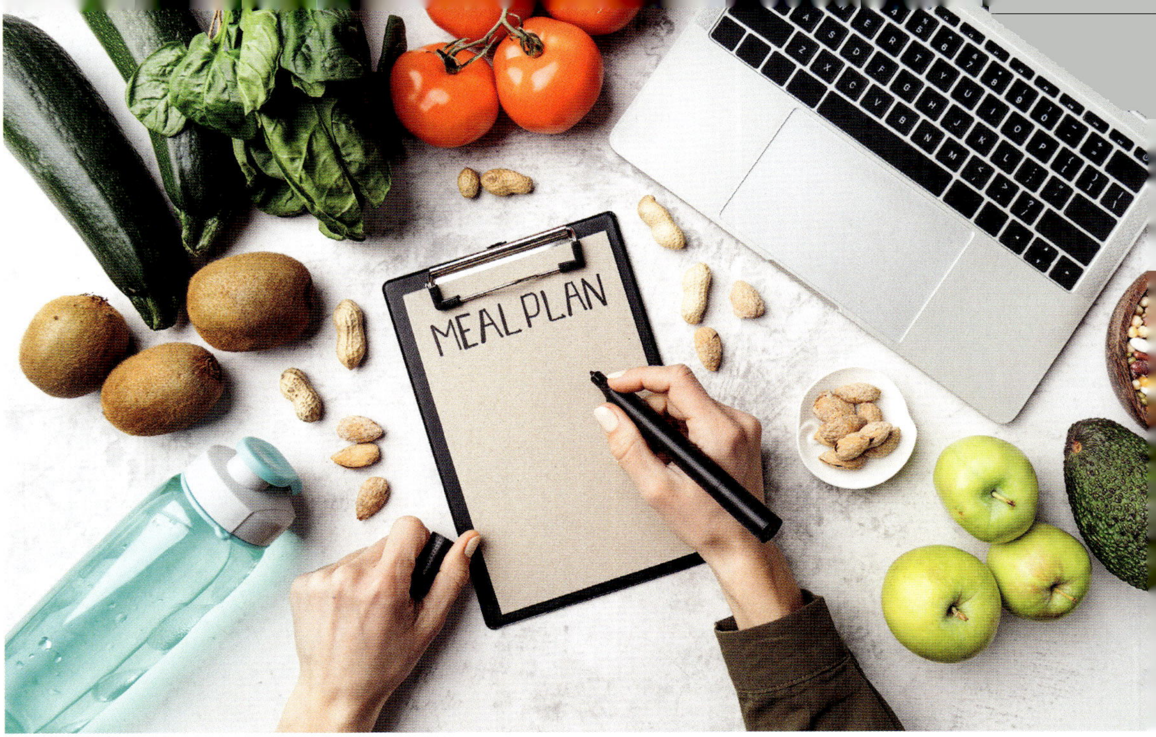

3 gute Gründe für ein Ernährungsprotokoll:

- Du entwickelst ein Bewusstsein für deine Ernährungsgewohnheiten.
- Du lernst viel über Lebensmittel und deren Nährstoff- bzw. Kaloriengehalt.
- Durch die tägliche Beschäftigung mit Nährwerten vergisst du kaum noch Mahlzeiten.

Auch praktisch: Es war nie so einfach wie heute, die Ernährung zu tracken. Danke, Digitalisierung!

Einerseits findest du die Nährwertangaben für fast alle Lebensmittel mit wenigen Klicks im Internet, andererseits ist nicht einmal diese Recherche nötig, weil es diverse Kalorien-Tracking-Apps fürs Handy gibt (*Yazio, Lifesum* oder *Fddb*, um nur einige Beispiele zu nennen). Oft musst du nur den Barcode auf der Lebensmittelverpackung einscannen, die verzehrte Menge eingeben, auf »hinzufügen« klicken – und schon sind die Nährwerte im persönlichen Ernährungstagebuch hinterlegt. Es ist also nicht nötig, wie ein Nahrungsmittel-Nerd mit Zettel und Notizbuch am Esstisch zu sitzen und zum Erbsenzähler zu mutieren.

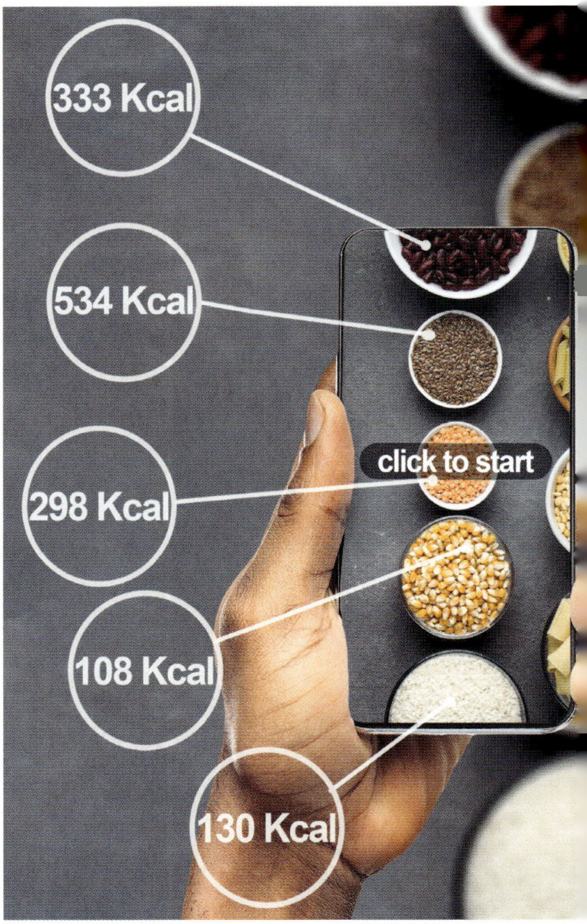

Was in den ersten Wochen des Ernährungs-Trackings aber ungemein hilft: eine Küchenwaage. Denn wer weiß schon auf Anhieb, wie viele Gramm Erdnussbutter auf einen Esslöffel passen oder wie schwer der Haufen Haferflocken ist, der im Power-Porridge landen soll (auch dafür findest du weiter hinten im Buch Rezepte)? Es ist sinnvoll, die (losen) Lebensmittel abzuwiegen, weil auch Apps für ein verlässliches Tracking der Nährwerte präzise Mengenangaben brauchen. Bei einem Restaurantbesuch am besten die Bedienung fragen, ob die Nährwertangaben für das bestellte Gericht vorliegen. Die Pi-mal-Daumen-Berechnung ist für ehrgeizige Hardgainer das falsche Prinzip.

Grundregeln für das Ernährungs-Tracking

- Alles notieren, was innerhalb von 24 Stunden gegessen oder getrunken wird. Sowohl an Wochentagen als auch am Wochenende.
- Das Ernährungsprotokoll mindestens eine Woche lang führen, um einen guten Überblick zu bekommen – besser aber einen Monat oder sogar dauerhaft, bis das Wunschgewicht erreicht ist.
- In den ersten Wochen am besten jedes Lebensmittel abwiegen, bei dem es Zweifel über die Portionsgröße gibt. Eine Banane aus dem Supermarkt kann, je nach Größe, 200 oder auch nur 70 g wiegen. Das Gewicht ist ein entscheidender Faktor bei der Berechnung der Kalorien und Makronährstoffe.
- Auch und gerade kleine Snacks oder Süßigkeiten und Softdrinks tracken, selbst den Löffel Zucker im Kaffee. Oft handelt es sich dabei um Lebensmittel mit einer »hohen Kaloriendichte«, wie Ernährungsexperten sagen. Weil sie so unscheinbar sind, werden sie schnell vergessen.
- Nicht absichtlich Dinge weglassen oder die Statistik schönen – du betrügst damit letztendlich nur dich selbst.
- Auch die Entwicklung des Körpergewichts in das Protokoll eintragen.
- Bei der Analyse der Ernährungsprotokolldaten ist es sinnvoll, einen Durchschnittswert mehrerer Tage zu berechnen. Hintergrund: Niemand nimmt an jedem Tag die gleiche Menge an Kalorien, Kohlenhydraten, Proteinen und Fett zu sich.

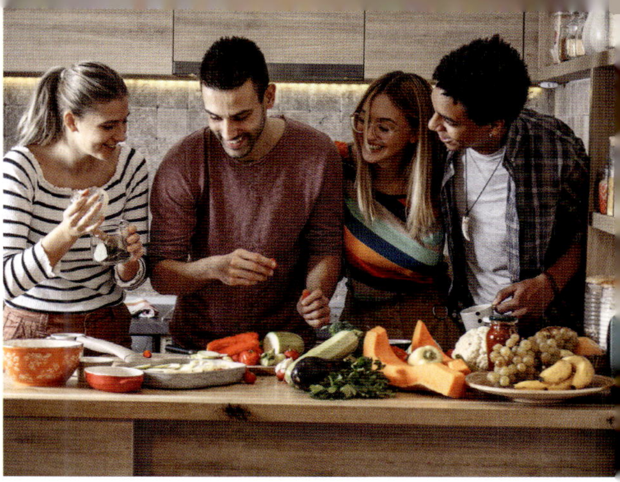

TIPP

Für die Berechnung die Werte der einzelnen Tage addieren und durch die Anzahl der getrackten Wochentage dividieren. Der Durchschnittswert für die Woche und die Entwicklung des Körpergewichts zeigen, ob der tägliche Energiebedarf richtig eingeschätzt wurde.

Wer lieber oldschool unterwegs ist und seine Ernährungsgewohnheiten mit Zettel und Stift notieren möchte, kann unsere Vorlage kopieren und für ein eigenes Ernährungstagebuch (folgende Seite) nutzen. Bestimmte Parameter sollten kurz nach jeder Mahlzeit schriftlich festgehalten werden, um zumindest schon mal die Zahl der aufgenommenen Kalorien im Blick zu behalten. Um die Makros (Proteine, Kohlenhydrate, Fett) zu tracken, müssen die Werte für die einzelnen Lebensmittel im Nachgang recherchiert und zusammengerechnet werden.

Oder du nutzt einfach direkt eine Tracking-App. Für die Smartphone- oder Tablet-Programme fallen zwar manchmal Abo-Gebühren an, aber es gibt regelmäßig Rabattaktionen. Neben der simplen Bedienung haben Apps den Vorteil, dass die Ergebnisse teilweise direkt auch optisch echt ansprechend dargestellt werden – mithilfe von Diagrammen oder Entwicklungskurven.

So sollte ein Hardgainer-Ernährungsprotokoll für einen Tag aussehen:

Wie alle Dinge des Lebens, hat auch das Ernährungs-Tracking nicht nur Vorteile, sondern definitiv auch

Hardgainer-Ernährungsprotokoll

Wochentag:					
Datum:					
Körpergewicht (morgens/nüchtern):					
Mahlzeit/Snack	**Uhrzeit**	**Lebensmittel**	**Menge (g)**	**Kalorien**	**Bemerkung**
Morgen					
Vormittag					
Mittag					
Nachmittag					
Abend					
Gesamtkalorien des Tages:					

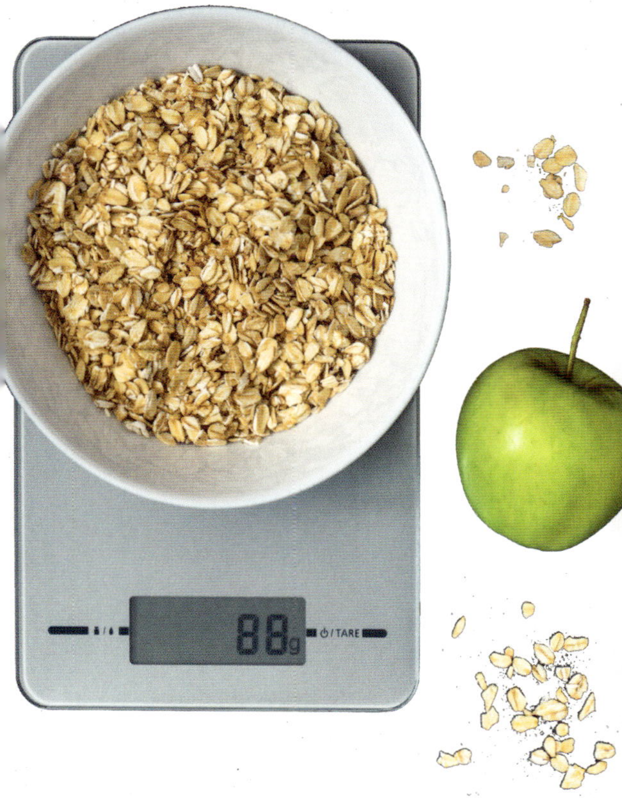

Nachteile. Dazu gehört, dass schon etwas Disziplin erforderlich ist, um das Protokoll gewissenhaft zu führen.

Außerdem besteht das Risiko, dass Lebensmittel irgendwann nicht mehr als Leckerbissen wahrgenommen werden, die gut riechen, schmecken und das Leben schöner machen, sondern nur noch als Bündel an Zahlen – Kalorien, Eiweißgehalt, Kohlenhydrate, Fett. Nährstoffbrocken, die für die tägliche Kalorien- und Makrobilanz wichtig sind.

TIPP

Obacht, genau so soll es nicht sein, denn dann driftest du langsam in eine Richtung, die gefährlich ist: Einige Lebensmittel-Tracker entwickeln mit der Zeit eine Essstörung, weil ihr Ziel häufig eine Kontrolle des Körpergewichts ist.

TIPP

Auf was ist zu achten, um eine Essstörung zu vermeiden?

- **Bei aller Sorgfalt und Liebe fürs Detail, auch die Nährwertangaben in Apps oder im Internet sind nur Näherungswerte, die in der Realität stark schwanken – die enthaltenen Makro- und Mikronährstoffe verändern sich nämlich je nach Herkunft des Lebensmittels, Lagerung und Zubereitungsart. Wichtig für den Hinterkopf: Das Tracking ist niemals zu 100 Prozent präzise, und Menschen sind keine Maschinen, die jeden Nährstoff auf gleiche Art und Weise verwerten – deshalb locker bleiben und bitte nicht alles so verbissen sehen.**
- **Fett ist nicht böse, Kohlenhydrate sind nicht böse – im Gegenteil. Ach ja, und Eiweiß ist kein Wundermittel, sondern ein Lebensmittel, das schmecken sollte. Genuss hilft und hält gesund.**
- **Auslöser für eine Essstörung ist oft eine seelische Krise oder eine andere Überlastung. Betroffene versuchen, den Kontrollverlust durch eine zwanghafte Kontrolle der Ernährung und des Körpergewichts zu kompensieren. Sie sehen darin einen Ausweg aus der Krise. Doch meistens entstehen daraus neue Probleme.**
- **Wenn du in den Spiegel schaust, findest du dich viel zu mager – aber andere machen dir ständig Komplimente für deinen Body? Auch das kann ein Warnsignal sein, denn durch eine Essstörung verändert sich die Selbstwahrnehmung. Das Selbstbild unterscheidet sich stark vom Bild, das andere von einem haben.**
- **Typische Folgen einer Essstörung sind deutliches Untergewicht durch Hungern, absichtliches Erbrechen der Nahrung (Ess-Brech-Sucht/Bulimie) oder auch Übergewicht durch Binge Eating (zu Deutsch: Fressanfälle).**
- **Wenn du den Verdacht hast, dass du eine Essstörung entwickelst, wende dich unbedingt an einen Arzt.**

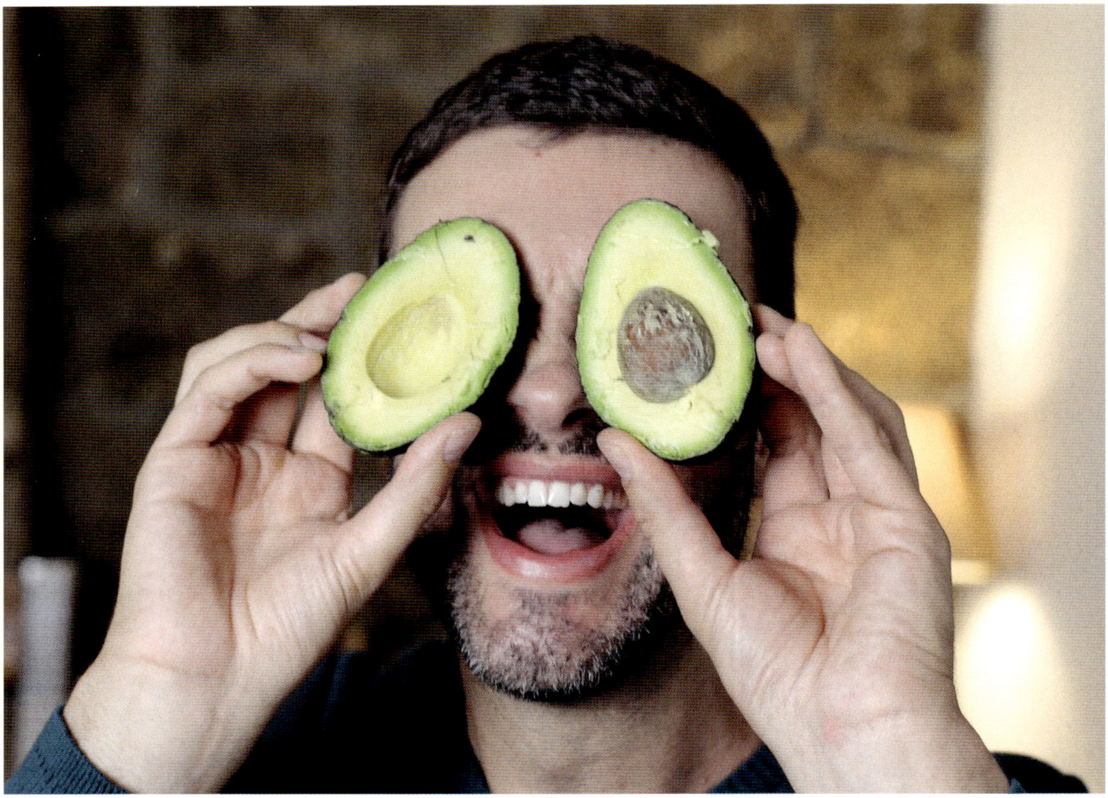

Ernährungs-Basics für Hardgainer: Wann, wie oft und was essen?

Schon mal von »IIFYM« gehört? Das ist sozusagen das »YOLO« der Fitness-Szene – zumindest kommt es oft so rüber. Wer sich bei *YouTube & Co.* über Ernährungsmethoden informiert, wird früher oder später auf diese Abkürzung stoßen. Sie steht für »If it fits your macros« und bedeutet im übertragenen Sinne so viel wie »Wenn es in deine Makronährstoffbilanz passt, ist das Lebensmittel okay«. Ein Beispiel: Sahnetorte nach 20 Uhr? Kein Problem, wenn du am Ende des Tages noch 500 Kalorien zur Erfüllung deines Kalorienziels brauchst.

IIFYM ist ein Ableger der Flexible-Dieting-Theorie des US-Ernährungsforschers Alan Aragon, der in Web-Foren oder von Kunden immer wieder die gleichen Fragen bekam: »Darf ich Lebensmittel X essen, wenn ich abnehmen möchte?« oder »Macht mich Lebensmittel Y fett?« Aragons Standardantwort lautete irgendwann: »If it fits your macros« oder flapsig IIFYM – »Wenn es in deine Makros passt.« Im Großen und Ganzen besagt IIFYM, dass es eigentlich keine Rolle spielt, welche Lebensmittel du isst – Hauptsache, du bleibst im Kalorien- und Makronährstoffbereich, der für dein Körperziel relevant ist (Berechnungsformeln findest du im vorherigen Kapitel). Theoretisch ist es möglich, mit einer Pizza-und-Pommes-Diät abzunehmen, solange am Ende des Tages das Kaloriendefizit steht. Wer zunehmen möchte, muss dagegen für einen Kalorienüberschuss sorgen.

TIPP

Kein Lebensmittel ist grundsätzlich »schlecht«, wenn es ins persönliche IIFYM-Budget passt. Kalorien sind Kalorien. Außerdem gilt: Eiweiß ist immer eine gute Idee, um den Masseaufbau zu pushen.

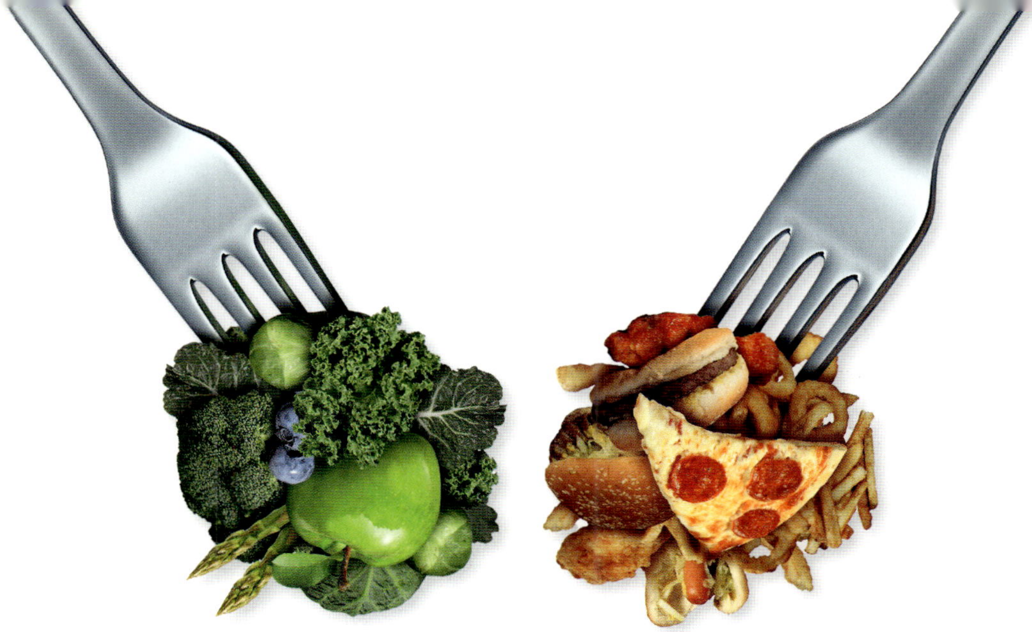

Kritiker antworten, dass das Ganze leider nicht so einfach ist, weil es durchaus unterschiedliche Varianten der Makronährstoffe gibt – einfache und komplexe Kohlenhydrate, gesättigte und ungesättigte Fettsäuren. Manche Fette gelten als gesund, andere gelten dagegen als gesundheitsschädlich, wenn durch die Ernährung regelmäßig eine bestimmte Dosis überschritten wird. Jeden Tag Sahnetorte ist eben doch keine gute Idee, auch wenn das Gebäck ordentlich Kalorien, Fett und Kohlenhydrate für die Gesamtbilanz liefert.

Ein weiterer Kritikpunkt: Mikronährstoffe wie Vitamine, Ballaststoffe oder Mineralien kommen bei IIFYM zu kurz. Um ein schnelles Plus oder Minus auf der Waage zu erreichen, mögen Mikronährstoffe irrelevant sein, aber sie spielen eine wichtige Rolle für unsere Gesundheit und unser Wohlbefinden. Viele IIFYM-Anhänger sind Studien zufolge etwas zu stark auf Makronährstoffe und Kalorien fixiert, was langfristig zu einem Mangel an Mikronährstoffen führen kann.
Außerdem wird die IIFYM-Idee oft falsch verstanden oder absichtlich als Ausrede für Fast-Food-Exzesse genutzt, wodurch bei *Instagram* oder *TikTok* ein völlig falscher Eindruck von IIFYM entstanden ist. Die Botschaft vieler Posts lautet: »Schaut her, ich trainiere hart und dank der Wunder-Ernährungsmethode IIFYM kann ich trotzdem massenhaft Fast Food vertilgen.« Von Alan Aragon gibt es kein Like für diese Interpretation, das hat er in seinem Buch *Flexible Dieting* nochmal klar zum Ausdruck gebracht.

Was ist also von IIFYM zu halten? Ernährungsberater mögen die IIFYM-Methode, weil sie so viel Flexibilität ermöglicht und weil die Effekte auf die Körpergewichtsentwicklung vielfach wissenschaftlich belegt sind. Wichtig ist, auch ausreichend Mikronährstoffe aufzunehmen, also Vitamine und Mineralien, aber auch Ballaststoffe für eine optimale Verdauung.

TIPP

Unterm Strich eignet sich IIFYM sowohl für Hardgainer, die Muskeln und Gewicht aufbauen möchten, als auch für Menschen, die Körperfett abbauen möchten.

Wie IIFYM im Alltag umgesetzt wird

Ein starrer Ernährungsplan ist nicht unbedingt nötig, jeder kann sich auch mal was gönnen, kein Lebensmittel ist verboten. Das hat schon was und hilft, die Motivation auf einem hohen Niveau zu halten. Wichtig ist nur, dass die Methode richtig umgesetzt wird. Dafür gibt es ein paar Grundregeln. Sinnvoll ist ein Fokus auf Clean Eating, denn wir wollen ja schlanke Muskelmasse ohne allzu großen Fettanteil aufbauen.

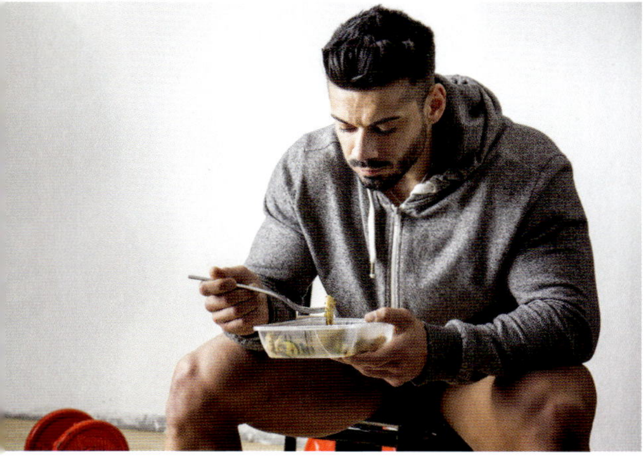

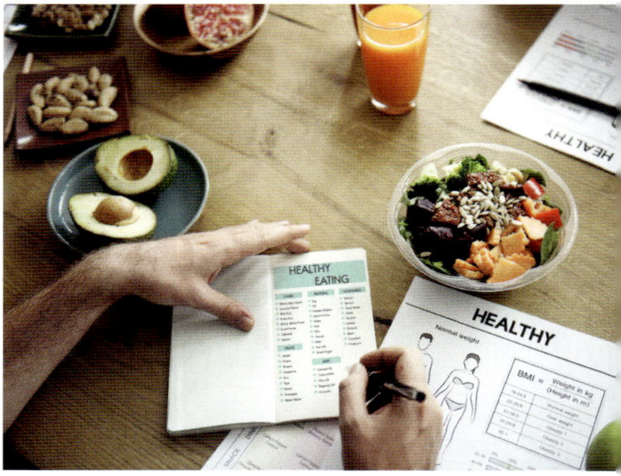

IIFYM-Ablauf

Schritt 1: Ziel festlegen (Muskelaufbau oder Fettabbau in einem gewissen Zeitrahmen).

Schritt 2: Den persönlichen Kalorien- und Makronährstoffbedarf für das Ziel berechnen.

Schritt 3: Im Alltag zunächst den täglichen Makronährstoffbedarf angehen, dann Mikronährstoffe und Vitalstoffe aufnehmen (durch unverarbeitete Lebensmittel wie Obst und Gemüse), abends die restlichen Kalorien und Nährstoffe für das Tagesziel reinholen.

- Tagsüber zu 80 bis 90 Prozent auf möglichst viele unverarbeitete oder kaum verarbeitete Lebensmittel setzen. Wer selbst kocht, macht schon ganz viel richtig.
  Individueller Makronährstoff-Bedarf plus Obst- und Gemüse-Snacks für ausreichend Vitamine, Ballaststoffe und Mineralien.
- 10 bis 20 Prozent der Nährstoffe können aus Cheat-Meals stammen, wenn du ein Verlangen danach hast.
- Süßkram, Fast Food, was auch immer. Aber: Das Junkfood ersetzt in dem Fall eine ganze Hauptmahlzeit. Ein Cheat-Meal von der Burger-Bude ist nicht als zusätzlicher Snack zu sehen, betont Alan Aragon in seiner IIFYM-Richtigstellung.

Die W-Fragen: Wie oft essen, wann essen und was essen?

Hardgainer sollten mindestens 3 bis 5 Mahlzeiten pro Tag zu sich nehmen, damit immer ausreichend viel Nährstoffe für den Masseaufbau im Blut sind. 3 bis 5 Mahlzeiten pro Tag – allein diese einfache Leitlinie hilft vielen schon extrem weiter, so simpel sie auch ist.

Plötzlich dreht die Waage ins Plus, weil das Frühstück nicht mehr vergessen wird oder weil der Protein-Snack vor dem Einschlafen zum neuen Lieblingsritual geworden ist – und gleichzeitig zu einem neuen Ernährungsgrundpfeiler, der vorher einfach fehlte. Unser Ziel als Hardgainer besteht darin, die Proteinbiosynthese voranzutreiben und länger im anabolen Stoffwechsel zu bleiben, Masseverlust zu vermeiden. Das gelingt mit bestimmten Ernährungs-Basics und mit bestimmten Lebensmitteln. Genau darüber erfährst du hier und jetzt mehr.

Wie oft essen?

Als besonders effektiv in Sachen Muskelaufbau hat sich laut einer Studie der US-Forscher Alan Aragon und Brad Schoenfeld folgende Futter-Frequenz erwiesen: 4 große Mahlzeiten pro Tag mit Eiweißportionen von jeweils 0,4 g Protein pro kg Körpergewicht.
Ein Dogma ist das nicht, aber eine wissenschaftlich gestützte Empfehlung. Du kannst auch mit mehr

Mahlzeiten pro Tag zunehmen oder mit nur ein bis zwei großen Mahlzeiten. Wichtig ist vor allem, dass der Rhythmus der Ernährung zu deinem Alltag passt und sich gut anfühlt. Denn natürlich muss das Ganze auch für dein Verdauungssystem verträglich sein, sonst leidet deine Leistungsfähigkeit.

Beim Herantasten an die neuen Ernährungsgewohnheiten solltest du Folgendes bedenken:

TIPP

Je weniger Mahlzeiten du pro Tag einplanst, desto größer müssen die Portionen sein, um dein Kalorien- und Makronährstoff-Ziel zu erreichen. Viele kleine Mahlzeiten und Snacks sind für die meisten Menschen besser verträglich. Probieren geht in diesem Fall über studieren – im wahrsten Sinne des Wortes.

Wann essen?

Das Timing der Mahlzeiten scheint zwar eine Rolle zu spielen, aber nur eine geringe – und nur punktuell. Die Studienergebnisse zum Thema Nährstoff-Timing deuten jedoch an, dass es im Tagesablauf eine Phase gibt, die für Sportler mit dem Ziel Muskelaufbau – und damit für uns Hardgainer – besonders relevant ist. Dazu später mehr. Viel wichtiger ist die Gesamtmenge der aufgenommenen Kalorien und Nährstoffe. Höchste Priorität hat im Alltag also unser Kalorienziel.

Fakt ist: Wer pro Tag auf 3 bis 5 Mahlzeiten kommen möchte, sollte über den Tag verteilt alle 3 bis 4 Stunden etwas essen.

Ein Beispieltag könnte folgendermaßen ablaufen:
1. Mahlzeit: Frühstück am Morgen
2. Mahlzeit: Vormittags-Snack
3. Mahlzeit: Mittagessen
4. Mahlzeit: Nachmittags-Snack
5. Mahlzeit: Abendessen

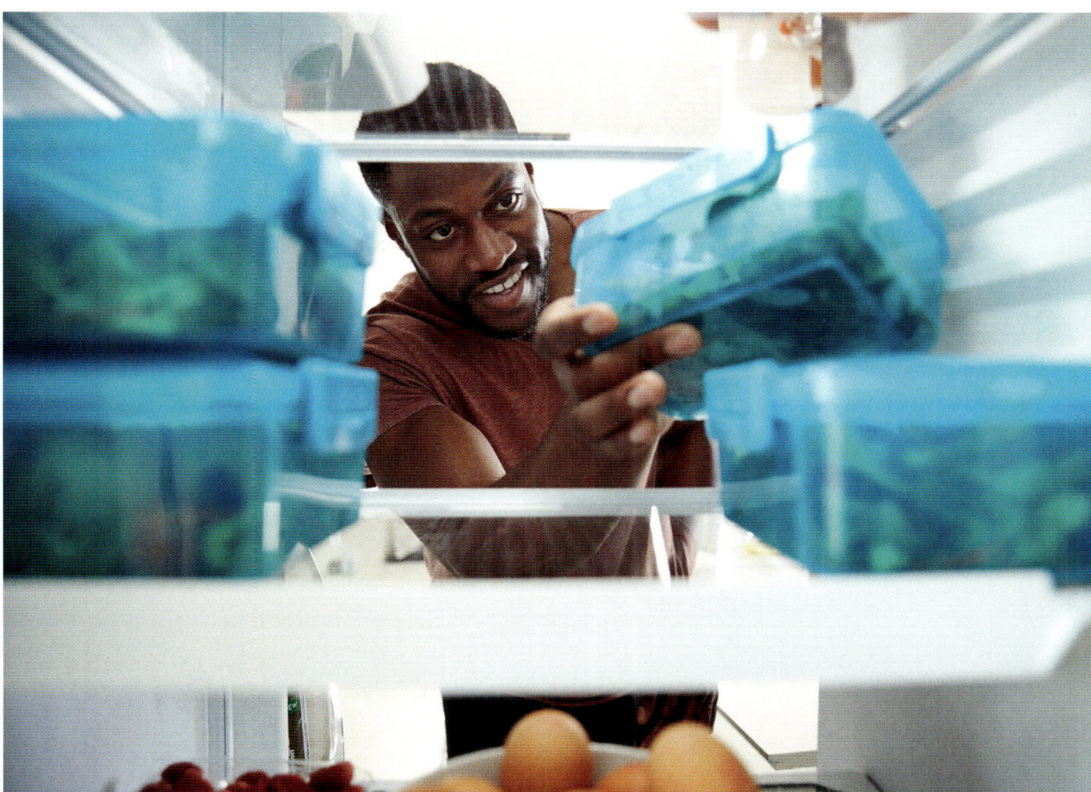

Dabei sind die Snacks am Vormittag und am Nachmittag eher optional, von zentraler Bedeutung sind die Hauptmahlzeiten Frühstück, Mittagessen und Abendessen. Das sind die Momente, in denen wir im Idealfall große Mengen an Nährstoffen zu uns nehmen. Da die meisten Menschen in der westlichen Welt ohnehin nach diesem Rhythmus leben, dürfte es damit keine großen Anpassungsschwierigkeiten geben. Für dich als Hardgainer ist entscheidend, dass du so wenige Mahlzeiten wie möglich ausfallen lässt.

Nun zum goldenen Moment des Protein-Timings. Laut Aragon und Schoenfeld solltest du in der Zeit vor und nach dem Workout gezielt Proteine zu dir nehmen (jeweils 0,4 bis 0,55 g/kg Körpergewicht). Und zwar: Etwa 2 Stunden vor dem Training und 60 bis 90 Minuten nach dem Training.

Die beiden Forscher bezeichnen diese Phase als »Periworkout-Period«. Sie kann 3 bis 5 Stunden andauern und ist besonders wichtig für die Protein-Biosynthese der trainierten Muskulatur.

Im besten Fall verlegst du dein Workout einfach in die Phase zwischen zwei proteinreichen Mahlzeiten oder Snacks.

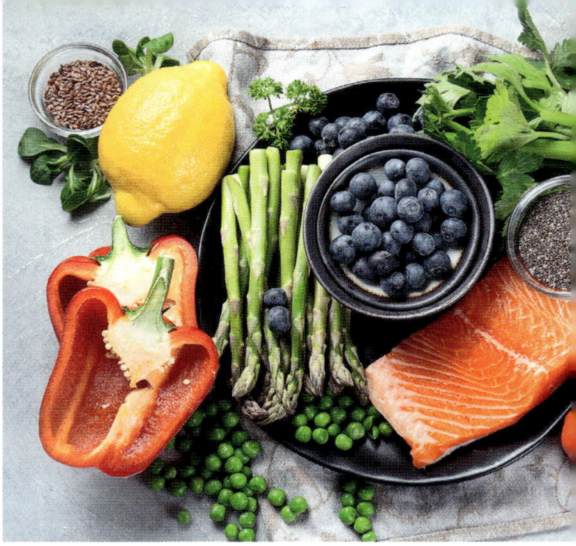

Was essen?

Man muss nur einmal durch den Supermarkt laufen, um zu folgender Erkenntnis zu gelangen: Die Auswahl an Lebensmitteln ist riesig. Sie ist zum Teil so groß, dass man sich als normaler Verbraucher fast erschlagen fühlt. Die vielen bunte Werbetafeln erleichtern die Wahl der richtigen Lebensmittel auch nicht unbedingt, genauso wenig wie die ständigen Meldungen über angebliche Superfoods in Radio-, TV- und Printmedien. Aber welche Lebensmittel sind denn nun tatsächlich zu empfehlen und worauf solltest du beim Einkaufen im Supermarkt achten? Die Infos auf den folgenden Seiten helfen dir dabei, den Einkaufswagen hardgainergerecht zu füllen.

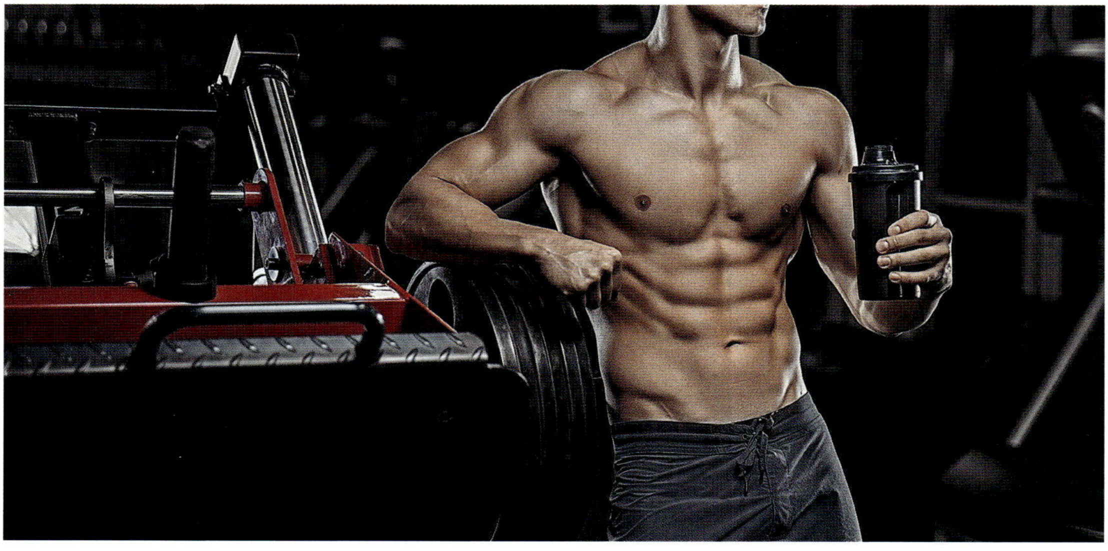

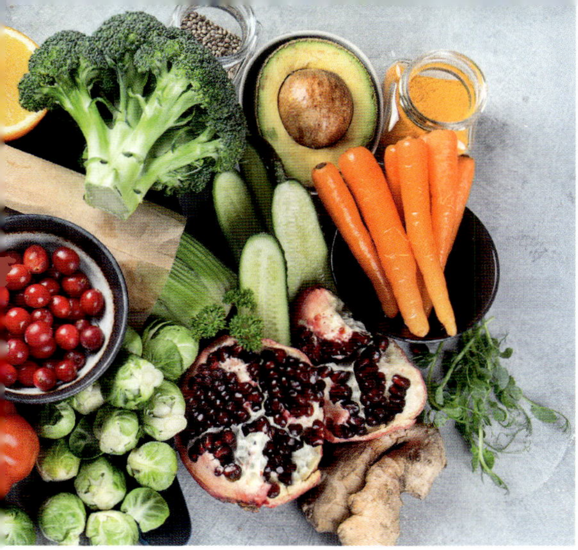

Eine richtig gute Orientierung geben die 10 Regeln der Deutschen Gesellschaft für Ernährung (DGE), die auf den aktuellen Erkenntnissen der Wissenschaft basieren und trotzdem einfach zu verstehen und umzusetzen sind. Diese Basics helfen dir dabei, vollwertig zu essen und zu trinken, um leistungsfähig und fit zu bleiben. Hier kommt eine Zusammenfassung mit Zitatcharakter, die ausführliche Version der 10 DGE-Regeln findest du auf der Webseite www.dge.de.

Regel 1: Lebensmittelvielfalt genießen

Möglichst abwechslungsreich essen und die bunte Lebensmittelvielfalt nutzen, denn kein Lebensmittel enthält alle Nährstoffe. Am besten überwiegend pflanzliche Lebensmittel wählen (Gemüse, Obst, Getreide, Kartoffeln, Nüsse). Sie liefern viele Nährstoffe,

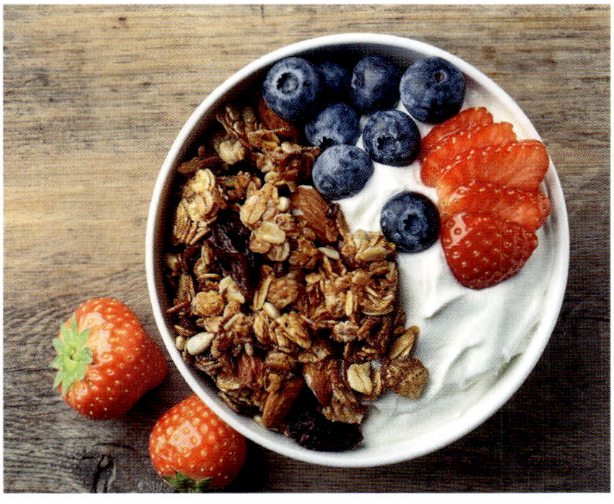

Ballaststoffe und sekundäre Pflanzenstoffe. Um die ausreichende Versorgung mit Nährstoffen zu erleichtern, ist es sinnvoll, die pflanzlichen Lebensmittel durch tierische Lebensmittel zu ergänzen (Milch und Milchprodukte, Fisch, Fleisch, Eier).

Regel 2: Gemüse und Obst – nimm 5 am Tag

Mindestens 3 Portionen Gemüse und 2 Portionen Obst pro Tag genießen. Auch Hülsenfrüchte wie Linsen, Kichererbsen, Bohnen und ungesalzene Nüsse gehören zur bunten Auswahl. Gemüse und Obst sind voller Nährstoffe, Ballaststoffe und sekundärer Pflanzenstoffe, der regelmäßige Verzehr senkt das Risiko von Herz-Kreislauf- und anderen Erkrankungen. Außerdem bringen Obst, Gemüse und Hülsenfrüchte Abwechslung in den Speiseplan.

TIPP

Empfehlenswert sind mindestens 400 g Gemüse pro Tag (3 Portionen) und 250 g Obst (2 Portionen). Bei getrockneten Hülsenfrüchten (Bohnen, Linsen, Kichererbsen) entspricht eine Portion etwa 70 g roh beziehungsweise 125 g gegart. Eine Portion Nüsse oder Trockenfrüchte entspricht 25 g.

Regel 3: Vollkorn wählen

Die Vollkornvariante ist bei Getreideprodukten wie Brot, Nudeln, Reis und Mehl die beste Wahl für die Gesundheit. Vollkornprodukte sättigen länger und enthalten mehr Nährstoffe und Ballaststoffe als Weißmehlprodukte. Getreideprodukte sind ein wichtiger Bestandteil der vollwertigen Ernährung, weil sie Kohlenhydrate als Energiequelle liefern sowie zusätzlich Vitamine und Mineralstoffe.

TIPP

Die DGE empfiehlt, mindestens 30 g Ballaststoffe pro Tag aus Vollkornprodukten, Gemüse, Hülsenfrüchten und Obst aufzunehmen. Dafür reichen schon zwei Scheiben Vollkornbrot oder 4 gehäufte Esslöffel Haferflocken.

Regel 4: Die Auswahl mit tierischen Lebensmitteln ergänzen

Ruhig täglich Milchprodukte wie Joghurt, Quark und Käse essen oder auch Milch trinken, für gut verfügbares Protein, Vitamin B2 und Calcium. Fisch sollte ein- bis zweimal pro Woche auf dem Speiseplan stehen (enthält gesundheitsfördernde Omega-3-Fettsäuren und Jod). In Sachen Fleisch liegt die Empfehlung bei einer Menge von 300 bis 600 g pro Woche, um Vitamin B12 und Proteine aufzunehmen. Eher auf weißes Fleisch von Geflügel setzen statt auf rotes Fleisch von Rind und Schwein, das im Verdacht steht, das Darmkrebsrisiko zu erhöhen. Eier eher ab und zu essen, eine wissenschaftlich begründete Obergrenze gibt es aber nicht.

Regel 5: Gesundheitsfördernde Fette nutzen

Pflanzliche Öle wie Rapsöl, Walnuss-, Lein-, oder Olivenöl bevorzugen. Sie liefern viele Kalorien, aber auch lebensnotwendige ungesättigte Fettsäuren und Vitamin E. Es wirkt sich positiv aus, weniger gesättigte Fettsäuren aufzunehmen (meist aus tierischen Lebensmitteln). Auch Nüsse und fette Fische enthalten ungesättigte Fettsäuren, mit denen das Risiko für Herz-Kreislauf-Erkrankungen gesenkt werden kann.

TIPP

Rapsöl ist laut DGE das Öl der Wahl und ein guter Allrounder in der Küche, weil es den geringsten Anteil an gesättigten Fettsäuren und einen hohen Anteil an einfach ungesättigten Fettsäuren hat sowie ein günstiges Verhältnis von Omega-3- zu Omega-6-Fettsäuren aufweist.

Regel 6: Zucker und Salz einsparen

Lebensmittel und Drinks, die mit Zucker gesüßt sind, sind nicht empfehlenswert. Zucker sollte sparsam eingesetzt werden, genau wie Salz (mehr als 6 g Salz pro Tag sollten es nicht sein). Als Alternative bieten sich Kräuter an. Oft steckt sehr viel Zucker in verarbeiteten Lebensmitteln wie Fruchtjoghurt oder Fruchtquark und Milchmischgetränken oder Fertigmahlzeiten. Ähnlich ist es mit Fruchtsäften und gesüßten Limonaden oder Erfrischungsdrinks. Sie enthalten zwar viele Kalorien, aber kaum lebensnotwendige Nährstoffe.

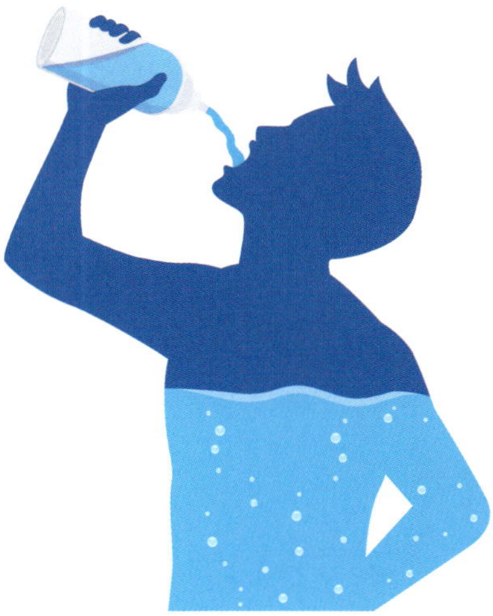

Regel 7: Am besten Wasser trinken

Jeden Tag rund 1,5 Liter Flüssigkeit aufnehmen, am besten Wasser oder andere kalorienfreie Getränke. Zuckergesüßte und alkoholische Getränke sind nicht empfehlenswert, weil sie kaum wichtige Nährstoffe liefern. Alkohol fördert die Entstehung von Krebs und ist mit weiteren gesundheitlichen Risiken verbunden (etwa Leberproblemen). Koffeinhaltige Getränke wie Kaffee oder Tee sind kalorienfrei, wenn sie ungesüßt sind, und können zur Flüssigkeitsbilanz hinzugezählt werden. Saftschorlen mit drei Teilen Wasser und einem Teil Saft eignen sich ebenfalls als Flüssigkeitslieferanten. Weniger empfehlenswert sind Light-Drinks, die zwar kalorienreduziert sind, aber Lebensmittelzusatzstoffe enthalten (Farbstoffe, Süßstoffe, Aromastoffe).

Regel 8: Lebensmittel schonend zubereiten

Lebensmittel nur so lange wie nötig und so kurz wie möglich garen, mit wenig Wasser und wenig Fett. Das schont die Nährstoffe und erhält den natürlichen Geschmack (Dünsten oder Dampfgaren sind gute Zubereitungsmethoden). Beim Braten, Backen oder Grillen das Verbrennen oder Verkohlen von Lebensmitteln vermeiden, weil sich darin krebserregende Stoffe entwickeln können.

Regel 9: Achtsam essen und genießen
Es ist sinnvoll, sich für jede Mahlzeit eine Pause zu gönnen und sich beim Essen Zeit zu lassen. Bewusstes Kauen fördert den Genuss, entspannt und ist wichtig für das Sättigungsempfinden, das erst 15 bis 20 Minuten nach Beginn der Mahlzeit eintritt.

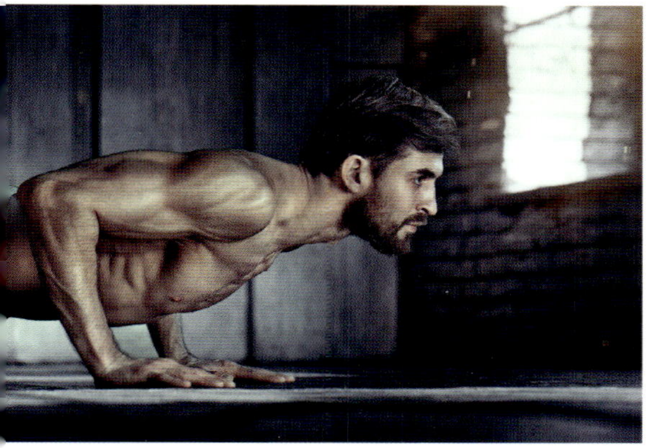

Regel 10: Auf das Gewicht achten und in Bewegung bleiben
Vollwertige Ernährung und körperliche Aktivität gehören zusammen. Pro Tag 30 bis 60 Minuten moderate körperliche Aktivität fördern die Gesundheit, regen den Muskelaufbau an und erhöhen den Kalorienverbrauch. Außerdem senkt regelmäßige körperliche Aktivität das Risiko von Herz-Kreislauf-Erkrankungen, Bluthochdruck, Schlaganfall und Diabetes mellitus Typ 2, Brust- oder Darmkrebs und Depressionen. Sowohl Übergewicht als auch Untergewicht sind für den Körper ungünstig.

Ja, manches klingt etwas streng. Aber die Leitlinien der DGE helfen im Alltag ungemein – vor allem, wenn es um die kleinen Entscheidungen geht, vor denen wir mehrmals täglich stehen: Im Supermarkt, zuhause vor dem Kühlschrank oder im Restaurant. Es sind genau diese kleinen Entscheidungen, die am Ende große Effekte haben. Im negativen wie im positiven Sinne. Deshalb ist es wichtig, Leitlinien oder Leitplanken zu haben, die der Ernährung im Alltag eine Struktur und eine Richtung geben. Behalte die Regeln einfach im Hinterkopf und pick dir die Tipps und Tricks raus, die am besten in dein Leben und zu deinen Zielen passen.

Hardgainer, die Masse aufbauen möchten, haben natürlich einen anderen Bezug zu Kalorien als Menschen, die abnehmen möchten. Wir müssen uns nicht unbedingt das Löffelchen Zucker im Kaffee verbieten, aber massenhaft »leere« (weil Nährstoff-freie) Kalorien aus Chips, Softdrinks oder alkoholischen Getränken helfen uns auf dem Weg zu unserem Körperziel auch nicht weiter.

Apropos Alkohol ...
Laut DGE ist zwar eine bestimmte Alkoholmenge pro Tag akzeptabel – bei Frauen 10 g, bei Männern 20 g (die Menge steckt in 0,5 Litern Bier) – aber Alkohol bremst den Muskelaufbau und die Regeneration der Muskulatur. Das hängt damit zusammen, dass Alkoholkonsum

- die Ausschüttung von Wachstumshormonen hemmt,
- den Testosteronspiegel senkt
- und die Proteinbiosynthese stört.

Allein das sind schon wichtige Argumente gegen regelmäßige Besäufnisse. Hinzu kommt aber, dass Alkohol auch noch vergleichsweise viele Kalorien hat – nämlich 7,1 Kalorien pro g. Weil der Körper nach Gelagen dermaßen mit dem Abbau der aufgenommenen Giftstoffe beschäftigt ist, liegt der Fettabbau in dieser Zeit quasi brach und Fett wird eher eingelagert. Aber das ist ja noch harmlos. Wer es mit Bier, Schnaps und Wein übertreibt, muss langfristig noch mit ganz anderen Gesundheitsproblemen wie Leberschäden, Herzerkrankungen oder Suchtsymptomen rechnen.

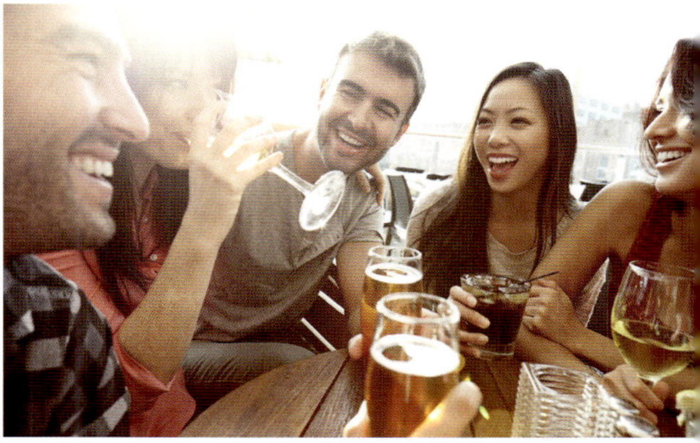

Fazit: Es ist völlig okay, ab und zu mit Kumpels ein bis zwei Bier zu trinken. Aber Alkohol liefert praktisch keine verwertbaren Nährstoffe, sondern hauptsächlich leere Kalorien – und er behindert definitiv den Muskelaufbau sowie die Regeneration, die nach harten Trainingseinheiten einfach wichtig ist. Viele Spitzensportler verzichten aus den genannten Gründen komplett auf Alkohol. Inzwischen gibt es unheimlich viele alkoholfreie Alternativen für Partygänger, die deutlich weniger Kalorien haben, lecker sind und keinen Hangover auslösen, der nur wertvolle Trainings- und Lebenszeit kostet. Alkoholfreies Bier zählt sogar zu den isotonischen Getränken, die Flüssigkeitsverluste besonders schnell ausgleichen. Think about it!

Die Säulen der Hardgainer-Ernährung

Du siehst: Manche Lebensmittel sind für unser Ziel Muskelaufbau deutlich wertvoller als andere. Einige sind sogar regelrechtes Kraftfutter, man könnte auch sagen Muskelmasse-Booster. Dabei handelt es sich meistens um bestimmte Kombinationen von komplexen Kohlenhydraten und Proteinen, die eine besonders hohe biologische Wertigkeit haben.

Besonders die Kohlenhydrate sind wichtig für unsere Leistungsfähigkeit. Sie sind unsere Haupt-Energiequelle. Um im Fitnessstudio und im Alltag dein volles Power-Potenzial abrufen zu können, musst du tagsüber ausreichend Kohlenhydrate zu dir zu nehmen. Alan Aragon empfiehlt eine Gesamtmenge von 3 bis 8 g pro kg Körpergewicht und Tag. Mit dieser Dosis sind die Glykogenspeicher in deiner Muskulatur und in der Leber immer ordentlich gefüllt, was durchschnittlich für eine Kraft-Ausdauer-Leistung von 60 bis 90 Minuten reicht.

Allerdings muss nicht nur die Menge der Kohlenhydrate halbwegs passen, sondern auch die Qualität der Kohlenhydrate – gerade bei der Masse an Carbs, die du in den kommenden Monaten zu dir nehmen wirst (das gleiche gilt natürlich auch für Proteine). Es gibt diesen Spruch »Du bist, was du isst«. Und irgendwie ist da schon einiges dran, denn aus den Lebensmitteln, die du täglich isst, wird deine neue Körpermasse zusammengesetzt sein. Also achte darauf, die richtigen, hochwertigen und komplexen Kohlenhydrate mit Biss zu futtern – und nicht nur labbriges Weißbrot. Die Qualitätsunterschiede hängen einerseits mit dem Aufbau der Kohlenhydrate zusammen und andererseits mit ihrer Wirkung auf unseren Blutzuckerspiegel.

Wenn es um die Bewertung und Auswahl von Lebensmitteln für Kraftsportler geht, fallen häufig auch die Begriffe »glykämischer Index« und »glykämische Last«. Was hat es damit auf sich?

Glykämischer Index

Es ist schon länger bekannt, dass kohlenhydrathaltige Lebensmittel den Blutzuckerspiegel ansteigen lassen – manche mehr, manche weniger (dasselbe gilt übrigens auch für Eiweiß). In den 1980er-Jahren entwickelte der Ernährungswissenschaftler David Jenkins von der University of Toronto in Kanada deshalb den glykämischen Index (GI) als Maß für die Blutzuckerwirksamkeit von Lebensmitteln. Warum die relevant ist? Weil mit jedem Anstieg des Blutzuckerspiegels auch das Hormon Insulin ausgeschüttet wird, das den Blutzuckerspiegel wieder senken soll.

TIPP

Lebensmittel mit einem hohen glykämischen Index (ab 70 %) führen zu einem schnelleren Anstieg des Blutglukosespiegels als Lebensmittel mit einem mittleren (55 bis 70 %) oder niedrigen glykämischen Index (unter 55 %).

Glykämische Last

Auch die Menge der aufgenommenen Kohlenhydrate beeinflusst logischerweise die Blutzucker- und Insulin-Reaktion des Körpers. Soll heißen: 500 g gekochte Spaghetti haben einen anderen Effekt als eine Banane. Um diesen Zusammenhang zu zeigen, wurde der

Begriff glykämische Last (GL) eingeführt. Sie wird folgendermaßen berechnet:

GL = GI-Prozentwert x verwertbare Kohlenhydrate in g/Portion : 100

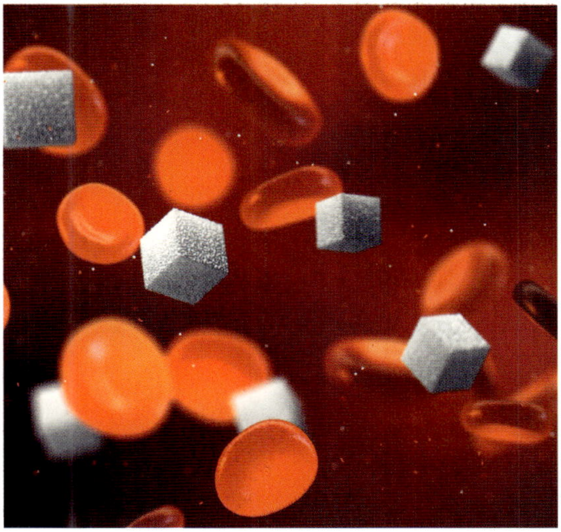

TIPP

Einschätzung der Werte

hohe glykämische Last: ab 20
mittlere glykämische Last: 10 bis 20
niedrige glykämische Last: unter 10

Fazit zum Thema GI und GL

- Wer Muskeln aufbauen möchte, sollte im Alltag hauptsächlich auf komplexe Kohlenhydrate aus Vollkornprodukten mit niedriger glykämischer Last und vielen Ballaststoffen setzen. Sie sättigen länger, enthalten in der Regel mehr verwertbare Nährstoffe und treiben den Blutzuckerspiegel nicht so hoch. Langfristig ist das gesünder, auch mit Blick auf das persönliche Diabetesrisiko.
- Es gibt jedoch eine Ausnahmesituation, in der schnell verfügbare Kohlenhydrate mit höherer glykämischer Last von Vorteil sind: kurz nach dem Workout. In dieser Phase unterstützen sie die Regeneration, weil sie die entleerten Glykogenspeicher der Muskulatur fixer wieder auffüllen.
- Letztendlich ist die persönliche Kalorien- und Makronährstoffbilanz in der Hardgainer-Prio-Liste weiter oben angesiedelt als der Check der glykämischen Last. Das Wissen darüber ist eher für den Hinterkopf bedeutsam, damit du im Alltag schneller und häufiger die richtige Lebensmittelwahl triffst.

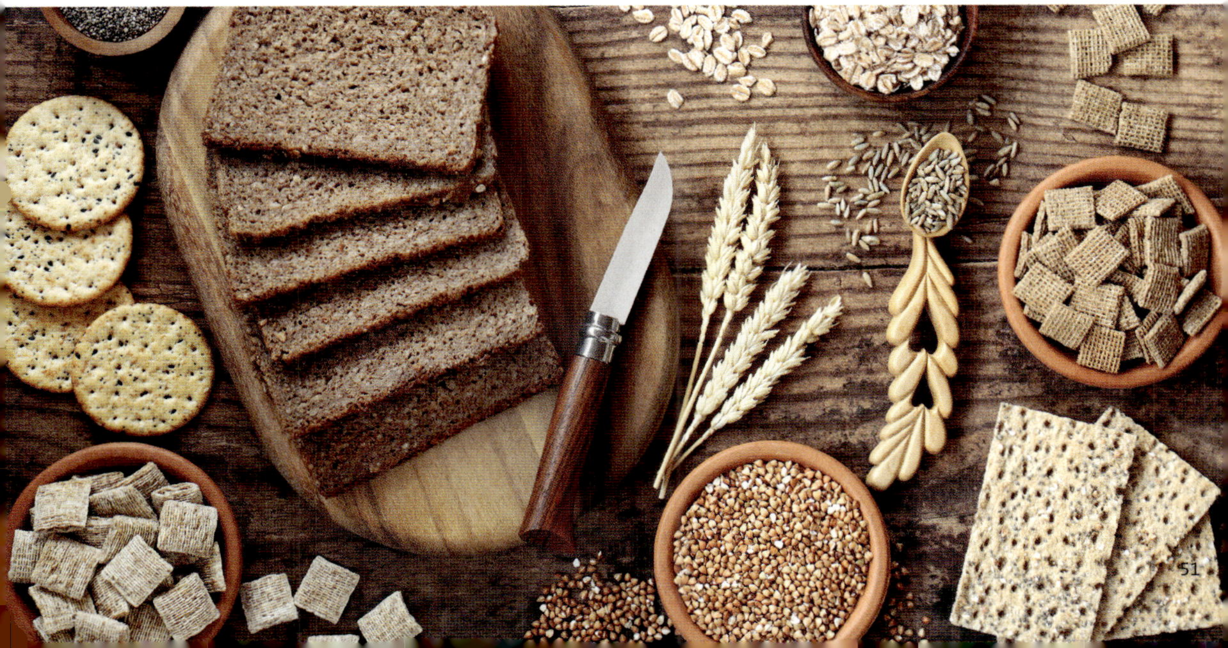

TABELLE MIT LEBENSMITTEL-BEISPIELEN GI/GL (Quelle: DGE-Stellungnahme »Glykämischer Index und glykämische Last«, *Ernährungs Umschau* 2013)

https://www.ernaehrungs-umschau.de/fileadmin/Ernaehrungs-Umschau/pdfs/pdf_2013/01_13/EU01_2013_M026_M038.2.pdf

Lebensmittel	Glykämischer Index	Glykämische Last/Portion
Cornflakes	81 +/– 3	20
Porridge (Haferflocken + Wasser)	55 +/– 2	13
Spaghetti (weiß, gekocht)	49 +/– 3	24
Vollkorn-Spaghetti (gekocht)	42 +/– 4	17
Jasmin-Reis (gekocht)	109 +/– 10	46
Basmati-Reis (gekocht)	57 +/– 4	22
Kartoffelbrei (instant)	87 +/– 3	17
Kartoffeln (gekocht)	82 +/– 7	9–25
Kartoffeln (gebacken)	86 +/– 6	22
Weizenvollkornbrot	74 +/– 2	9
Roggenbrot (80 % intakte Körner)	41	5
Wassermelone	80 +/– 3	5
Banane	47 +/– 5	11
Schokoriegel	68 +/– 12	27
Cashewnüsse	25 +/– 1	3
Nuss-Nougat-Creme	29	3
Haushaltszucker	65 +/– 4	7

Welche Proteine die beste Wahl sind

Du weißt jetzt, welche Art von Kohlenhydraten die besten Muskelaufbau-Booster sind und welche Carbs im Supermarkt-Einkaufswagen landen sollten. Gut so. Aber auch bei den Proteinen gibt es Unterschiede in Sachen Qualität und Verwertbarkeit für den Körper. Eiweiß ist nicht gleich Eiweiß.

Ernährungsexperten haben ein Maß für die Einschätzung der Qualität von Proteinen in Lebensmitteln entwickelt: Die biologische Wertigkeit.

TIPP

Eine hohe Punktzahl bekommen Nahrungsmittel, deren Proteine besonders gut in körpereigene Proteine umgewandelt werden können. Auch der Anteil der essenziellen Aminosäuren spielt eine Rolle für die biologische Wertigkeit eines Nahrungsmittels.

Unser Körper kann manche Proteine besser verwerten als andere. Jedes Nahrungsprotein besteht aus einer langen Kette von einzelnen Aminosäuren.

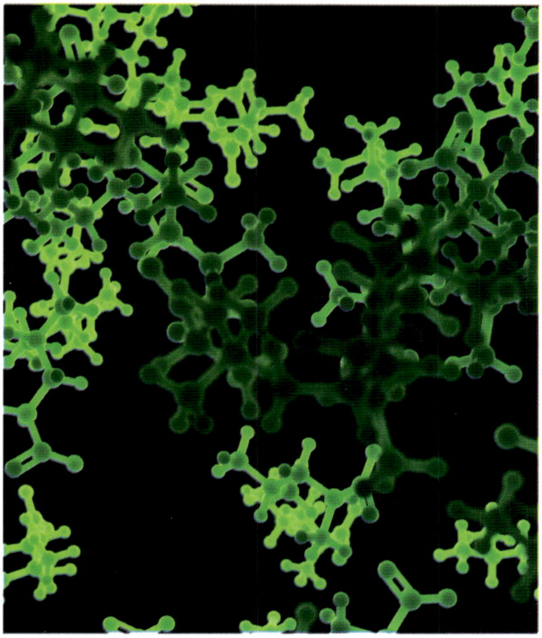

- 20 verschiedene Aminosäuren braucht der menschliche Organismus zum Aufbau von Proteinen (die sogenannten proteinogenen Aminosäuren).
- Acht davon kann der Körper nicht selbst neu aufbauen – diese essenziellen oder unentbehrlichen Aminosäuren müssen über die Nahrung zugeführt werden, sonst drohen nicht nur schlaffe Muskeln, sondern echte Mangelerscheinungen.

Die unentbehrlichen Aminosäuren im Überblick:
Leucin, Isoleucin, Valin, Threonin, Tryptophan, Methionin, Lysin, Phenylalanin.

Je ähnlicher die verputzten Proteine den körpereigenen Proteinen und deren Aminosäuremuster sind, desto besser funktioniert die Umwandlung in Körpermasse. Deshalb gelten tierische Proteinquellen wie Fleisch, Fisch oder Milchprodukte als effizienter für den Muskelaufbau. Pflanzliche Proteinquellen haben eine andere Grundstruktur. Proteine aus Pflanzen enthalten weniger unentbehrliche Aminosäuren als Fleisch – das bedeutet aber nicht, dass sich mit pflanzlichem Eiweiß keine Muskeln aufbauen lassen.

Im Gegenteil, das klappt sogar sehr gut, vor allem wenn man die Eiweißquellen mischt und schön bunt isst. Pflanzliche Proteinquellen sollten nach Möglichkeit Bestandteil jeder Hardgainer-Mahlzeit sein. Am besten einfach überall eine Handvoll Nüsse, Kürbiskerne, Linsen oder Bohnen untermischen. Gern auch alles zusammen, wie bei einer Bowl. Durch die Kombination mehrerer pflanzlicher Proteinquellen oder auch den Mix von tierischen mit pflanzlichen Proteinen schießt die biologische Wertigkeit nämlich erst so richtig in die Höhe. Der Grund: Die Aminosäuren der einzelnen Lebensmittel ergänzen einander und schließen damit gegenseitig bestehende Aminosäurelücken. Es ist wie so oft im Leben: Vielfalt gewinnt! Um die biologische Wertigkeit der Lebensmittel vergleichbar zu machen, wählten Ernährungswissenschaftler ein Referenzprotein aus: Das Vollei vom Huhn. Ihm wurde eine biologische Wertigkeit von 100 zugeordnet. Aber nicht, weil das Ei eine Art magisches Lebensmittel ist, dessen Proteine zu 100 Prozent in Körpermasse umgewandelt werden.

Der Referenzwert von 100 ist keine prozentuale Angabe, und das Ei ist einfach nur das ausgewählte Nahrungsmittel, mit dem alle anderen Nahrungsmittel in Relation gesetzt werden.

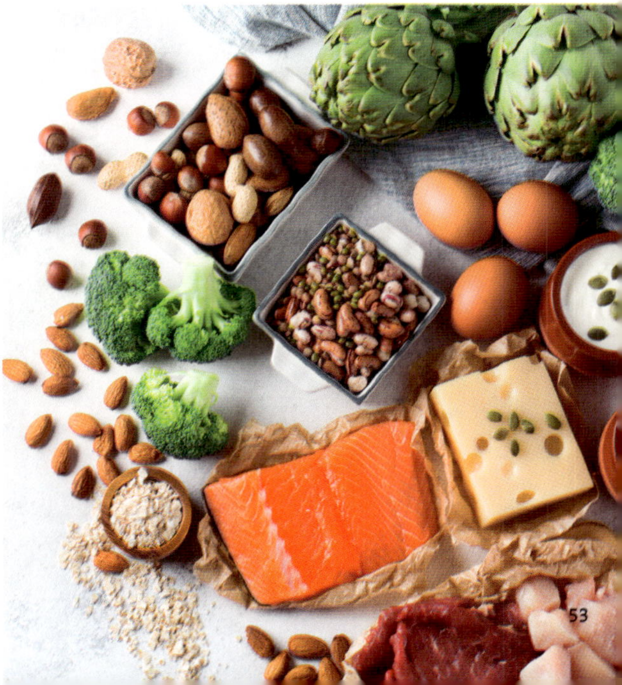

Lebensmittel und ihre biologische Wertigkeit (Quelle: Deutsches Ernährungsberatungs- und -Informationsnetz)

Lebensmittel	Biologische Wertigkeit
Vollei	100
Kartoffel	96
Rindfleisch	87
Kuhmilch	85
Sojamilch	84
Reis	82
Bohnen	73
Mais	72
Weizen	59

Klar, Eier sind eine hochwertige tierische Eiweißquelle – noch wertvoller werden die Ei-Proteine aber in Kombination mit anderen, pflanzlichen Eiweißen. Das gilt auch für andere Lebensmittel, die kombiniert zu regelrechten Muskel-Boostern werden.

Beispiele für ideale Muskelmasse-Mahlzeiten mit hoher biologischer Wertigkeit:

- Bratkartoffeln mit Rührei,
- Vollkornbrot mit Käse oder Quark
- Ofenkartoffeln mit Quark
- Bohnen mit Reis (und Hackfleisch)
- Haferflocken mit Milch oder Mandelmilch
- Joghurt mit Mandelkernen

Lebensmittel-Kombi	Biologische Wertigkeit
Vollei und Kartoffeln (Mix 40:60)	136
Milch und Weizenmehl (75:25)	125
Vollei und Soja (60:40)	124
Vollei und Milch (76:24)	119
Milch und Kartoffeln (51:49)	114

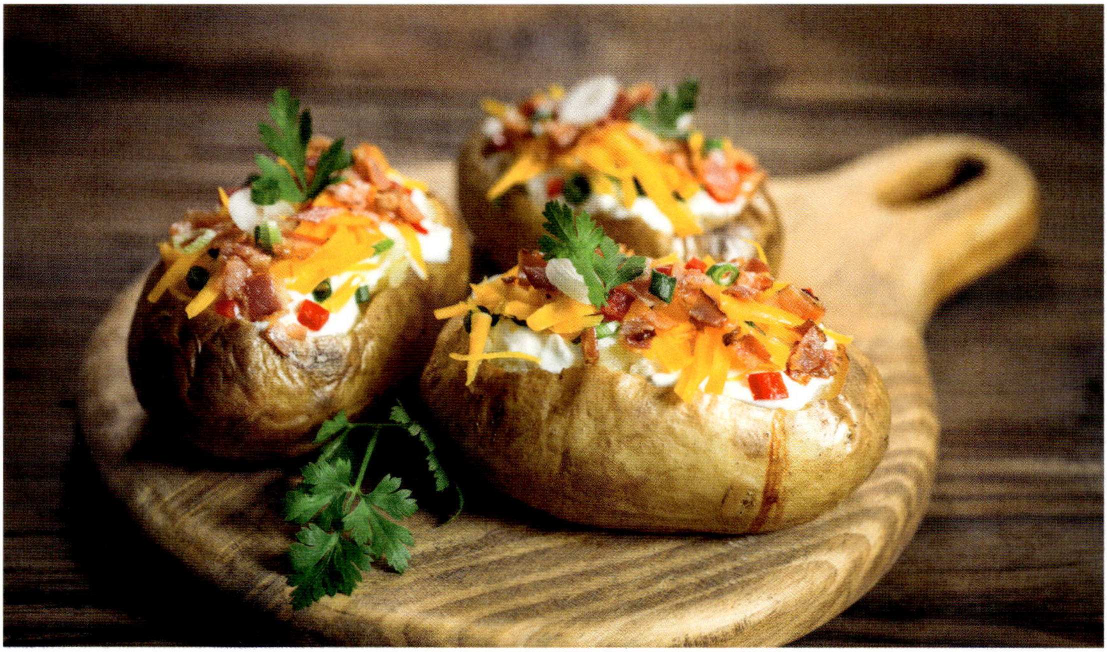

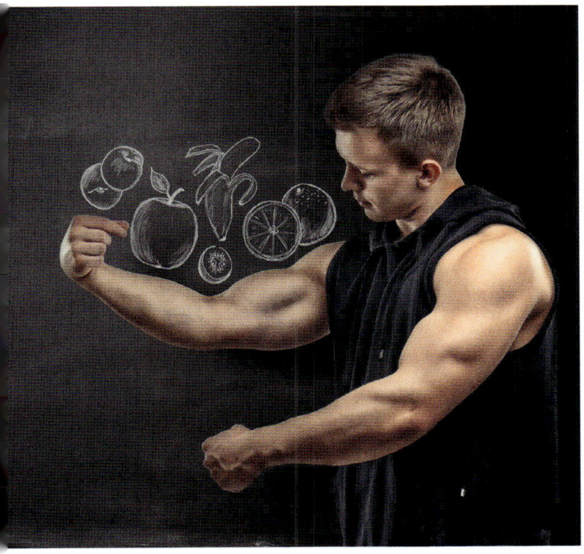

Bauen Vegetarier langsamer Muskelmasse auf als Fleischesser?

Sagen wir mal so: Einfacher ist der Muskelaufbau für Vegetarier definitiv nicht. Tierisches Eiweiß erzeugt eine größere anabole Reaktion im Körper. Wer auf Fleisch verzichtet, verliert mit Fisch und Fleisch wichtige Proteinquellen und ein Stück Vielfalt auf dem Teller. Noch kleiner wird die Zahl der Proteinquellen für Veganer, bei denen auch Milchprodukte wegfallen. Laut DGE kann es zum Teil aber sogar Vorteile haben, auf pflanzliche Proteinquellen zu setzen. Die Erklärung: Kürbiskerne, Bohnen & Co. liefern mehr Ballaststoffe und Vitamine als Fleisch, gleichzeitig haben pflanzliche Nahrungsmittel einen höheren Kohlenhydratanteil und sie enthalten in der Regel weniger Fett. Alles wichtige Pluspunkte für die allgemeine Gesundheit.

Für Vegetarier und Veganer ist es besonders wichtig, im Ernährungsalltag auf die Ergänzungswirkung einzelner pflanzlicher Lebensmittel zu achten. »Bei Zufuhr inkompletter Proteinquellen sollte durch eine sinnvolle Kombination verschiedener Nährstoffe ein komplettes Aminosäurespektrum angestrebt werden«, heißt es im »Positionspapier Proteinzufuhr im Sport« der DGE-Arbeitsgruppe Sporternährung. Pflanzliche Eiweißquellen gibt es zur Genüge, daran scheitert der Muskelaufbau nicht. Alan Aragon rät Vegetariern jedoch dazu, 15 bis 30 Prozent mehr Protein zu konsumieren als Fleischesser, um die schlechtere Effizienz der pflanzlichen Proteine auszugleichen und möglichst viele unterschiedliche Eiweißquellen zu nutzen – für das ausgeglichene Aminosäurespektrum.

Top 10 der besten pflanzlichen Eiweißquellen

(Quelle: Magazin *Eat Smarter*; März/2019)

Lebensmittel	Eiweißgehalt pro 100 g
Platz 1: Kürbiskerne	35 g
Platz 2: Seitan	28 g
Platz 3: Sonnenblumenkerne	27 g
Platz 4: Erdnussmus	26 g
Platz 5: Pfifferlinge	25 g
Platz 6: Mohn	24 g
Platz 7: Mandeln	24 g
Platz 8: Kidneybohnen	24 g
Platz 9: Linsen	23 g
Platz 10: Kichererbsen	19 g

Sind Nahrungsergänzungsmittel sinnvoll?

Proteinpulver, Weight-Gainer-Shakes, BCAA-Drinks – die Snack-Automaten in Fitnessstudios sind immer prall gefüllt mit diversen bunten Dosen und Fläschchen. Meistens sind die Produkte auch nicht gerade günstig. Eine Frage, die sich viele stellen, wenn sie vor dem leuchtenden Automaten stehen: Lohnt sich die Investition überhaupt?

Grundsätzlich lässt sich der Proteinbedarf für Muskelaufbau durch eine gezielte Ernährung mit passenden Lebensmitteln decken. Und zwar sowohl mit Fleischeslust als auch vegetarisch, da sind sich die meisten Experten einig. Supplements sind also nicht zwingend nötig, um Muskeln aufzubauen. Manche sagen sogar: Sie sind verzichtbar. Für Hardgainer können bestimmte NahrungsERGÄNZUNGEN trotzdem sinnvoll sein, weil

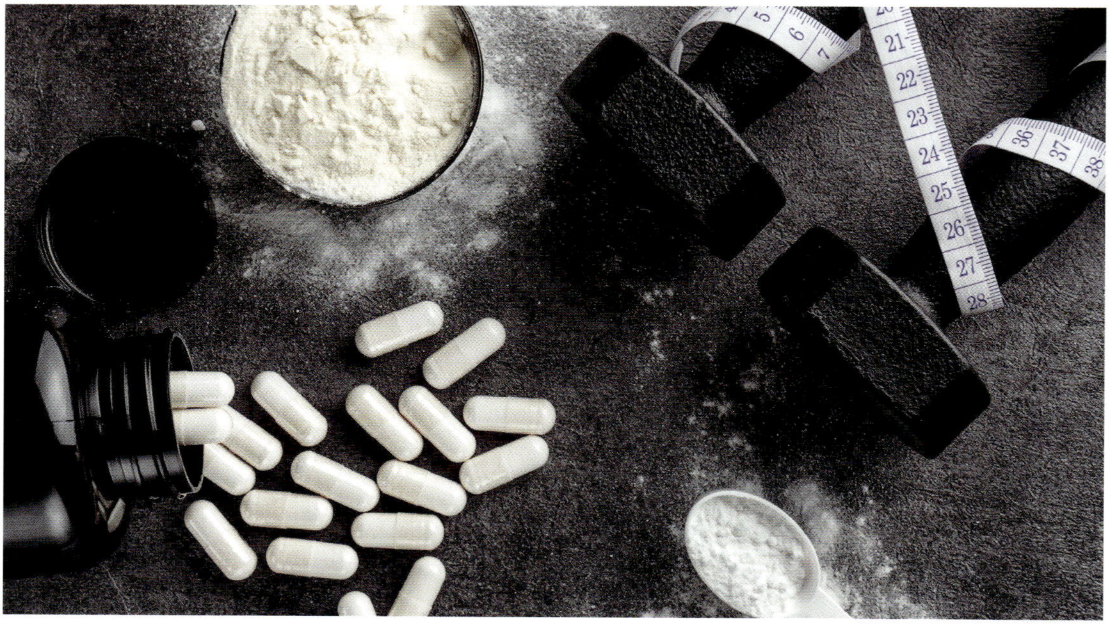

sie die Ernährung im Alltag ungemein erleichtern. Die Betonung liegt allerdings auf Ergänzungen, da unsere Hauptmahlzeiten aus unverarbeiteten oder kaum verarbeiteten Lebensmitteln bestehen sollten, die gekaut werden müssen und wertvolle Ballaststoffe liefern.

TIPP

Proteinpulver oder -riegel sind hochverarbeitete Industrieprodukte, daher empfehlen Experten, dass maximal ein bis zwei Protein-Supplements pro Tag gegessen oder getrunken werden (unbedingt auch die Dosierempfehlung auf der Packung einhalten).

Fakt ist: Sogenannte energiedichte Snacks und Pulver helfen bei der Umsetzung der Makronährstoffziele, weil sie auf einen Schlag große Mengen Proteine, Kohlenhydrate, Fett und Kalorien liefern – je nach Produkt. Die schiere Menge an Nährstoffen, die Hardgainer zu sich nehmen müssen, ist allein durch Schnibbeln, Kochen oder Backen oft nur schwer zu erreichen – und außerdem deutlich schwerer zu verdauen. Flüssignahrung muss nicht gekocht werden, geht besser runter und ist bereits zerkleinert. Das spart dir Zeit und deinem Magen-Darm-Trakt Arbeit.

Manchmal ist es einfach total praktisch, sich schnell einen Shake zu mixen oder einen leckeren Riegel zu verdrücken, beispielsweise auf Reisen oder wenn es im Privatleben mal hektischer zugeht. Das kommt vor. Schließlich dreht sich die restliche Welt nicht nur um unsere Masse-Ziele. Kollegen, Partner, Freunde und die Familie fordern auch ihre Zeit, außerdem hat kaum jemand ständig XL-Mittagspausen und Dauerhunger auf Hähnchenfleisch, oder?

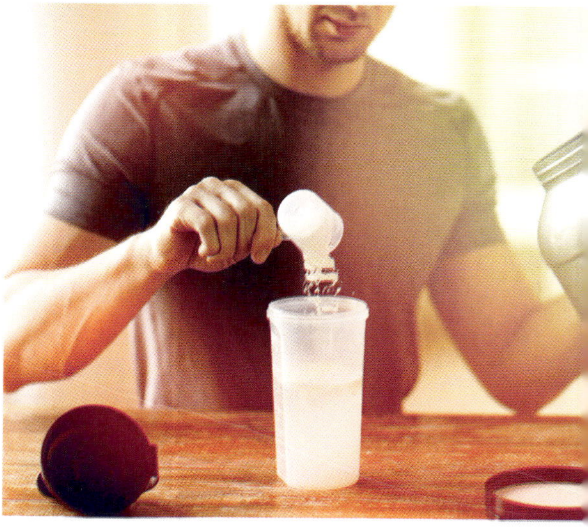

Welche Nahrungsergänzungsmittel sind okay?

Proteinpulver & Proteinriegel

Supplements helfen, den täglichen Proteinbedarf zu decken. Weil sie so weit verbreitet sind, gehören Proteinpulver zu den am meisten untersuchten Nahrungsergänzungsmitteln. Ihr positiver Einfluss auf das Muskelwachstum ist wissenschaftlich belegt, der Nutzen ist dennoch zum Teil umstritten.

Proteinpulver sind wahrscheinlich so beliebt, weil sie den Alltag erleichtern. Sie lassen sich morgens easy für die Zubereitung von Porridge, Smoothie-Bowls, Waffeln oder Pancakes nutzen. Das Pulver kann aber natürlich auch mit Milch, Milch-Alternativen oder Wasser zu einem Shake gemixt werden. Es gibt eine unglaublich große Auswahl an Geschmacksvarianten in Online-Shops und Drogerien: Vanille, Schokolade, Kokos, Mango, Cookies & Cream. Alles möglich.

- Whey-Proteinpulver, die aus Molkenprotein hergestellt werden, gelten in Sachen Muskelaufbau als effektiver (aufgrund der tierischen Proteine und der hohen biologischen Wertigkeit von knapp über 100).
- Vegane Pulver mit pflanzlichen Proteinen aus Reis, Erbsen, Soja oder Kürbiskernen sind aber ebenso zu empfehlen. Die biologische Wertigkeit der pflanzlichen Produkte ist meist vergleichbar mit der von Whey-Proteinen. Wichtig ist auch in diesem Zusammenhang der Anteil der unentbehrlichen, proteinogenen Aminosäuren.

Den Kauf von Aminosäure-Drinks mit BCAAs (Abkürzung für Branched-Chain Amino Acids = verzweigtkettige Aminosäuren), reinen BCAAs oder isoliertem Leucin kannst du dir dagegen sparen. Die meisten Proteinpulver enthalten nämlich ohnehin eine große Bandbreite an Aminosäuren – zu einem deutlich günstigeren Preis. Auch von Weight-Gainer-Pulvern wird abgeraten, weil sie voller Zucker sind und sich viel günstiger und gesünder selbst herstellen lassen (Rezepte für zuhause findest du ab Seite 166).

Proteinpulver im Stiftung-Warentest-Check

Preis und Qualität sollten natürlich auch bei Proteinpulvern passen. Bei der riesigen Auswahl an Eiweißpulvern kann man aber schon mal den Überblick verlieren. Orientierung gibt eine Labor-Untersuchung der Stiftung Warentest, die für das April-Heft 2020 an 21 Eiweißpulvern durchgeführt wurde. Das Ergebnis der Test-Experten: »Die Qualität vieler Pulver ist nicht schlecht, aber kaum jemand braucht sie, nicht mal Leistungssportler.« Sinnvoll seien die Pulver höchstens für Spitzensportler, die auf ein niedriges Wettkampfgewicht achten müssen oder für Sportler auf Reisen, die kaum Gelegenheit hätten, sich vollwertig zu ernähren.

Immerhin: Doping-Substanzen fanden sich in keinem der untersuchten Produkte, 11 von 21 Pulvern waren qualitativ in Ordnung. Sie bekamen jeweils die Note »sehr gut« für die Eiweißqualität. Der Preis spielt für die Qualität des Produkts offenbar keine Rolle, denn unter den Top-Produkten sind Eiweißpulver mit Preisen zwischen 6,45 und 25 Euro.

5 Eiweißpulver, die laut Stiftung Warentest (04/2020) in Ordnung sind:

- Champ Muscle Protein 90, Vanille-Geschmack
- dm Sportness Eiweiß 90, neutraler Geschmack
- ESN Premium Grade Designer Whey Protein, Vanille-Geschmack
- Layenberger Your Whey Shake, Vanille-Geschmack
- Mammut Whey Protein #NextLevel, Vanille-Geschmack

Kreatin

Ein Gremium der Europäischen Behörde für Lebensmittelsicherheit (EFSA) hat sich im Jahr 2004 intensiver mit der Wirkung von Kreatin auf den Körper beschäftigt und ein Gesundheitsrisiko als unwahrscheinlich eingestuft. Dabei ging es um die Einnahme von bis zu 3 g pro Tag. Sinnvoll ist die Supplementierung aber in erster Linie für Kraftsportler, die schon mehrere Jahre Trainingserfahrung gesam-

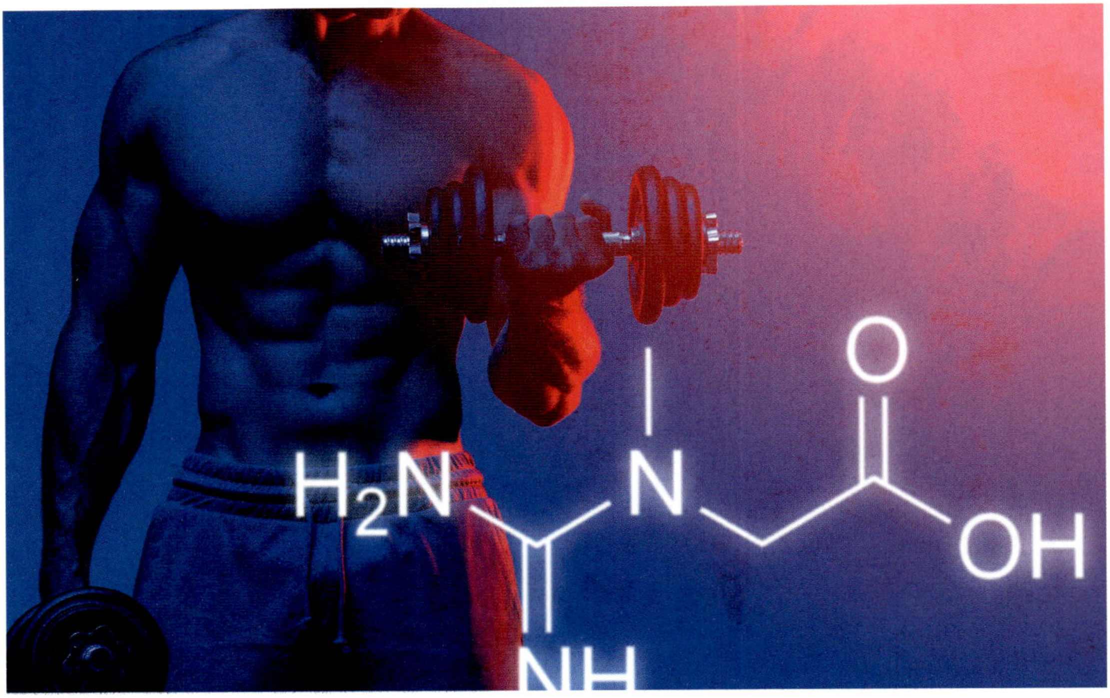

melt haben und deren Leistung stagniert. Anfänger können so oder so mit schnellen Trainingserfolgen rechnen, wenn sie die Workout-Grundregeln einhalten (dazu mehr im folgenden Kapitel).

Bei Kreatin handelt es sich um einen Stoff, der in der Muskulatur gespeichert wird und der Muskelzelle als Kreatinphosphat bei der Energiegewinnung aus ATP hilft. Wichtig ist diese Form der Energiebereitstellung vor allem für Aktionen mit einer Belastungszeit bis 45 Sekunden – das ist genau die Zeitspanne, die beim Krafttraining relevant ist. Bingo!

Was bringt die Kreatin-Supplementierung?

- Steigerung der Leistungsfähigkeit bei Kraftanstrengungen
- Höheres Körpergewicht durch Wassereinlagerungen in Muskelzellen
- Verbesserte Glykogen-Resynthese und höheres Muskelvolumen

Unser Körper kann aus den Aminosäuren Glycin, Arginin und Methionin selbst Kreatin herstellen (1 bis 2 g pro Tag) oder aber über Lebensmittel aufnehmen. Rindfleisch, Schweinefleisch und Fisch enthalten zum Beispiel Kreatin, allerdings nur in sehr geringen Mengen, sodass jeden Tag mehrere Kilos Fleisch gefuttert werden müssten, um ausreichend Kreatin für den erwünschten Muskel-Booster-Effekt aufzunehmen. Das ist nicht gesund und daher nicht zu empfehlen. Die Kreatin-Supplementierung selbst ist aber auch eher ein Kann (für Fortgeschrittene) und absolut kein Muss.

So wird Kreatin dosiert:

- täglich 3 g bis maximal 5 g Kreatinmonohydrat einnehmen.
- Am besten hochreines Kreatinmonohydrat-Pulver oder -Kapseln verwenden.
- Lange wurde eine mehrtägige Kreatin-Ladephase empfohlen, doch die ist unnötig.
- Jeden Tag 2 bis 2,5 Liter Wasser trinken, weil durch das zugeführte Kreatin verstärkt Wasser in den Muskelzellen eingelagert wird.

Es ist wichtig zu wissen, dass der Körper während der Kreatin-Einnahme-Phase die Eigenproduktion von Kreatin einstellt – sie läuft aber wieder an, wenn das Kreatin abgesetzt wird. Außerdem kann durch die Supplementierung der Kreatininwert im Blut ansteigen, was vom Hausarzt als Hinweis auf ein Nierenproblem gedeutet werden könnte. Ein Gesundheitsrisiko besteht aber nicht (zumindest nicht durch das eingenommene Kreatin). Vor einer Blutuntersuchung sollte das Thema besser mit dem behandelnden Arzt besprochen werden, um Fehldiagnosen zu vermeiden.

Essen nicht vergessen: 3 Tricks

Was, so spät ist es schon wieder? Im Alltag rast die Zeit, da bleibt oft nicht viel Muße, um in Ruhe zu schnabulieren – meistens muss es schnell gehen mit der Mahlzeit. Ein weiteres Problem: Wir Hardgainer neigen bekanntlich leider dazu, das Essen zu vergessen, weil unser Hungergefühl oft einfach nicht so ausgeprägt ist. Es gibt aber Tipps, die dabei helfen, unser Pensum von 3 bis 5 Mahlzeiten pro Tag einzuhalten. Trotz Stress und Termindruck.

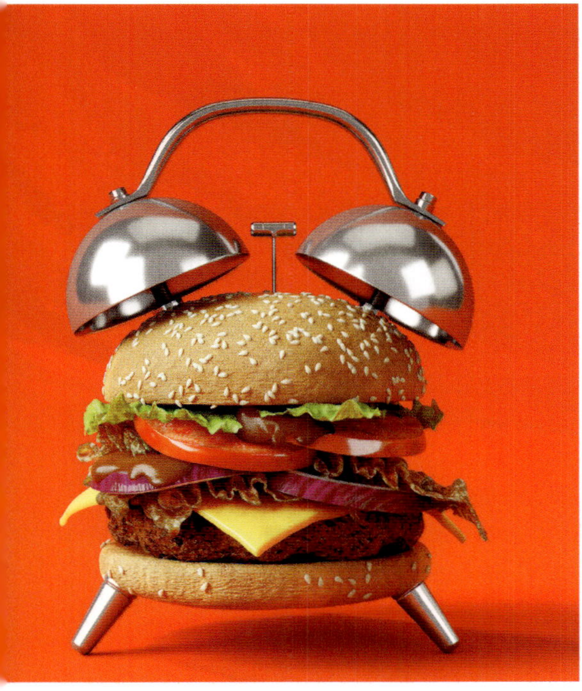

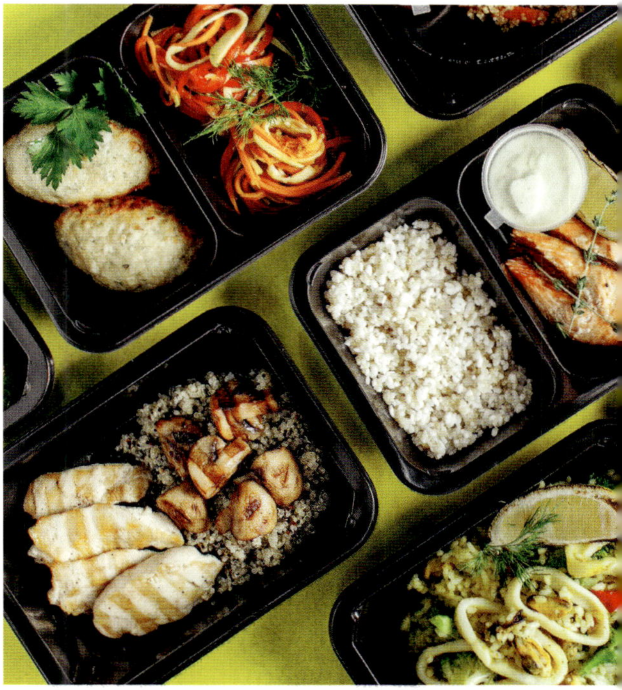

Trick 1: Essens-Timer stellen

An das Trinken lassen sich tagsüber viele Menschen per Smartphone-App oder Timer erinnern – für Hardgainer ist stattdessen ein Essens-Timer sinnvoll. Klingt komisch, bringt aber richtig viel. Den Timer am besten so einstellen, dass er mindestens alle 3 Stunden klingelt. Bimmel, bimmel: Zeit für eine Mahlzeit oder einen Snack! Als schnelle Happen bieten sich Käse-Sticks an, Nüsse oder ein paar Bissen vom Proteinriegel. Wer mag, kann die Futterfrequenz auch auf 4 bis 6 Mahlzeiten pro Tag hochfahren, dann müsste der Timer alle 1,5 bis 2 Stunden klingeln.

Einerseits erreichen wir durch die vielen (kleinen) Mahlzeiten leichter unser Kalorien-Ziel, andererseits steigern wir dadurch die Insulin-Produktion. Insulin ist ein anaboles Hormon, das den Transport von Nährstoffen in die Muskelzellen pusht. Jede Mini-Mahlzeit führt zu einem Insulinausstoß. Wenn die Zeit zwischen den Insulinspritzen zu groß ist, wechselt der Körper in den katabolen Stoffwechsel. Das gilt es vermeiden oder besser: zu verzögern.

Trick 2: Meal Prep ausprobieren

Schon mal davon gehört? Der Begriff stammt aus dem Englischen und bedeutet so viel wie: Essen vorbereiten oder vorkochen. Viele Fitness-Fans schwören darauf, weil sie – bei cleverer Meal-Prep-Planung – nur an ein bis zwei Tagen pro Woche groß kochen müssen, um für den Rest der Woche griffbereite Mahlzeiten im Kühlschrank zu haben. Im Idealfall sind die vorgekochten Mahlzeiten auf den persönlichen Makronährstoff-Bedarf abgestimmt. Dann ist der Kopf wirklich frei für das Training, weil man sich kaum noch Gedanken übers Einkaufen, Kochen oder über die nächste Mahlzeit machen muss.

TIPP

Die einzelnen Portionen werden meist im Kühlschrank frisch gehalten und müssen nur aufgewärmt werden, wenn der kleine Hunger kommt. Schon praktisch! Typische Meal-Prep-Gerichte sind Hühnchen mit Reis oder Nudeln, Bohnen mit Reis oder auch Aufläufe mit Kartoffeln oder Nudeln. Eben ein anständiger Mix aus Proteinen und Kohlenhydraten.

Meal-Prep-Vorteile im Überblick:

- Wer immer ein fertiges Essen daheim hat, lässt seltener eine Mahlzeit ausfallen.
- Vorkochen spart Zeit und Geld, weil die Zutaten für die Gerichte gezielt ein- bis zweimal pro Woche eingekauft und zubereitet werden.
- Spontane Supermarkt-Einkäufe mit leerem Magen oder Not-Bestellungen beim Lieferservice kommen seltener vor.
- Tägliche Koch-Sessions sind nicht mehr nötig.
- Der Meal-Prep-Wochenplan hilft dabei, den persönlichen Makronährstoff-Bedarf zu decken. Auch und gerade, wenn man viel unterwegs is(s)t.

Um mit Meal Prep loszulegen, brauchst du nicht viel. Neben der normalen Küchenausstattung zum Kochen und Backen ist …

a) … ein guter Wochenplan mit Gerichten der Woche wichtig. Den kannst du dir natürlich selbst nach deinen Vorlieben und Bedürfnissen zusammenstellen, es gibt aber auch Meal-Prep-Pläne zum Download im Internet oder Bücher mit Meal-Prep-Rezepten.

b) … außerdem ein Set mit 8 bis 10 Vorratsdosen aus Glas oder Edelstahl (am besten auslaufsicher und luftdicht verschließbar) zu empfehlen. Damit packst du die einzelnen Portionen ab. Die fertigen Gerichte im Kühlschrank oder im Eisfach verstauen und bei Bedarf aufwärmen. Guten Appetit!

Trick 3: Trinkmahlzeiten aus der Apotheke besorgen

Dieser Tipp ist eine große Hilfe für alle, die einen extrem unregelmäßigen Alltag haben und deshalb einfach kaum zum Kochen oder zum Essen kommen. In Apotheken und in Online-Apotheken gibt es verschiedene Varianten von hochkalorischer Trinknahrung, die für eine vollwertige Ernährung von schwerkranken oder alten Menschen konzipiert wurde, deshalb leicht verdaulich ist und alle lebenswichtigen Nährstoffe enthält. In einer kleinen 200-ml-Flasche steckt quasi eine komplette Mahlzeit – wahlweise mit süßem oder mit herzhaftem Geschmack.

Experten bezeichnen die Drinks als »bilanzierte Diäten«. In physischen und psychischen Stresssituationen mit einem erhöhten Energiebedarf (nichts anderes ist unser Körperkurswechsel) oder bei Appetitlosigkeit ist es absolut okay, ab und zu auf Trinkmahlzeiten zurückzugreifen. Natürlich nur als Ergänzung zur normalen Ernährung.

TIPP

Eine bekannte Produktlinie ist unter dem Namen Fresubin erhältlich. Ein 4er-Pack Flaschen mit je 400 Kalorien und 20 g Eiweiß kostet zwischen 10 und 15 Euro. Billig ist Trinknahrung also nicht. Aber die kleinen Kalorienbomben sollen ja auch keine Dauerlösung sein, sondern höchstens Lückenfüller.

Einkaufsliste: Was Hardgainer immer zuhause haben sollten

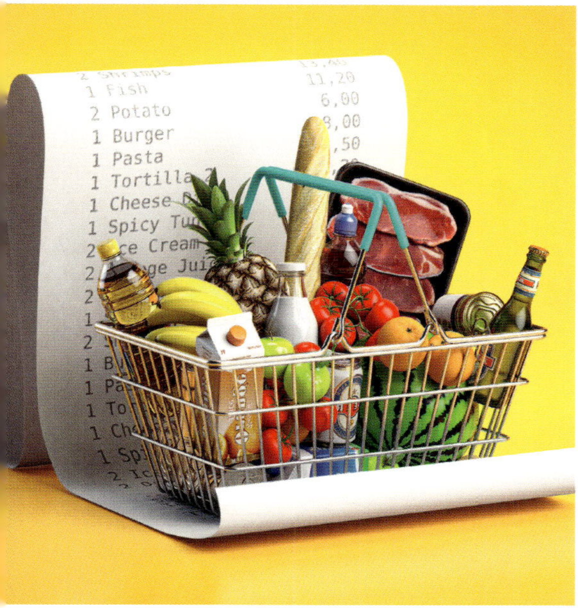

Wer zuhause Süßigkeiten hortet, wird diese Süßigkeiten auch eines Tages essen. True, oder? Das gleiche Prinzip gilt aber auch für gesunde Lebensmittel – also nutze es doch einfach, indem du deine Vorratsschränke und den Kühlschrank mit Muskelmacher-Lebensmitteln vollpackst. Gelegenheit macht Kilos! Einige Nahrungsmittel sollte ein Hardgainer immer daheim haben. Es handelt sich um proteinreiche Snacks und Zutaten, aus denen sich fix etwas Leckeres und Gesundes zusammenmischen lässt. Und ja: ein paar Süßigkeiten sind auch dabei.

FÜRS FRÜHSTÜCK

Haferflocken

Die kleinen weißen Blättchen liefern komplexe Kohlenhydrate, Ballaststoffe, wichtige Vitamine und Magnesium, das für die Muskelfunktion wertvoll ist. Ideal als Porridge-Basis oder als Beigabe zum Eiweiß-Shake. Schmelzflocken bieten sich dafür fast noch besser an, weil sie sich so gut auflösen – aber sie sind deutlich teurer.

Milch oder Milchalternativen

Zuverlässiger Eiweißlieferant, lecker und hilfreich, um Shakes zu mixen. Der Fettgehalt der Milch darf für Hardgainer ruhig hoch sein. Unter den Milchalternativen hat Sojamilch den höchsten Proteingehalt.

Vollkorn-Toast oder normales Vollkornbrot

Im direkten Vergleich mit Weißmehlprodukten schneiden Vollkornprodukte deutlich besser ab, weil darin auch die Randschichten des Korns stecken – und damit wertvolle sekundäre Pflanzenstoffe, Ballaststoffe, Vitamine und Mineralstoffe. Perfektes Futter für unsere Darmbakterien! Wenn es dem Darm gut geht, geht es uns auch gut.

Erdnussbutter oder Erdnussmus

Wer Kalorien und Eiweiß braucht, wird Erdnussbutter lieben (als Brotaufstrich oder Shake-Zutat). Der braune Brei enthält auch gesunde ungesättigte Fettsäuren, für Hardgainer ist aber der hohe Protein- und Kaloriengehalt entscheidender. Noch gesünder ist Erdnussmus, das aus puren Erdnüssen ohne Zusatzstoffe besteht. Tipp: Auf Bio-Qualität achten.

Tiefkühlbeeren

Die kleinen Power-Beeren sind voller Vitamine und Antioxidantien, die uns gesund halten. In der Tiefkühlvariante stecken genauso viele wertvolle Stoffe wie in frischen Beeren, aber sie halten sich deutlich länger, sind ganzjährig verfügbar und oft günstiger.

Eier

Um es mit Ex-Fußball-Nationaltorwart Oliver Kahn zu sagen: »Eier! Wir brauchen Eier!« Ob Rührei, Spiegelei, hartgekocht oder Omelette mit Käse – aus Hühnereiern wird in wenigen Minuten ein leckerer Eiweiß-Snack, der auch unterwegs schmeckt.

Quark

Eine Eiweißbombe, die sich auch gut mit Wasser verrühren und wie Joghurt essen lässt. Beeren und Mandelsplitter darüber streuen, fertig ist das perfekte Frühstück!

Scheibenkäse

Schnell eine Scheibe Vollkornbrot mit Käse vertilgen, das bringt Kohlenhydrate und Eiweiß für den perfekten Start in den Tag. Tilsiter und Bergkäse sind als Scheibenkäse besonders zu empfehlen, weil sie es auf fast 30 g Eiweiß pro 100 g bringen. Stark!

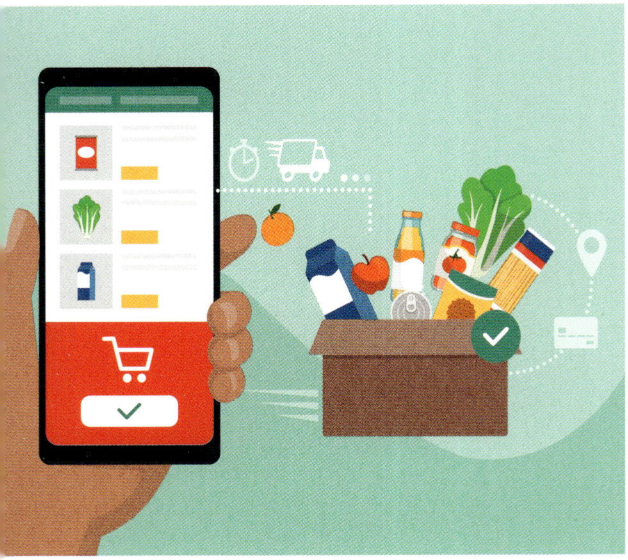

FÜRS MITTAGESSEN

Vollkornnudeln und Vollkornreis

Das Nährstoffduell mit normaler Pasta entscheidet die Vollkornpasta für sich. Genauso ist es beim Reis. Weißer Reis ist poliert – das heißt, seine nährstoffreiche Silberhaut wurde entfernt. Beim braunen Reis ist diese noch vorhanden, inklusive guter Ballaststoffe und einem Plus an Calcium und Magnesium. Auch gut: Vollkornprodukte halten den Blutzuckerspiegel länger konstant.

Hühnchen-Fleisch

Der Klassiker, um schnell auf große Eiweißmengen zu kommen. Hühnchen lässt sich braten, kochen oder auch (über)backen. Vegetarier ersetzen Hühnchen durch Tofu.

Quinoa

Wer eine Quelle für hochwertiges Eiweiß aus Pflanzen sucht, wird hier fündig. Das Pseudogetreide liefert außerdem komplexe Kohlenhydrate und viel Magnesium (mit 100 g ist der halbe Tagesbedarf eines Erwachsenen gedeckt). Toll als Salatbasis.

Linsen

Ein Sattmacher vor dem Herrn! Auch Linsen eignen sich gut für einen schnellen Salat, zum Beispiel kombiniert mit Feta oder Nudeln. 100 g Linsen enthalten knapp 23 g Eiweiß und 300 Kalorien. Verzehrfertig in der Dose oder getrocknet erhältlich.

Kartoffeln

Eine ideale Ergänzung zu eiweißreichen Milchprodukten wie Quark oder auch zu Eiern, weil durch die Kombination der pflanzlichen Kohlenhydrate aus der Kartoffel mit den tierischen Proteinen die biologische Wertigkeit deutlich steigt.

Parmesan

Der Hartkäse hat unter den Käsesorten den höchsten Proteingehalt – bis zu 36 Prozent Eiweiß sind drin. Also: Gern dick über die Nudeln oder den Reis hobeln. 100 g Parmesan enthalten außerdem fast 400 Kalorien.

Streukäse

Was wäre ein Auflauf ohne eine goldene Schicht Käse? Emmentaler schmeckt nussig-mild, und 100 g davon liefern 29 g Eiweiß. Ein Muskelmacher! Auch Toastbrote lassen sich gut damit überbacken.

Thunfisch aus der Dose

In der Dose hält sich Thunfisch jahrelang, außerdem schmeckt er kalt und warm. Guter Lieferant von ungesättigten Fettsäuren und Eiweiß. Die Variante im eigenen Saft ohne Öl wählen und auf Öko-Siegel achten.

Passierte Tomaten

Daraus lässt sich extrem schnell eine Basic-Tomatensoße zaubern. Packung oder Dose auf, 1 bis 2 Esslöffel Olivenöl in der Pfanne oder im Topf unterrühren, fertig.

Pürierte Dosentomaten sind überraschenderweise gesünder als frische Tomaten, weil sie vor der Verarbeitung länger reifen und mehr Lycopin enthalten (der Stoff macht freie Radikale unschädlich).

Olivenöl oder Rapsöl
Laut DGE ist Rapsöl der Top-Allrounder für die Küche. Natives Olivenöl ist aber ebenso zu empfehlen. Super als Kalorienlieferant! Ein Esslöffel enthält knapp 130 Kalorien (beide Öle lassen sich gut unter Smoothies oder Shakes rühren). Tipp: Wer gezielt Omega-3-Fettsäuren supplementieren möchte, nimmt dafür am besten täglich 1 Esslöffel Leinöl zu sich.

FÜRS ABENDESSEN

Schwarzbrot
Die dunkle Vollkornbrot-Variante schmeckt süßlich und passt deshalb perfekt zu Quark-Dips oder Scheibenkäse. Mit jedem Bissen verleiben wir uns wertvolle Vitamine und Spurenelemente ein.

Brokkoli
Eine der gesündesten Gemüsesorten überhaupt und nicht nur gedünstet ein Genuss. Gern mit einem Schuss Olivenöl und einer Handvoll Mandelsplitter garnieren oder im Auflauf mit Käse überbacken. Hmmmm ...

Gurke und Paprika
Perfektes Dip-Gemüse, das als Rohkost mit Quark oder Hummus und 1 Esslöffel Öl als Snack für den Fernsehabend taugt.

Hummus
Die pürierten Kichererbsen sind ein köstlicher, gesunder Brotaufstrich oder Dip, weil voller Proteine und Ballaststoffe. Tolle Nährstoffquelle für Vegetarier!

Kidneybohnen
Aus der Dose in die Pfanne oder in den Topf – und guten Hunger. Kidneybohnen sind lange haltbar, lecker, eiweißreich, zudem günstig. Gute Kombination, oder?

Lachs oder Tiefkühllachs
Frische Zuchtlachs-Filets haben im Check der Stiftung Warentest geschmacklich besser abgeschnitten, die Tiefkühlvariante hat aber dieselben gesunden Inhaltsstoffe (Proteine, fettlösliche Vitamine und Omega-3-Fettsäuren). Ofenlachs ist schnell und easy zubereitet .

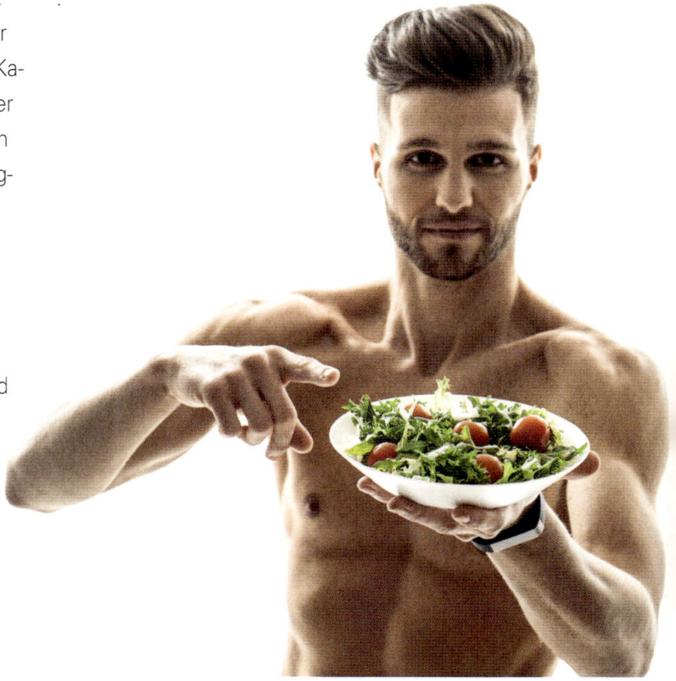

FÜR ZWISCHENDURCH

Harzer Käse
Achtung, Nase zuhalten: Dieser Käse riecht fürchterlich, aber er enthält 30 Prozent Eiweiß und ist perfekt geformt, um ihn als Snack überall hin mitzunehmen (am besten luftdicht verpackt).

Macadamia-Nüsse
Falls es mal eng wird mit der Kalorienbilanz – die runden Nüsse haben 700 Kalorien pro 100 g. Bei Nüssen immer die ungesalzene Variante kaufen.

Mandeln oder Mandelsplitter
Calcium, Magnesium, Zink, Ballaststoffe, Proteine (ca. 20 g/100 g!). Die Liste der guten Inhaltsstoffe

ist lang. Es gibt viele Argumente dafür, immer mal wieder eine Handvoll Mandeln einzuwerfen (oder als Topping auf etwas zu streuen).

Walnüsse
Der Fettanteil von Walnüssen liegt bei über 60 Prozent, aber es handelt sich zum Großteil um gesundes Fett, also mehrfach ungesättigte Fettsäuren. Die sind wichtig fürs Herz, Magnesium und Kalium für die Muskeln.

Kürbiskerne
Nicht nur an Halloween sind Kürbiskerne zu empfehlen. Neben Eiweiß liefern sie sekundäre Pflanzenstoffe, die in Kombination mit dem enthaltenen Magnesium den Blutdruck senken und gegen erblich bedingten Haarausfall helfen sollen. Her damit!

Dunkle Schokolade
Lecker, um zwischendurch etwas Süßes zu schmecken. Außerdem reich an Flavonoiden, die entzündungshemmend wirken und damit die Regenation unterstützen. Der Kakaoanteil sollte bei über 80 Prozent liegen.

Tool-Time: 3 Küchengeräte, die beim Zunehmen helfen

Mit den richtigen Küchenhelfern geht alles schneller. Einige sind für Hardgainer aber auch einfach essenziell, weil sich Lebensmittel damit für die persönliche Nährstoffbilanz abwiegen lassen.

Küchenwaage
Wenn du dich nach dem If-it-fits-your-macros-Prinzip ernährst oder auf andere Art und Weise deinen Hardgainer-Speiseplan optimierst, kommst du nicht darum herum, die verwendeten Lebensmittel abzuwiegen. Gerade in den ersten Wochen und Monaten ist das hilfreich, um ein Gespür für Portionsgrößen und den Kalorien- oder Nährstoffgehalt bestimmter Lebensmittel zu bekommen. Von entscheidender Bedeutung ist dabei eine präzise Küchenwaage. Keine Sorge, so ein Gerät ist nicht teuer. Stiftung Warentest empfiehlt ein Gerät, das vom holländischen Consumentenbond gecheckt wurde. Testsieger wurde folgendes Modell:

- **Soehnle Compact 100 (Preis ca. 15 Euro)**

»Als einzige Waage bestimmte sie alle Testgewichte aufs Gramm genau«, heißt es bei der Stiftung Warentest. Mehr kann man nun wirklich nicht von einer Waage erwarten.

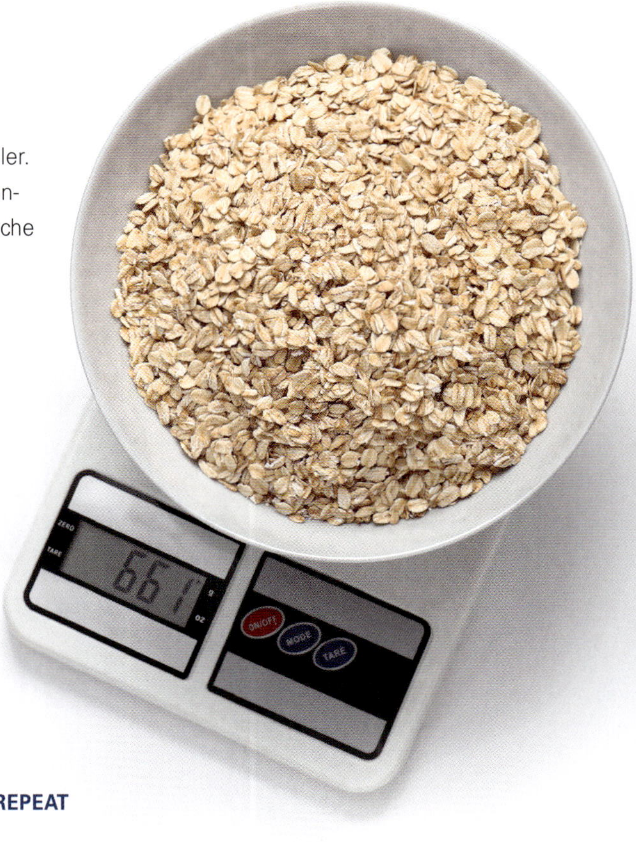

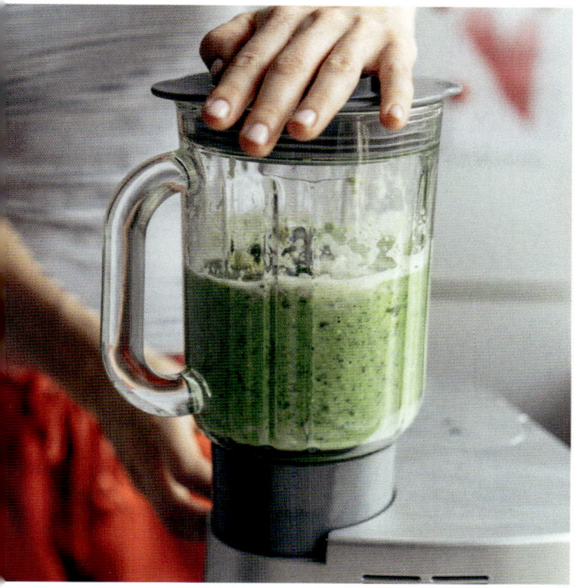

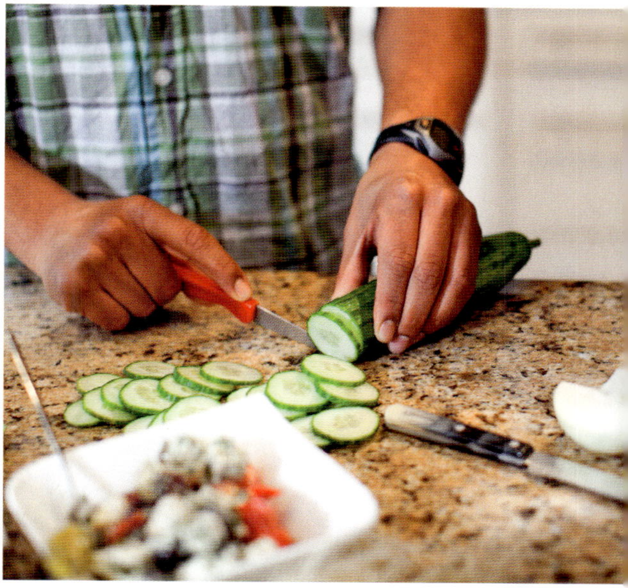

Standmixer

Smoothies und Shakes gehören für Hardgainer quasi zu den Grundnahrungsmitteln, weil sich unheimlich viele Nährstoffe in den Drinks unterbringen lassen – wenn man einen leistungsstarken Mixer zuhause hat. Standmixer bieten sich an, weil bis zu zwei Liter Shake in die aufgesetzten Glasbehälter passen. Preis-Leistungs-Sieger im letzten Stiftung-Warentest-Vergleich wurde der

- **Philips Pro Blend 6 (Preis ca. 170 Euro)**

Das Gerät hat 1400 Watt und zerkleinert sowohl harte als auch weiche Zutaten innerhalb weniger Sekunden. Ja, der Preis ist happig – aber die Geräte der Testsieger-Marke Vitamix kosten zwischen 500 und 1000 Euro.

Waffeleisen

Immer nur Flüssignahrung zu sich nehmen? Das ist auf Dauer etwas einseitig und eintönig. Was viele nicht wissen: Proteinpulver lässt sich auch sehr gut in Waffelteig unterbringen. Waffeln sind eine leckere Alternative zu Shakes oder Pancakes – und genauso schnell zubereitet. Dafür ist allerdings ein Waffeleisen nötig. Wer keines daheim hat, sollte über ein 2-in-1-Gerät nachdenken, mit dem sich nicht nur Waffeln, sondern auch Sandwiches rösten lassen.

- **Das Snack-Time-Kombigerät von Tefal bietet sich an. Es kostet knapp 80 Euro und funktioniert mit herausnehmbaren Plattensets.**

Mit diesen drei Tools hast du als Hardgainer schon mal eine Basic-Ausrüstung für leckere Snacks beisammen. Die Investition in vernünftige Küchenhelfer lohnt sich definitiv, denn je vielfältiger und abwechslungsreicher dein Ernährungsalltag ist, desto länger bleibst du begeistert – und desto besser sind deine Erfolgsaussichten.

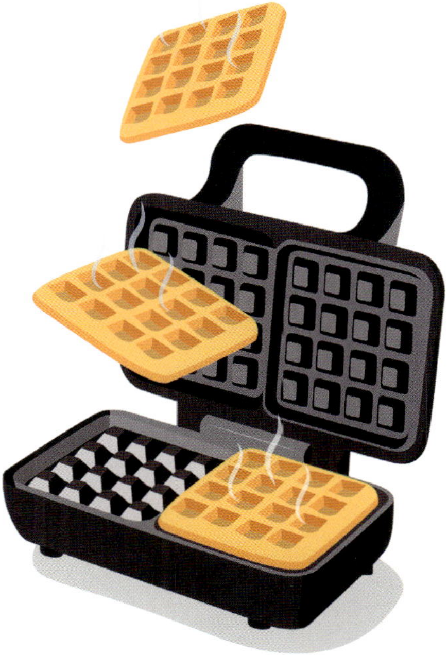

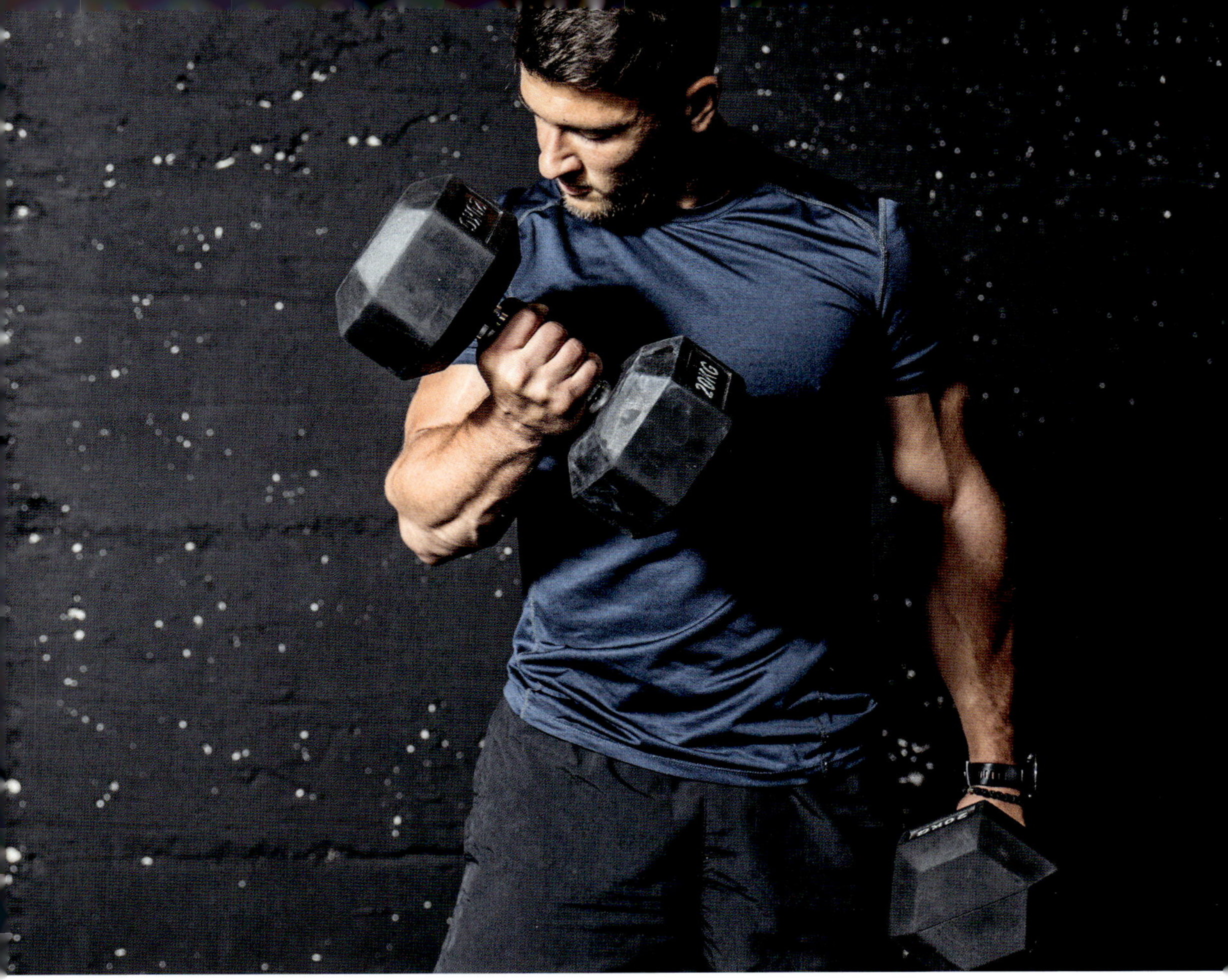

RICHTIG TRAINIEREN

Die Gabel allein bringt keine Gains – für sichtbaren Muskelaufbau brauchst du auch die Hantel und eine ordentliche Portion Disziplin, sprich: Durchhaltevermögen. Muskelaufbau erfordert Zeit, aber wem sage ich das? Niemand weiß das besser als du, aus diesem Grund hast du dieses Buch ja in der Hand. Du gibst im Gym alles, biegst Eisen ohne Ende, aber die eisenharten Muskeln lassen (noch) auf sich warten. Extremer Aufwand, minimaler Ertrag. Zieh jetzt für dich einen Strich, denn höchstwahrscheinlich hängt beides miteinander zusammen. Meine These: Die meisten Hardgainer trainieren viel zu oft und viel zu hart. Und damit verpulvern sie genau die Energie, die der Organismus eigentlich für den Muskelaufbau benötigt. Mach weniger, um mehr zu erreichen. Wie das funktioniert und worauf du beim Training achten solltest, zeige ich dir in diesem Kapitel.

Disziplin ist ein entscheidender Faktor für den Erfolg: Regelmäßigkeit, planmäßiges Vorgehen, clever mit der eigenen Energie haushalten. Wer die zentralen Gym-Gebote einhält, kommt schneller ans Ziel (dazu später mehr). Verlier nicht die Nerven, wenn sich in den ersten zwei bis drei Wochen kaum etwas tut. Die Fortschritte kommen langsam, aber sie kommen – weil du jetzt einen Masterplan für deinen Muskelaufbau hast, und den ziehst du durch.

Ran an die Hanteln! Mit Gewichten Gewicht machen

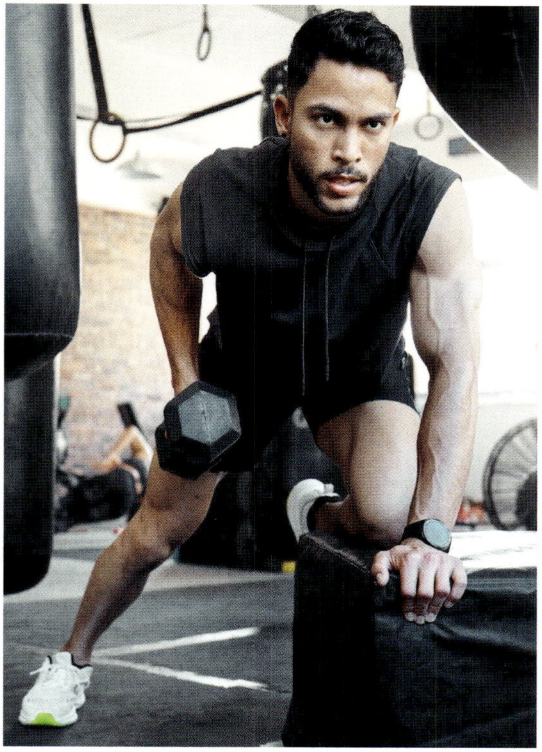

Wie hast du bisher trainiert? Mit dem eigenen Körpergewicht oder mit Hanteln (beziehungsweise an Kraftgeräten)? Wissenschaftlich erwiesen ist, dass beide Wege zum Muskelaufbau führen können. Wichtig ist ein sogenannter adäquater Trainingsreiz für die Muskulatur, und der kann – je nach körperlichem Zustand und Vorerfahrung – durch Übungen mit oder auch ohne Hanteln und andere Gewichte herbeigeführt werden. Ein Trainingsreiz ist vergleichbar mit einem Medikament: Die Dosierung muss zum Patienten passen, damit eine Wirkung eintritt. Was den einen für mehrere Tage aus den Latschen haut, kann für den anderen zu schwach sein.

Krafttraining wird auch als Widerstandstraining bezeichnet, weil durch Muskelkraft und Muskelspannung ein Widerstand überwunden wird, um bestimmte Trainingsziele zu erreichen. Dieser Widerstand kann im eigenen Körpergewicht bestehen, das gegen die Schwerkraft bewegt wird, oder in Gewichten wie Hanteln, Medizinbällen, natürlich auch in Baumstämmen oder schweren Steinen. Was gestemmt wird, ist nebensächlich. Für den Muskelaufbau ist eines entscheidend: die Belastungsintensität. Ohne den richtigen Trainingsreiz kommt das T-Shirt nicht auf Spannung.

Muss man für schnellen Muskelaufbau also unbedingt schwere Hanteln wuchten oder reicht es, locker flockig Liegestütze oder Kniebeugen ohne Zusatzgewicht durchzuziehen? Studien haben gezeigt, dass beide Trainingsvarianten funktionieren. Sportwissenschaftler gehen aktuell davon aus, dass Muskelaufbau (Fachbegriff Hypertrophie) durch 3 Reize ausgelöst wird:

1. **Mechanische Spannung** – beispielsweise durch eine 20-kg-Hantel, die du beim Bizeps-Curl nach oben wuchtest. Rezeptoren in der Muskulatur registrieren Art, Intensität und Dauer der Belastung und aktivieren als Reaktion Signalwege, die bei regelmäßigem Training zum Muskelaufbau führen.
2. **Metabolischer Stress** – ausgelöst etwa durch Bodyweight-Übungen mit sehr vielen Wiederholungen. Beim Workout entstehen Stoffwechselzwischenprodukte wie Laktat oder Phosphat, irgendwann ermüden die aktiven Muskeln und der Organismus schüttet Hormone aus, die das Muskelwachstum positiv beeinflussen.
3. **Mini-Muskelschäden** – je nach Trainings-Intensität, Trainings-Art und Fitness des Sportlers verursacht die Belastung unterschiedlich starke Strukturschäden in der Muskulatur, und zwar in Form von mikroskopisch kleinen Rissen (Mikrotraumata). Diese Risse werden in der Regenerationsphase nach dem Workout gekittet, wodurch der Umfang der Muskelfaser wächst. Unangenehme Nebenwirkungen: Entzündungsreaktionen, Muskelkaterschmerzen und Schwellungen. Anfänger leiden länger als Trainierte.

Es ist wissenschaftlich noch nicht final geklärt, ob es einen absoluten Hypertrophie-Highway gibt. Alle drei Wege bewirken Muskelaufbau. Allerdings – und das ist ein großer Haken – muss bei Übungen mit dem eigenen Körpergewicht bis zum Muskelversagen trainiert werden, um einen ähnlichen Hypertrophie-Effekt zu erreichen wie beim Krafttraining mit Gewichten oder an Geräten.

Leistung, bis nichts mehr geht: Das ist nicht nur ziemlich unangenehm und schmerzhaft, sondern auch zeitaufwendig, weil das Training bis zur Erschöpfung des Muskels sehr lange dauern kann. Oft ist eine hohe Zahl an Wiederholungen und Sätzen nötig.

Fazit: unpraktisch. Reines Bodyweight-Training ist eher für absolute Anfänger geeignet oder als Trainingsalternative auf Reisen. Ein Training mit Hanteln oder Kraftgeräten ist deutlich effektiver und besser planbar.

TIPP

Um sowohl den mechanischen als auch den metabolischen Reiz für Muskelaufbau zu nutzen, kann es aber durchaus sinnvoll sein, Bodyweight-Übungen und auch Hantel-Übungen mit einer Belastung bis ans Leistungs-Limit ins Workout einzubauen. Dadurch aktivierst du die volle Bandbreite deiner Muskelfasern. Es gilt: Je abwechslungsreicher ein Muskel trainiert wird, desto besser.

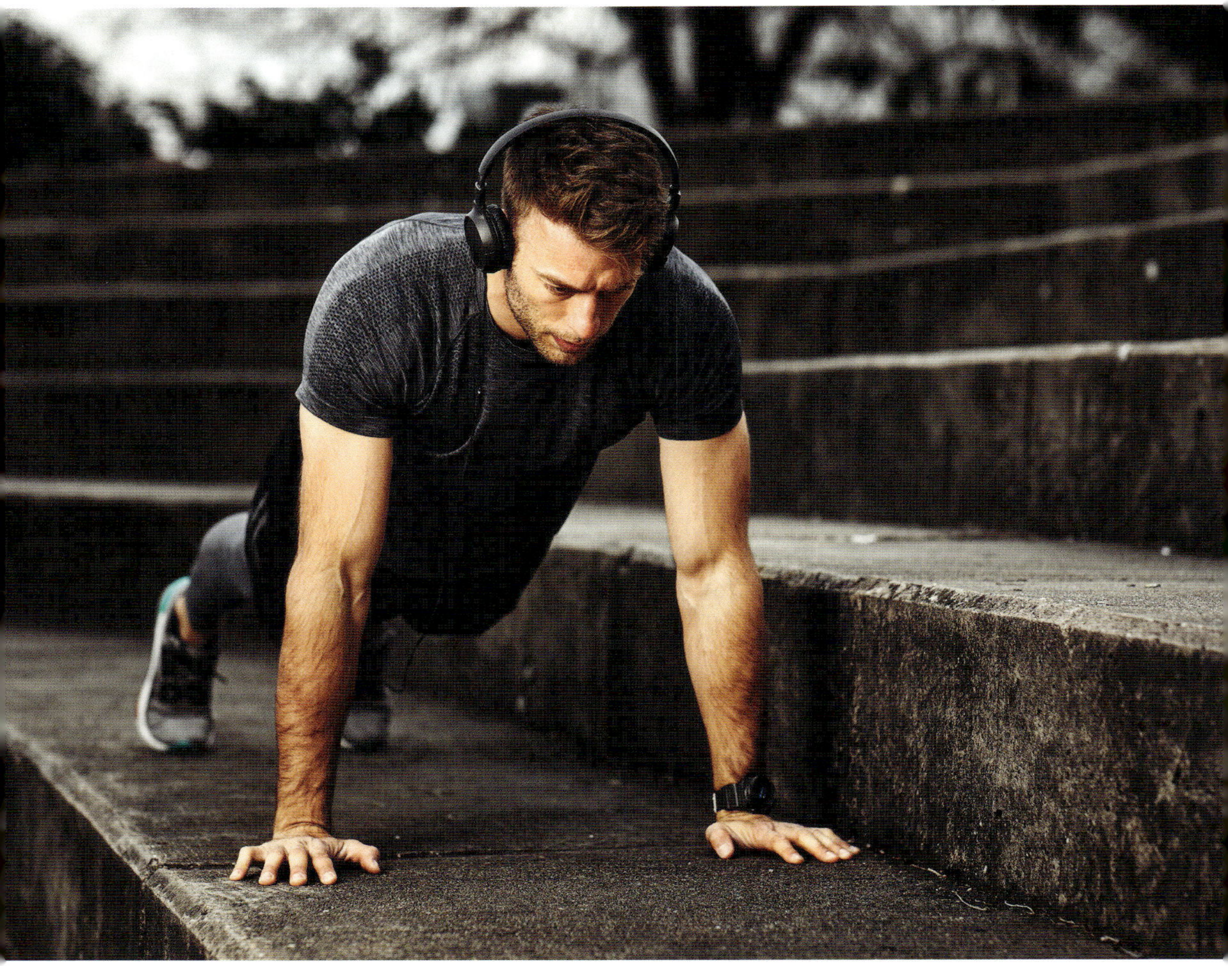

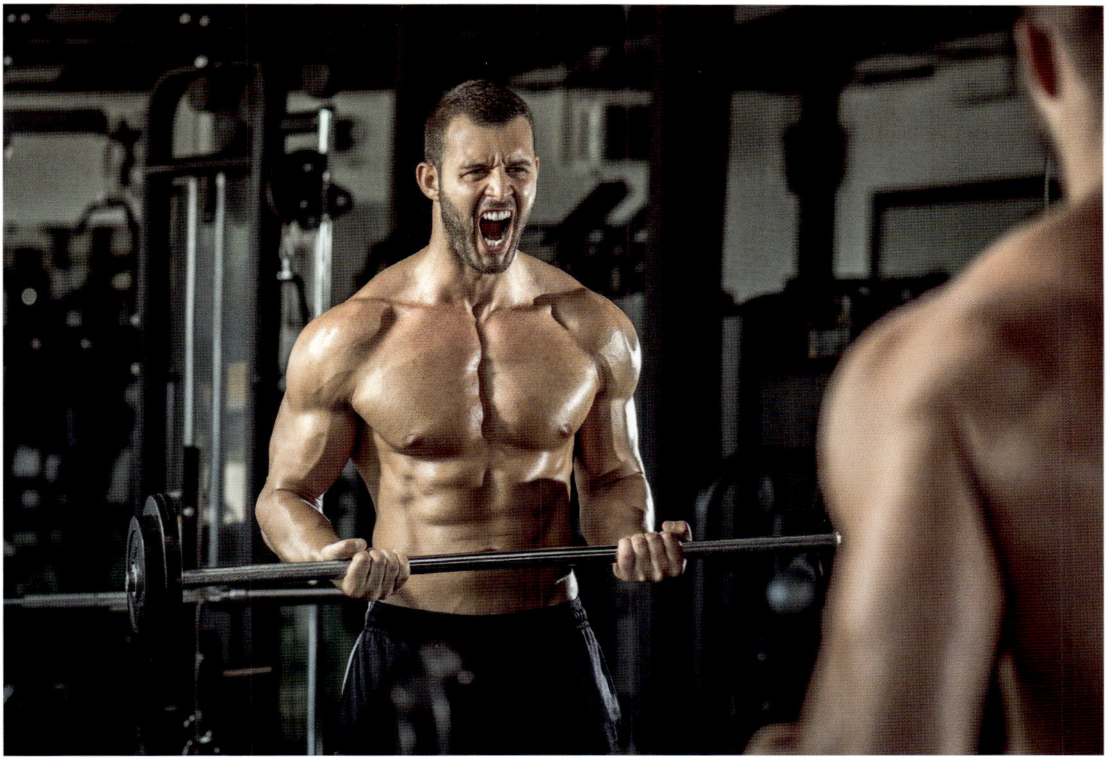

No pain, no gain? Bullshit!

Belastung bis zum Muskelversagen, an die Leistungsgrenze gehen – oha, durch solche Ansagen tun die Arme ja fast schon beim Lesen weh, oder? Und im Fitnessstudio kursieren martialische Pumper-Weisheiten wie »No pain, no gain« oder »Go hard or go home!«.Logisch, dass sich der Otto-Normal-Gewichtheber da relativ schnell fragt: Muss Krafttraining eigentlich wehtun, damit die Muskeln sichtbar wachsen?

Die Antwort der Sportwissenschaft lautet: Nein, auch moderates Krafttraining führt zum Muskelaufbau. Du musst also nicht immer bis zum Muskelversagen trainieren, um Masse aufzubauen. Beim sanften Krafttraining fällt der Muskelaufbaureiz zwar geringer aus, weil der metabolische Stress durch das Workout nicht so groß ist wie bei der Ausbelastung, aber gerade das ist für Hardgainer möglicherweise von entscheidender Bedeutung.

Forscher des Center for Exercise Medicine der University of Alabama in den USA haben 2013 eine Clusteranalyse durchgeführt und dabei einen genaueren Blick auf die Non Responders ihrer Krafttrainingsstudie geworfen – also auf die Gruppe von Probanden, bei denen das vorgegebene Workout-Programm einfach nicht anschlug. Muskelaufbau Fehlanzeige.

Auffällig war eine interessante Gemeinsamkeit der Non Responders: Das Workout hatte bei diesen Probanden besonders starke Entzündungsreaktionen ausgelöst – und die behindern den Muskelaufbau, weil ein überlasteter Organismus nach dem Workout hauptsächlich mit der Erholung vom Training und Muskel-Reparaturmaßnahmen beschäftigt ist. Teilweise selbst Tage später.

Effektives Muskelwachstum ist erst möglich, wenn der Körper sich biochemisch und strukturell an die Intensität der Belastung angepasst hat, was mehrere Wochen dauern kann.

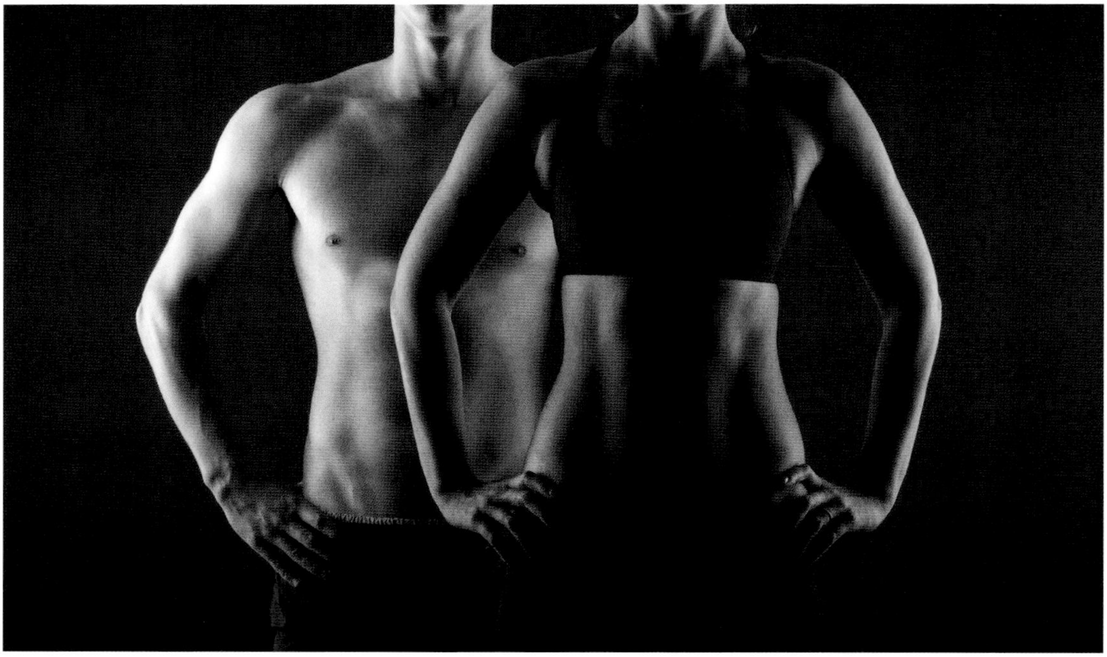

Den US-Forschern zufolge ist die überschießende Entzündungsreaktion auf Mikro-Muskelschäden durch Krafttraining wahrscheinlich genetisch vorbestimmt, und sie könnte eine Erklärung für das Hardgainer-Phänomen sein, das ansonsten wissenschaftlich (noch) nicht gut untersucht ist. Logisch, meist liegt der Fokus der Forscher eher auf den Responders der Untersuchungsgruppen, bei denen sich Effekte nachweisen lassen. Unbestritten ist jedoch, dass es beim Krafttraining zum Teil große interindividuelle Unterschiede zwischen den Studienteilnehmern gibt.

Es zeigt sich immer deutlicher, dass jeder Körper anders auf bestimmte Trainingsreize und Trainingsmethoden reagiert. Auch deshalb gibt es ihn nicht, diesen einen Königsweg zum Muskelaufbau – es gibt viele Wege, die zum Ziel führen. Trainingsprogramm A und B haben bei dir keine Hypertrophie ausgelöst? Okay, schade. Das bedeutet aber nicht, dass Krafttraining grundsätzlich nichts bei dir bewirkt, mit Trainingsprogramm C kann es klappen (mal abgesehen davon, dass Hypertrophie ohnehin nur einer von vielen positiven Krafttrainingseffekten ist – neben der genialen Anti-Stress-Wirkung und dem Push für das Herz-Kreislauf-System oder die Körperkraft). Deine allgemeine Fitness verbessert sich, auch wenn es mit den dicken Muskeln etwas länger dauert als bei anderen. Du musst deinen persönlichen Hypertrophie-Highway finden. Geh raus, teste neue Wege und schau, dass sie zu deinen Bedürfnissen passen.

Einige hilfreiche Erkenntnisse aus der vergleichsweise dünnen Studienlage:

1) Hardgainer sollten das Trainingsvolumen reduzieren – also kürzer trainieren, mit 5 bis 10 Sätzen pro Muskelgruppe und Woche.
2) Sie müssen nach Workouts intensiver regenerieren und
3) dem Muskelwachstum mehr Zeit geben (eher Monate als Wochen).

Hartes Krafttraining mit hohen Gewichten und hoher Intensität ist zwar effektiv, was den Muskelaufbau angeht. Aber der Grat zwischen Ausbelastung und Überlastung ist schmal. Insbesondere für Hardgainer.

Ja, der eine oder andere Muskelkater gehört einfach dazu – dieses leichte Ziehen an den richtigen Stellen ist harmlos und sogar ganz praktisch, denn es zeigt, dass die Zielmuskeln durch das Workout erreicht wurden. Ein Muskelkater ist laut Fitnessprofessor Stephan Geisler vergleichbar mit einem Baustellenschild – ein Hinweis darauf, dass gerade Reparaturarbeiten an der Muskulatur stattfinden.

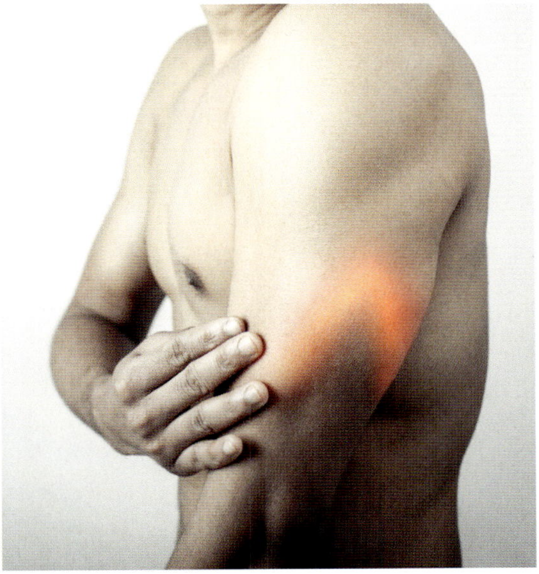

Kleinere Muskelschäden durch das Training sind normal und ein Stimulus für das Muskelwachstum. Allerdings entwickeln sich daraus schnell Gewebeschäden, die eine effektive Hypertrophie stoppen. In dem Fall kommt es zwar zur Muskelproteinsynthese, aber eher, um auf die Schnelle Risse in den Sarkomeren der Muskulatur zu flicken. Lange dachte man, genau das sei der zentrale Mechanismus für Muskelaufbau, doch die Mikroschädigungen sind nur ein Teil des Prozesses. Überhartes Training führt zu Muskelschwellungen, zur Ausschüttung von Stresshormonen und zur Aktivierung des Immunsystems. Alles Dinge, die nachhaltigen Muskelaufbau verhindern.

Klar, im Gym wird gestöhnt und gedröhnt. Viele versuchen, an ihre Leistungsgrenze zu gehen. Das ist richtig und ab und zu wichtig, weil Reizpunkte zu einem ausgewogenen Training gehören (genau wie Phasen geringerer Belastung). Schmerzen während der Übung sind dagegen ein absolutes Warnsignal, vor allem stechende Schmerzen. Als mögliche Ursachen kommen Fehler bei der Übungsausführung infrage, ein zu hohes Trainingsgewicht oder auch eine akute Verletzung. Also besser die Übung abbrechen und Ursachenforschung betreiben, sonst droht eine längere Trainingspause. Horche vor dem Workout unbedingt in dich hinein, um deine Tagesform zu checken und nimm ruhig etwas den Fuß vom Gas, wenn deine mentale und körperliche Verfassung nicht zum Plan passt – oder auch wenn es draußen einfach zu heiß ist. Temperaturen über 30 Grad Celsius sind nicht unbedingt leistungsfördernd, selbst wenn das Gym klimatisiert ist. Regenerieren musst du zuhause.

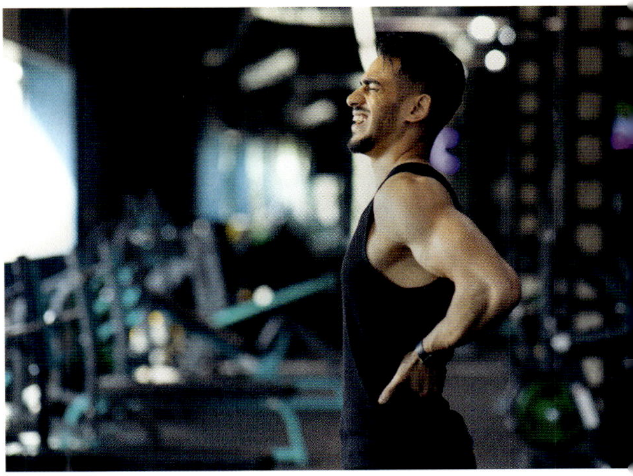

TIPP

No pain, no gain? Für Hardgainer ist dieses Motto nicht sinnvoll. Besser ist das gute alte: Ohne (Trainings) Fleiß kein Preis. Denn Fortschritte entstehen vor allem durch Regelmäßigkeit und durch eine individuell angepasste Belastung, die fordernd ist, aber nicht überfordert. Wer fleißig trainiert, muss außerdem fleißig regenerieren (präzisere Infos dazu gibt's im folgenden Kapitel zur Regeneration). Merksatz: Muskeln wachsen während der Trainingspausen.

Pumper-Physiologie: Wie Muskeln wachsen

Ein breites Kreuz, starke Arme und Bauchmuskeln, die aussehen wie gemeißelt – das sind Assets, die Eindruck machen. Kräftige Muskeln waren schon immer ein weithin sichtbares Zeichen für Gesundheit und für Leistungsfähigkeit. Denn einen athletischen Körper kann man sich nicht kaufen, man muss ihn sich hart erarbeiten. Bei manchen funktioniert das aufgrund der genetischen Veranlagung etwas schneller, wir Hardgainer brauchen mehr Geduld für das Projekt Traumkörper, aber die Art und Weise, wie Muskeln wachsen, ist bei allen gleich. Werfen wir einen Blick in den menschlichen Maschinenraum.

Zuerst die Basics: Ein Muskel besteht aus mehreren Muskelsträngen – ähnlich wie ein dickes Stahlseil, das aus Bündeln einzelner, dünner Drähte gewickelt ist. Jeder Muskelstrang enthält diverse Muskelfasern, die wiederum aus noch dünneren Fasern bestehen, den Myofibrillen. Darin arbeiten die sogenannten Sarkomere. Das sind motorische Einheiten voller Protein-

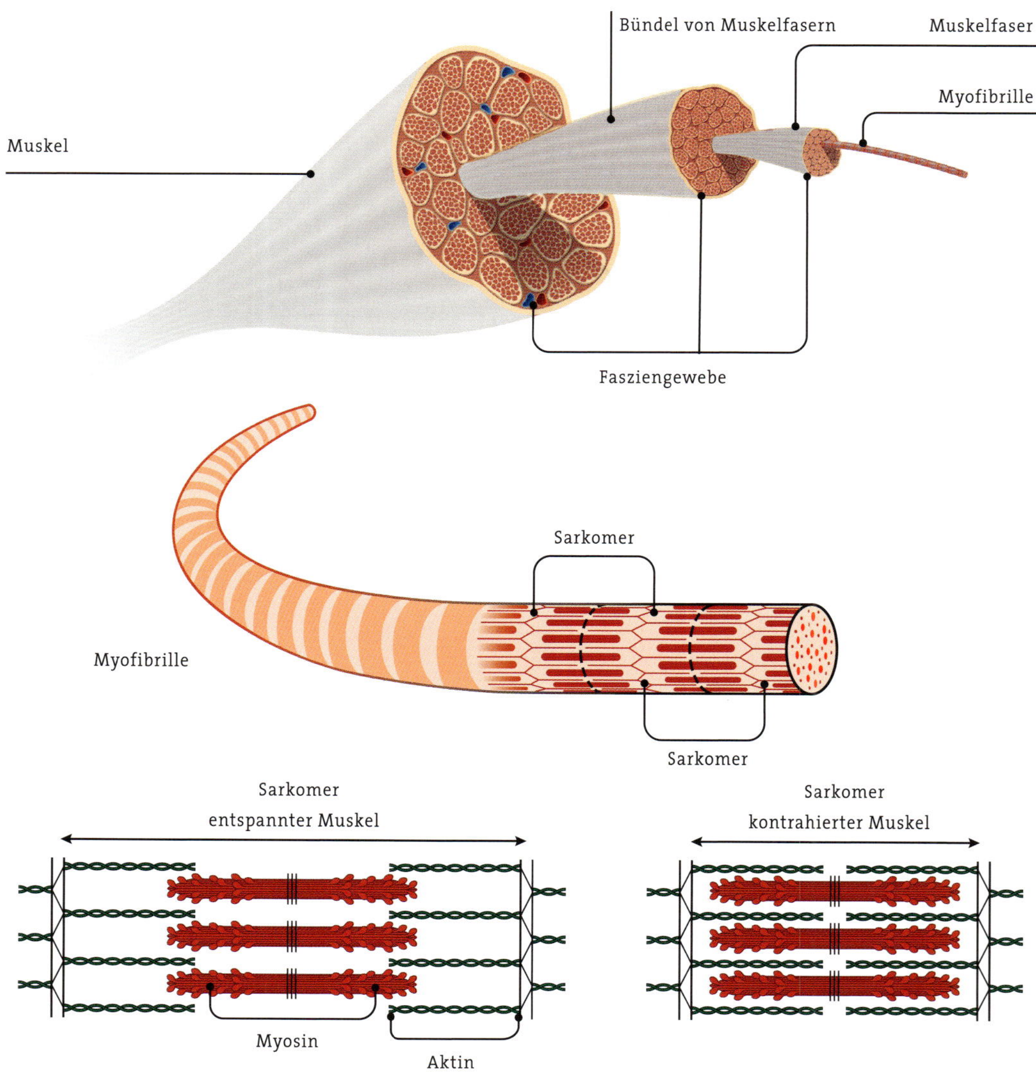

moleküle, die sich bei Aktivierung zusammenziehen können. Aktin- und Myosinfilamente verhaken sich ineinander, die Muskelzelle verkürzt sich. Seine volle Kraft entwickelt der Muskel durch das Zusammenspiel Zehntausender einzelner Muskelzellen.

Muskelwachstum (oder Muskelhypertrophie) ist so definiert, dass die Querschnittsfläche der einzelnen Muskelfasern sich vergrößert, weil die Anzahl und die Größe der Myofibrillen wächst – und zwar durch die Einlagerung neuer Aktin- und Myosinfilamente in Folge vermehrter Proteinbiosynthese. Experten sprechen von einer myofibrillären Hypertrophie. Erste Erfolge sind in der Regel nach vier bis fünf intensiven Krafttrainings-Wochen mit 15 bis 18 Trainingseinheiten sichtbar.

Es gibt noch eine weitere Form der Hypertrophie – die sarkoplasmatische Hypertrophie, bei der sich der Muskelfaserquerschnitt durch die Einlagerung von Zellflüssigkeit und Glykogen vergrößert. Forscher gehen davon aus, dass Kraftausdauertraining mit hohen Wiederholungszahlen zu dieser Form von Hypertrophie führt.

TIPP

Dein Ziel sollte definitiv die myofibrilläre Hypertrophie sein, denn die bewirkt nicht nur dicke Muskeln, sondern auch eine Steigerung der Muskelkraft. Die sarkoplasmatische Hypertrophie hingegen führt Experten zufolge nur zu strammen Muskeln, was dich langfristig nicht wirklich weiterbringt. Denn Kraft ist die Basis für künftige Leistungssteigerungen – und für noch mehr Muskelwachstum.

Die drei wichtigsten Auslöser für Hypertrophie im Überblick:

- Mechanische Spannung
- Metabolischer Stress
- Muskelschädigung

Durch die mechanische Spannung beim Krafttraining sowie die daraus resultierenden Mikro-Muskelschäden und den belastungsbedingten metabolischen Stress werden spezielle Muskelstammzellen aktiviert – die sogenannten Satellitenzellen. Sie vermehren sich, fusionieren teilweise mit geschädigten Muskelfasern, was zur Verdickung der Fasern führt, und eventuell bilden sich aus den Satellitenzellen sogar neue Muskelfasern (was bisher nur in Tierversuchen nachgewiesen wurde). Das Endergebnis: Der Muskel wächst!
So sieht er aus, der grobe Ablauf der Muskelhypertrophie – stark vereinfacht dargestellt. Der komplette Prozess ist deutlich komplizierter und ganz ehrlich: Eine vollständige Beschreibung der biochemischen Abläufe würde den Rahmen dieses Kapitels sprengen. Für dich als Hardgainer ist wichtig, dass ehrliches, hartes und regelmäßiges Training die Basis für Muskelwachstum ist. Krafttraining mit der richtigen Intensität löst hormonelle und organische Reaktionen aus, die deine Muskeln widerstandsfähiger, stärker und (früher oder später) dicker machen.

Wie hart sollte das Training sein? Den idealen Reiz finden

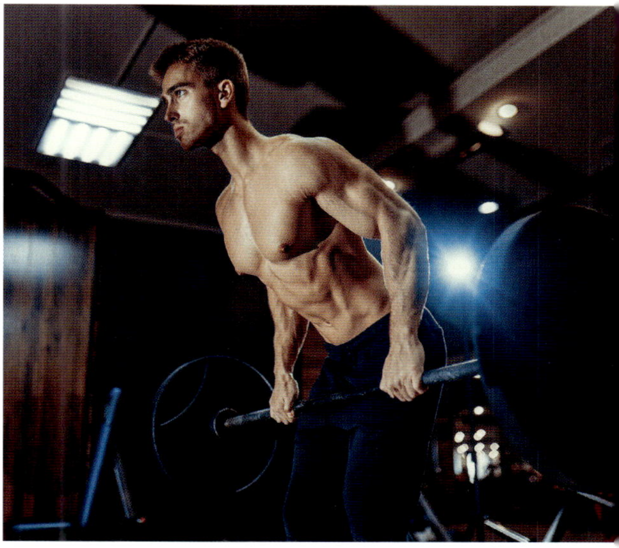

Die Kunst beim Krafttraining besteht darin, die passende Belastung zu finden – den perfekten Trainingsreiz für das jeweilige Trainingsziel. Für das Ziel Hypertrophie gibt es viele Empfehlungen, von der bekanntesten hast du garantiert schon mal gehört oder gelesen:

TIPP

Beim Workout ein Gewicht wählen, mit dem du 8 bis 12 Wiederholungen pro Satz schaffst.

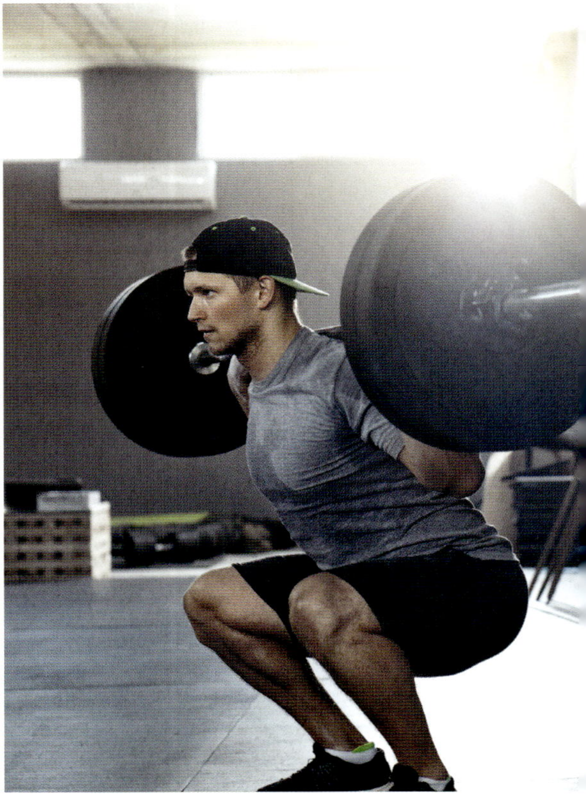

Die Empfehlung ist korrekt und durch Studien gestützt, aber auch mit 20 bis 25 Wiederholungen pro Satz ist nachgewiesenermaßen Muskelwachstum möglich. Studienergebnisse legen folgenden Schluss nahe: Es ist sinnvoll, Abwechslung ins Training zu bringen und die Anzahl der Wiederholungen zu variieren. »Muskeln können schließlich nicht zählen«, sagte mein Kumpel Professor Dr. Stephan Geisler, alias der Fitnessprofessor, im Podcast *Fitness mit M.A.R.K.* (unbedingt anhören: Folge 388, Die Wissenschaft vom Muskelaufbau). Bingo! Entscheidend ist, dass der Muskel intensiv genug belastet wird. Wie du das hinbekommst und wie du den idealen Trainingsreiz für dich findest, erfährst du hier.

Die Intensität eines Workouts hängt im Wesentlichen von 5 Faktoren ab, die sich bei Bedarf leicht anpassen lassen:

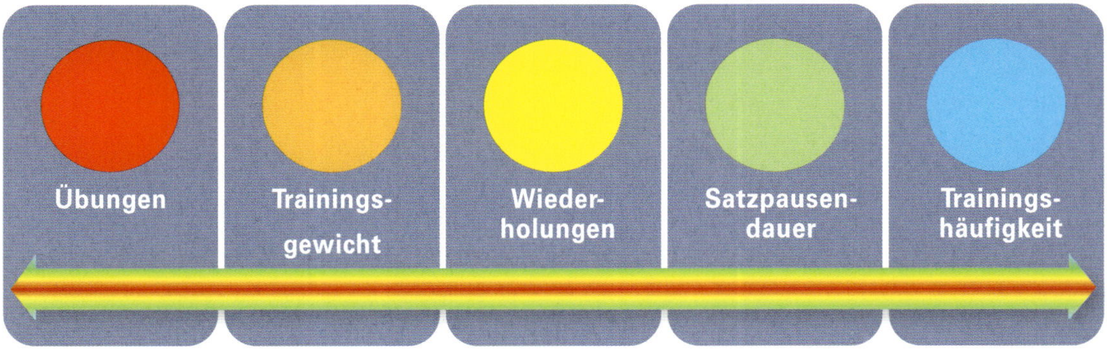

Die W-Frage: Wie viele Wiederholungen sind für Muskelaufbau ideal?

Wie bereits beschrieben: Es führen viele Wege und Methoden zum Muskelaufbau. Die Standardmethode, die aktuell in der Trainingswissenschaft empfohlen wird, ist ein Mehrsatztraining mit …

- … 8 bis 12 Wiederholungen pro Satz,
- 3 bis 5 Sätzen pro Übung
- und Satzpausen zwischen 2 und 5 Minuten.

Auf der Suche nach der perfekten Muskelaufbaumethode haben Bodybuilder und andere Trainingsexperten allerdings diverse Variationsmöglichkeiten entwickelt – mit Abweichungen bei der Wiederholungszahl, bei der Intensität und der Satzdauer oder auch beim Bewegungstempo und der Pausenlänge zwischen den Sätzen. Gerade dieser Punkt wird häufig unterschätzt, obwohl sich durch besonders kurze Pausen (30 bis 60 Sekunden) oder auch lange Pausen (2 bis 5 Minuten) ziemlich simpel die Intensität des Workouts steuern lässt.

- Kurze Pausen haben den Vorteil, dass sie einen höheren metabolischen Stress auslösen (ein Muskelaufbaustimulus) und Zeit sparen.
- Längere Pausen ermöglichen die vollständige Erholung des trainierten Muskels – und damit ein höheres Trainingsgewicht (ebenfalls ein Muskelaufbaustimulus).

Fazit: Wer gern Trainingspläne entwirft, hat definitiv viel Raum für Kreativität. Langweilig oder eintönig muss Hypertrophietraining jedenfalls nicht sein, weil es diverse Optionen und Intensivierungstechniken zum Auspowern gibt. Allein bei der Wiederholungszahl reicht die Bandbreite im Hypertrophiebereich von 6 bis 25 Wiederholungen pro Satz. Weiter hinten im Buch findest du eine ganze Reihe von Trainingsplänen, bei denen sämtliche Erkenntnisse berücksichtigt wurden – mit Fokus auf die speziellen Bedürfnisse von Hardgainern. Damit kannst du direkt lostrainieren, um im Hypertrophie-Game das nächste Level zu erreichen.

Um herauszufinden, wie belastbar und wie weit du bei einer Übung vom Muskelversagen entfernt bist, musst du vorab allerdings ein bisschen experimentieren und während der Trainingssätze an deine Grenzen gehen. Das Gefühl der Belastung kannst du mithilfe der RPE-Skala auf RIR-Basis einordnen. Falls dir das nichts sagt, kommen hier noch ein paar Details: Die RPE-Skala wurde in den 1970er-Jahren von Gunnar Borg entwickelt und später von Mike Tuchscherer um das RIR-System erweitert.

- **RPE** steht für »Rate of Perceived Exertion«
  Bedeutet: Grad der wahrgenommenen Anstrengung.
- **RIR** für »Reps in Reserve«
  Bedeutet: Wiederholungen in Reserve/Wiederholungen, die noch möglich sind
- Beim Muskelaufbautraining sollte die Anstrengung bei RPE 7 bis 8 liegen.

RPE	WAHRGENOMMENE ANSTRENGUNG	RIR
10	Maximale Belastung, keine Wiederholung mehr möglich	0
9	Sehr hart, aber noch 1 Wiederholung möglich	1
8	Hart, aber noch 2 Wiederholungen möglich	2
7	Anstrengend, aber noch 3 Wiederholungen möglich	3
6	Moderat, noch 4 Wiederholungen möglich	4
5	Moderat, noch 5 Wiederholungen möglich	5
4	Moderat, noch 6 Wiederholungen möglich	6
3	Leicht, noch 7 Wiederholungen möglich	7
2	Leicht, noch 8 Wiederholungen möglich	8
1	Sehr leicht, noch 9 Wiederholungen möglich	9

Per Krafttest oder Taschenrechner den idealen Trainingsreiz finden

Neben der Anzahl der Wiederholungen ist auch das Trainingsgewicht entscheidend für die Intensität des Workouts. Klar: Es reicht nicht, 8 bis 10 Wiederholungen mit einem beliebigen Gewicht durchzuziehen. Das Gewicht muss hoch genug sein, um einen Trainingsreiz auszulösen, zu schwer darf das Gewicht aber auch nicht sein. Kurz gesagt: Es muss zu deinem persönlichen Leistungs-Level passen. Und das solltest du erstmal bestimmen, bevor es mit dem Training losgeht – per Krafttest oder mit dem Taschenrechner! Je nachdem, wie viel Zeit und Mühe du investieren willst.

Die richtige Intensität des Workouts bemessen Experten am sogenannten einmaligen Wiederholungs-Maximum oder One-Repetition Maximum (1-RM):

- Das 1-RM ist dein persönliches Maximalgewicht bei einer Übung – und zwar das Trainingsgewicht, mit dem du trotz größter Anstrengung höchstens eine technisch saubere Wiederholung schaffst. Simpel ausgedrückt: Dein Gewichtsrekord beim Bankdrücken, Kreuzheben oder auch bei Kniebeugen mit Gewicht.
- Gewichte zwischen 70 und 80 Prozent des persönlichen 1-RM sind für Muskelaufbau-Training ideal. Aber auch hier ist eine Range von 60 bis 90 Prozent okay.

1-RM per Kraft-Test bestimmen

Wichtig: Den 1-RM-Test solltest du nie allein durchziehen, sondern am besten mit einem Trainingskumpel oder einem anderen kräftigen Helfer im Fitnessstudio – denn du belastest dich bis zum Muskelversagen und das kann durchaus gefährlich werden, wenn das Gewicht zu hoch ist und niemand die taumelnde Hantel abfängt. Du findest keinen Helfer? Dann mach

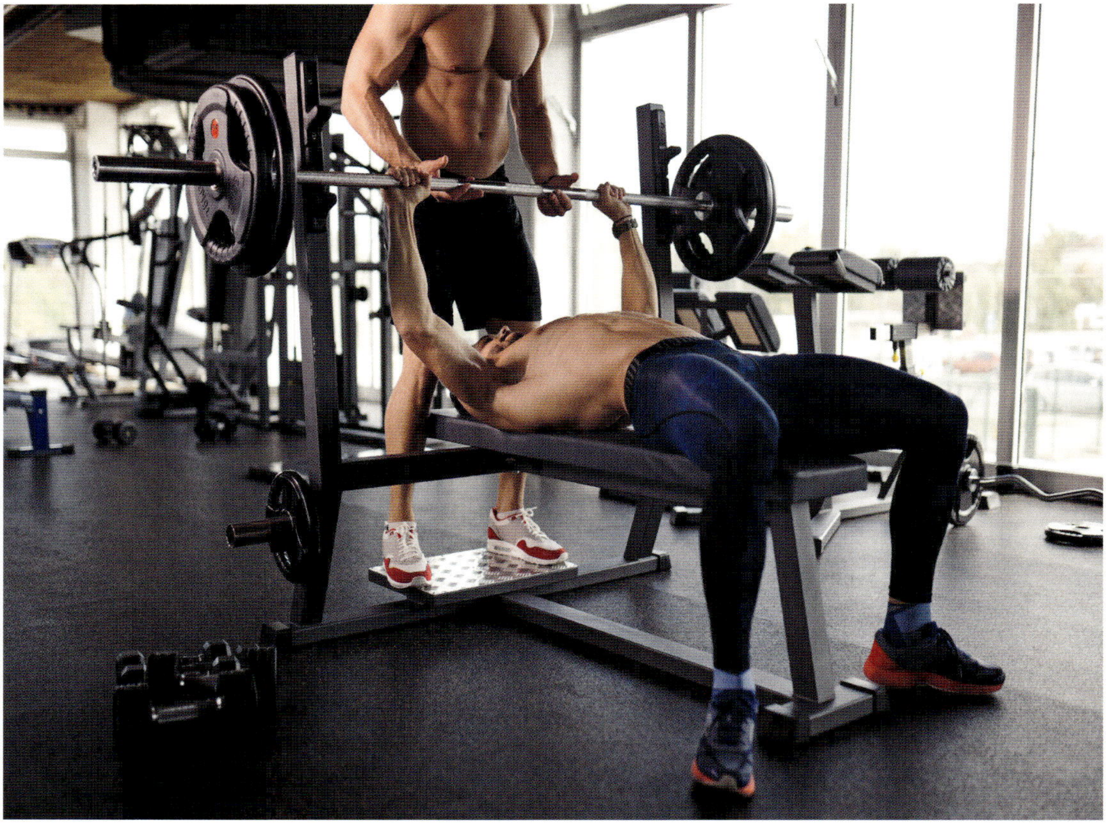

den Test an der Multipresse oder an anderen Kraftgeräten. Die Muskelmaschinen im Fitnessstudio haben oft spezielle Schutzvorrichtungen, mit denen sich das Gewicht im Notfall abfangen lässt.

Entscheide dich vorab, für welche Übung du das 1-RM bestimmen willst. Sinnvoll ist ein Fokus auf maximal zwei bis drei Übungen pro Testtag (an diesem Tag sollte kein normales Workout stattfinden). Konzentriere dich zunächst auf mehrgelenkige Klassiker-Übungen, bei denen viele Muskeln aktiv sind, wie Bankdrücken, Kreuzheben und Kniebeugen. Das sind die Kern-Übungen für Hardgainer, weil sie in Sachen Muskelaufbau besonders effektiv sind.

So läuft der 1-RM-Test:

1. Gründlich aufwärmen (3 Minuten Schattenboxen plus 2 Aufwärmsätze der Testübung mit sehr leichtem Gewicht, jeweils 10 Wiederholungen, 2 Minuten Satzpause).
2. Testsätze durchführen, um dich langsam dem Maximalgewicht anzunähern:
   – Pro Satz nur 1 Wiederholung durchführen – danach jeweils 2 bis 3 Minuten pausieren, damit die belasteten Muskeln sich vollständig erholen.
   – Mit einem moderaten Gewicht starten.
   – Das Testgewicht von Satz zu Satz steigern.
3. Den Test fortführen, bis das Gewicht gefunden wurde, das du bei korrekter Technik und vollem Krafteinsatz höchstens einmal bewegen kannst. 1-RM notieren.

Du siehst, der 1-RM-Test ist relativ zeitaufwendig und körperlich fordernd. Jetzt die gute Nachricht: Es gibt auch eine bequemere Möglichkeit, das 1-RM zu bestimmen.

Alternative: 1-RM per Formel berechnen

Diese Methode ist deutlich entspannter und weniger riskant, denn zur Berechnung des 1-RM reicht ein Blick in deine Trainingsnotizen (oder in deinen letzten Trainingsplan). Dort findest du die Zahlen, die du in die Formel einsetzen musst. Falls nicht, kannst du sie dir natürlich auch beim nächsten Workout notieren. Du brauchst das Trainingsgewicht und eine Wiederholungszahl der jeweiligen Übung, für die du das 1-RM berechnen möchtest.

Es gibt verschiedene Formeln zur Berechnung des 1-RM, die unterschiedlich komplex sind und daher auch zu unterschiedlichen Ergebnissen führen. Hier werden exemplarisch zwei Formeln vorgestellt, die präzise und dazu noch vergleichsweise simpel sind.

Option A
Formel zur Berechnung des 1-RM nach Brown
1-RM = (R x 0,0328 + 0,9849) x W

»W« steht in der Formel für das Trainingsgewicht, »R« für die Wiederholungszahl, die damit maximal möglich ist.

Rechen-Beispiel:
Du schaffst beim Bankdrücken maximal 8 Wiederholungen mit 60 kg Gewicht.
1-RM = (8 x 0,0328 + 0,9849) x 60
1-RM = 74,8 kg

Option B
Wiederholungs-Maximum nach Belastungsintensität bestimmen
1-RM = (Trainingsgewicht x 100) : Intensität in %

Die Intensität kannst du an folgender Tabelle ablesen (nach Brzycki):

Wiederholungen	1	2	3	4	5	6	7	8
Intensität in %	100	97,2	94,4	91,6	88,1	86,1	83,3	80,5

Rechenbeispiel: Du schaffst beim Bankdrücken maximal 8 Wiederholungen mit 60 kg. Die Intensität für 8 Wiederholungen entspricht laut Tabelle 80,5 %.
1 RM = (60 x 100) : 80,5 = 74,5 kg

Letzter Schritt: Das ideale Muskelaufbau-Trainingsgewicht berechnen

Das war's schon fast! Mit diesen Methoden bestimmst du deinen aktuellen Leistungsstand.

Ein allerletzter Rechenschritt ist noch nötig, sowohl nach dem Krafttest per Hantel als auch nach der Bestimmung per Formel. Um das ideale Trainingsgewicht für Hypertrophie zu berechnen, multiplizierst du das errechnete 1-RM zuerst mit 70 Prozent und danach mit 80 Prozent. Hinterher weißt du, welche Gewichte du auflegen musst, um im Hypertrophie-Bereich zu trainieren.

In unserem Beispiel liegt das ideale Hypertrophie-Trainingsgewicht beim Bankdrücken in einer Range zwischen 52 und 59 Kilo. Und bei dir?

TIPP

Wenn du dein 1-RM alle 4 bis 8 Wochen neu ermittelst und die Ergebnisse in eine Tabelle einträgst, siehst du deine Entwicklung schwarz auf weiß vor dir. So macht das Training doppelt Spaß, versprochen!

Mit dem SMART-Prinzip Ziele setzen – und erreichen

Was ist eigentlich dein Ziel? Hast du schon ein klares Bild im Kopf, wie dein Body mal aussehen soll? Das brauchst du nämlich unbedingt, um dranzubleiben und wirklich etwas zu erreichen. Statistiken zufolge sind in Deutschland fast 10 Millionen Menschen Mitglied in einem Fitnessstudio, ein großer Teil davon aber wohl eher als passives Mitglied. Warum? Fitness-Forscher Professor Ingo Froböse hat eine Erklärung: Etwa 8 bis 12 Wochen nach der Anmeldung fallen viele in ein Motivationstief, aus dem sie nicht mehr herauskommen. Das sagte der Experte der Deutschen Sporthochschule Köln dem Manager-Magazin. Viele geben auf, weil sie ihre Ziele nicht (schnell genug) erreichen – oder: weil sie gar keine Ziele haben. Damit es bei dir anders läuft, solltest du dir das SMART-Prinzip genauer anschauen.

SMART ist ein Akronym für Specific Measurable Accepted Reasonable Time Bound.

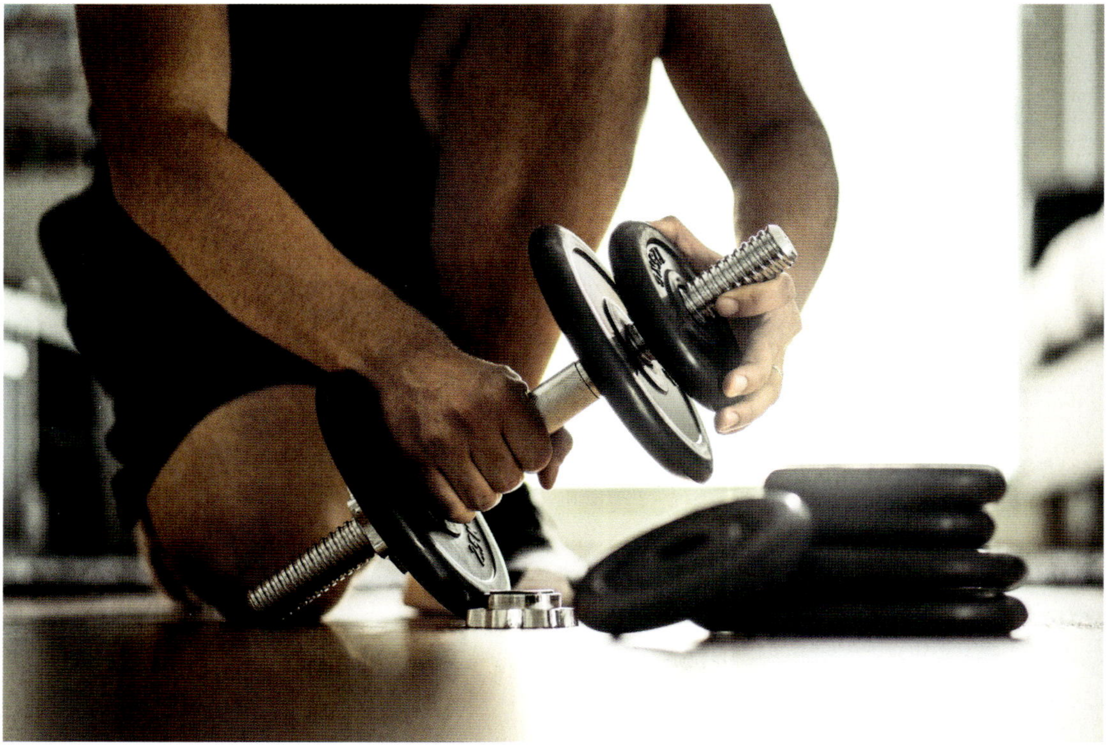

Jedes Wort beschreibt, wie sich aus Wünschen und Vorstellungen klar umrissene, konkrete Ziele machen lassen. Fast alle Menschen haben bestimmte Körperziele – einen flachen Bauch, einen knackigen Hintern, abnehmen oder eben sichtbare Muskelmasse aufbauen. Wichtig ist, diese Ziele zu definieren. Und das klappt mit der SMART-Formel. Sie zeigt, wie Wünsche formuliert sein müssen, damit sie Realität werden.

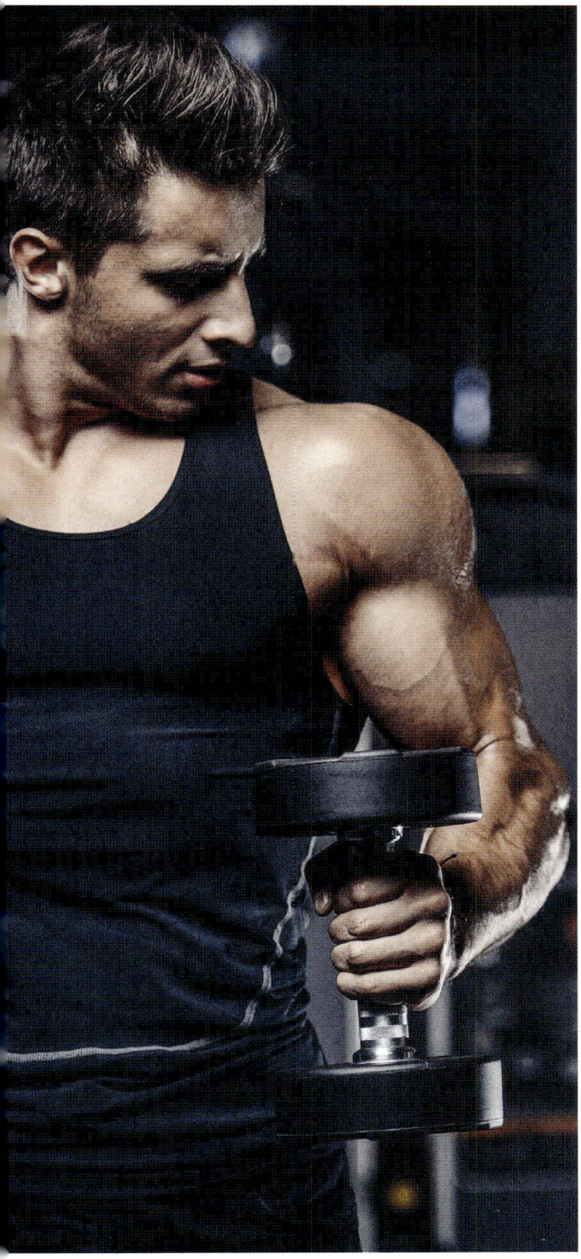

S – für Specific (spezifisch)
»Ich möchte endlich an Gewicht und Muskelmasse zulegen.« Das klingt zunächst konkret, ist es aber nicht. Damit du dranbleibst, solltest du dir ein absolut präzises Ziel setzen. Ein Beispiel: 5 Kilo mehr auf der Waage innerhalb von 6 Monaten. Warum ist das so wichtig?

M – für Measurable (messbar)
5 Kilo sind klar messbar. Du trainierst, steigst auf die Waage und siehst direkt, wie weit du noch von deinem Ziel entfernt bist. Fortschritte sind damit genauso schnell sichtbar wie Stagnation. Je deutlicher die Zahl auf der Waage steigt, desto schneller wächst auch deine Motivation.

A – für Accepted (ansprechend)
Für die Motivation ist ebenfalls wichtig, dass das Ziel wirklich erstrebenswert ist. Du musst es wollen! Und du solltest dir dein Ziel so konkret wie möglich vor Augen führen. Stell dir immer wieder vor, wie du aussehen wirst, wenn du 5 Kilo mehr auf die Waage bringst. Schnapp dir das T-Shirt, das jetzt noch an dir schlabbert, weil es eine Nummer zu groß ist. Zieh es jeden Tag an – mach Fotos davon, die zeigen, wie du es langsam aber sicher ausfüllst. Nach jeder Trainingswoche siehst du im Shirt besser aus.

R – für Reasonable (realistisch)
10 Kilo zunehmen in 6 Monaten? Das funktioniert vielleicht mit Doping, aber nicht mit normalem Sport. Unrealistische Ziele ziehen uns nur runter. 0,3 bis 1 Kilo mehr Masse pro Monat sind realistisch. Nimm dir also Zeit, an deinem Körper zu arbeiten. Setz dir einen klaren Zeitrahmen, der zur Aufgabe passt und dich nicht unnötig unter Druck setzt. Natürlich sollte das Ganze trotzdem eine Herausforderung sein, eine echte Challenge. Zeig dir selbst, was du kannst und sei stolz darauf. Sprich mit Freunden und Bekannten darüber.

T – für Time Bound (terminiert)
Verbinde dein Ziel mit einem Datum (dein nächster Geburtstag, Silvester, der Sommerurlaub usw.) oder einem klaren Zeitraum. 5 Kilo zunehmen – und zwar innerhalb von 6 Monaten. Das ist anspruchsvoll, aber machbar und konkret. Auf geht's!

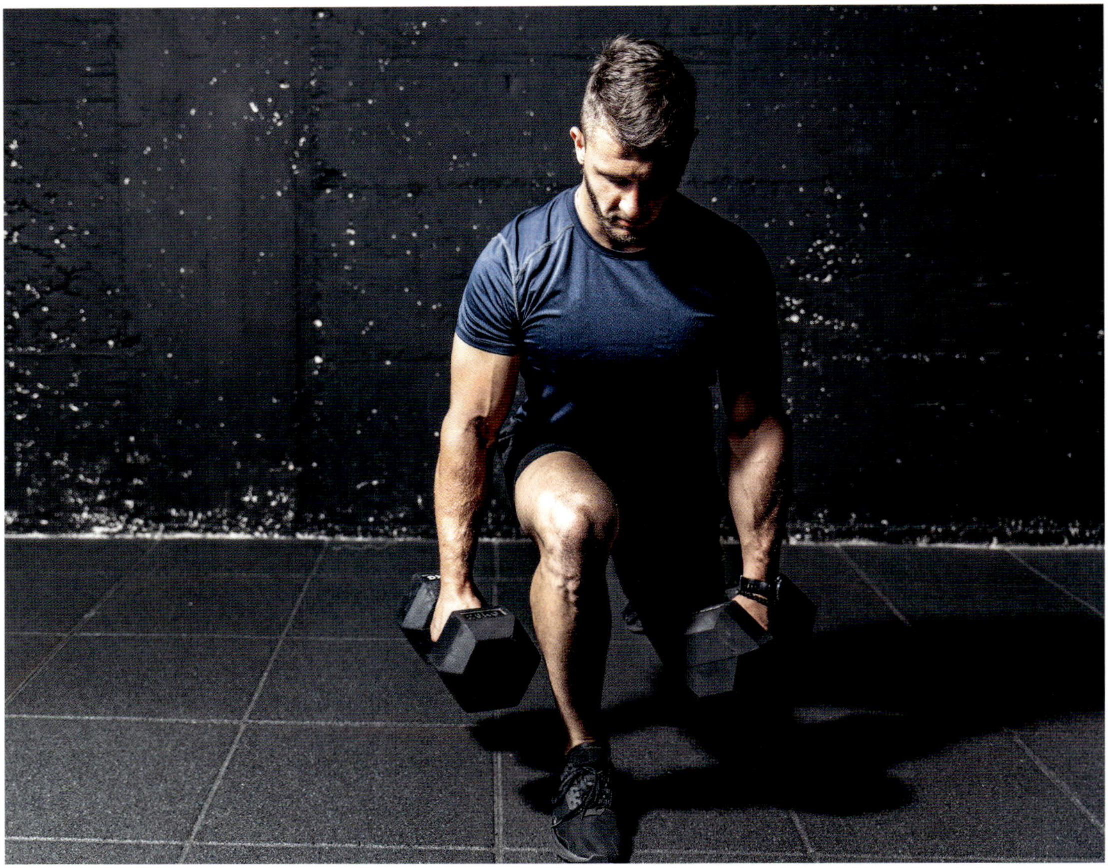

10 Gym-Gebote, die Gains garantieren

Es gibt viele Gründe dafür, dass die Muskeln einfach nicht wachsen wollen. Die Genetik ist in einigen Fällen schuld, sehr häufig sind aber auch elementare Trainingsfehler oder Fehler im Workout-Wochenplan das Problem. Und die lassen sich ganz locker verhindern, durch Trainings-Prinzipien aus der Sportwissenschaft und durch eine Belastungssteuerung, die auf Hardgainer abgestimmt ist. Wenn du dich an diese grundlegenden Gym-Gebote hältst und ab und zu neue Akzente setzt, wirst du Fortschritte machen. Das ist so sicher wie der Proteinshake nach dem Workout.

Die 10 Gym-Gebote auf einen Blick

1. Nicht zu oft trainieren
2. Nicht zu lange trainieren
3. Auf mehrgelenkige Übungen setzen
4. Hauptsächlich Freihanteln benutzen
5. Auch mal einseitig trainieren
6. Ein Bewegungs-Tempolimit einführen
7. Immer neue Reize setzen
8. Deload-Wochen durchziehen
9. Trainingstagebuch führen
10. Spaß haben!

Gym-Gebot 1: Nicht zu oft trainieren

Das klingt jetzt sicher komisch, denn du hast ja hohe Ziele und willst viel erreichen – aber einer der häufigsten Fitness-Fehler besteht tatsächlich darin, dass zu oft trainiert wird. Im Fitness-Fieber gehen einige 5- bis 6-mal pro Woche ins Gym, weil sie etwas bewegen wollen und bis in die Haarspitzen motiviert sind. Damit erreichen sie allerdings das Gegenteil, denn die Erholung kommt deutlich zu kurz. Viel hilft nicht viel.

Der Wechsel von Belastung und Erholung ist eines der wichtigsten Trainingsprinzipien. Hier die Kurzfassung: Nach einer Trainingsbelastung ist eine bestimmte Erholungszeit zur Wiederherstellung der Leistungsfähigkeit und Belastbarkeit nötig. Für Krafttraining wird eine Erholungsphase von 24 bis 72 Stunden empfohlen. Diese Phase ist essenziell für das Muskelwachstum, denn das funktioniert nach dem Prinzip der Superkompensation: Durch die Trainingsbelastung kommt es erst zum Muskelabbau, dann zum Wiederaufbau des geschädigten Muskelgewebes und – bei ausreichender Regenerationszeit – zum Aufbau zusätzlicher Muskelmasse.

Wer jedoch zu früh wieder trainiert, unterbricht diesen Ablauf und gefährdet seine verdienten Gains. Und nicht nur das: Es droht sogar eine Abwärtsspirale der Leistungsfähigkeit, außerdem steigt die Anfälligkeit für Verletzungen und Infekte.

Gerade Hardgainer müssen strikt darauf achten, Pausentage in den Wochenplan einzubauen oder ihr Training so zu splitten, dass jede geforderte Muskelgruppe etwa 48 Stunden zur Erholung hat. Diese Regenerationsphase ist für Hardgainer besonders wichtig, wie Studien zeigen. Es gibt Hinweise darauf, dass hartes Krafttraining bei manchen Menschen ungewöhnlich starke Entzündungsreaktionen auslöst. Die Folge: Das Krafttraining schlägt nicht wie gewünscht an.

TIPP

Für Einsteiger ist eine Trainingshäufigkeit von 2 bis 3 Trainingseinheiten pro Woche ideal, Fortgeschrittene können auf 3 bis 4 Einheiten erhöhen. An Pausentagen sollte wirklich nichts Anderes als Regeneration auf dem Programm stehen. Auf der Couch liegen und Schäfchen zählen ist dir zu langweilig? Keine Sorge, es handelt sich um ein Missverständnis. Der Begriff Regeneration steht für aktive Erholung: Spazierengehen, Meditieren, Massagen. Aber dazu mehr im Kapitel *Richtig regenerieren* (ab Seite 107).

Das Prinzip der Superkompensation

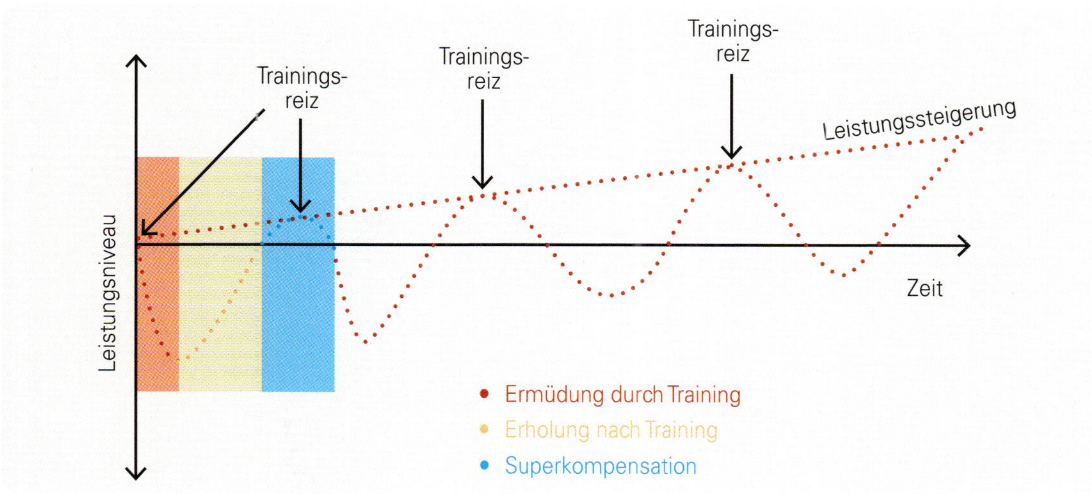

Gym-Gebot 2: Nicht zu lange trainieren

Irgendwie hält sich hartnäckig das Gerücht, dass ein Workout nur effektiv ist, wenn es länger als eine Stunde dauert. Doch das ist falsch. Die Effektivität des Workouts hängt zum größten Teil vom Trainings-Design ab: Von der Auswahl der Übungen, von der Form der Belastung), auch davon, ob Satzpausen vorgesehen sind und wie lange diese Pausen dauern. Die Dauer des Trainings an sich ist für viele eher ein Signal an die Kumpels: »Schaut her, ich war zwei Stunden lang im Gym. Niemand gibt so viel Gas wie ich!« Als Hardgainer musst du cleverer mit deiner Energie umgehen – deine Workouts sollten kurz und knackig sein.

TIPP

30 bis 45 Minuten Training reichen völlig aus, um der Muskulatur einen Hypertrophie-Reiz zu verpassen. Längere Trainingseinheiten sind für Hardgainer einfach nicht sinnvoll, weil sie a) zu viel Energie kosten und b) zu einer größeren Ausschüttung des Stresshormons Cortisol führen, das den Muskelaufbau behindert. Trainingseinheiten von 90 Minuten und mehr wirken sogar eher katabol als anabol, weil dadurch das Risiko steigt, dass der Organismus vermehrt Eiweißstrukturen der Muskulatur für die Energiegewinnung nutzt. Das gilt es zu verhindern.

Der Schutz der bestehenden Muskeln hat für Hardgainer oberste Priorität. Die vielen Überstunden, die deine Trainingskumpels im Gym schieben, kannst du definitiv besser nutzen. Zum Beispiel, um dir ganz entspannt etwas Leckeres zu kochen und deinen Muskeln Futter für die Regeneration zu geben.

Gym-Gebot 3: Auf mehrgelenkige Übungen setzen

Keine Frage, Bizeps-Curls sind ein cooler Klassiker unter den Fitnessübungen. Es macht einfach Spaß zu sehen, wie sich am Oberarm eine kleine Kugel bildet, wenn die Hantel Richtung Schulter schwebt. Aber das Auf und Ab der Hantel trainiert hauptsächlich einen

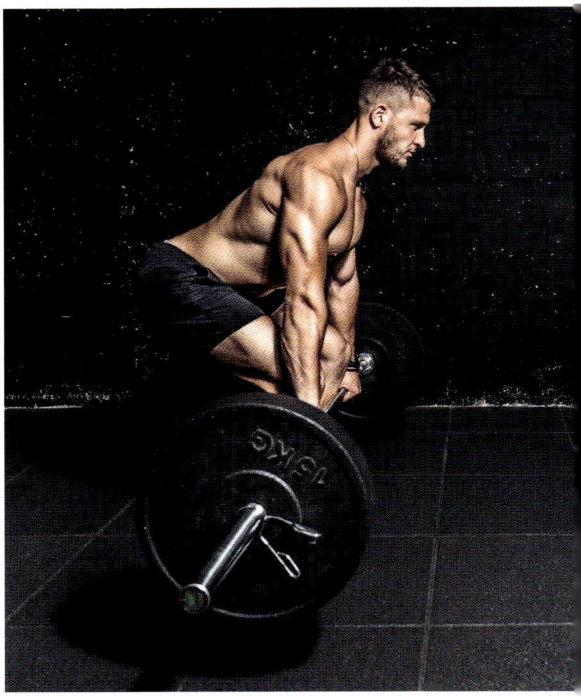

Muskel – den Bizeps. Und dabei handelt es sich auch noch um einen Muskel, der zwar optisch auffällig ist, aber vergleichsweise klein. Das heißt, der anabole Muskelaufbaueffekt auf den gesamten Organismus ist gering, weil nur ein Muskel isoliert trainiert wird.

TIPP

Wenn du in kurzer Zeit viel erreichen möchtest und auf eine große hormonelle Reaktion des Körpers abzielst, solltest du besser auf komplexere Übungen setzen, die mit einer fließenden Bewegung gleich mehrere Muskeln trainieren. Und davon gibt es eine ganze Reihe – sie werden als mehrgelenkige Übungen bezeichnet, weil mindestens zwei Gelenke an der Bewegung beteiligt sind. Komplexe Übungen sind effektiver als eingelenkige Übungen. Einerseits, weil sie Zeit sparen, andererseits, weil sie größere Teile des Körpers einbeziehen und damit eine größere Hormon-Reaktion auslösen. Es gilt: Je mehr Muskeln aktiv sind, desto höher ist die Ausschüttung von Wachstumshormonen wie Testosteron. Beim Bankdrücken trainierst du zum Beispiel nicht nur die Brust, sondern gleichzeitig auch Schulter und Trizeps.

Als Ergänzung sind eingelenkige Übungen absolut sinnvoll, beispielsweise um einzelne Muskeln gezielt zu pushen oder um Defizite auszugleichen. Ein guter Hardgainer-Trainingsplan sollte jedoch auf mehrgelenkigen Übungen basieren.

Beispiele für mehrgelenkige Übungen:

- Kniebeugen
- Kreuzheben
- Bankdrücken
- Thrusters
- Liegestütz

Ein Vorteil komplexer Übungen besteht darin, dass die Trainingslast auf mehrere Gelenke und oft sogar auf eine ganze Muskelkette verteilt ist – dadurch sind Sätze mit höherem Gewicht möglich. Die an der Bewegung beteiligten Muskeln unterstützen sich gegenseitig. Auch die Rumpfmuskulatur an Bauch und Rücken ist bei mehrgelenkigen Übungen aktiv, um die Wirbelsäule zu stützen oder die Balance zu halten. Ein isoliertes Bauchtraining kannst du dir also sparen, wenn du fleißig komplexe Übungen durchziehst.

Gym-Gebot 4: Hauptsächlich Freihanteln benutzen

Freie Gewichte wie Langhanteln oder Kurzhanteln sind ideal, um mehrgelenkige Übungen noch effektiver zu machen. Das liegt vor allem daran, dass sie einen größeren Bewegungsradius und damit mehr Bewegungsfreiheit und natürlichere Bewegungsabläufe ermöglichen als Kraftgeräte, bei denen die Bewegungen durch Hebel geführt sind. Wenn der Bewegungsradius größer ist, sind in der Regel mehr Muskeln an der Bewegung beteiligt, was wiederum zu einem größeren mechanischen und metabolischen Reiz führt und die Weichen auf Muskelaufbau stellt. Also: Daumen hoch für Freihanteln.

Nichts gegen Kraftgeräte. Auch damit ist ein effektives Hypertrophietraining möglich. Inzwischen gibt es ausgeklügelte Maschinen, die so viele individuelle Einstellungsoptionen bieten, dass ein und dieselbe Übung mit diversen Bewegungswinkeln möglich ist. Ebenfalls nicht zu verachten: Gewichte lassen sich meistens schneller wechseln als bei Hanteln. Steckstift umstöpseln, fertig. Das ist schon bequem (genau wie die gepolsterten Rückenlehnen). Außerdem sind die geführten Bewe-

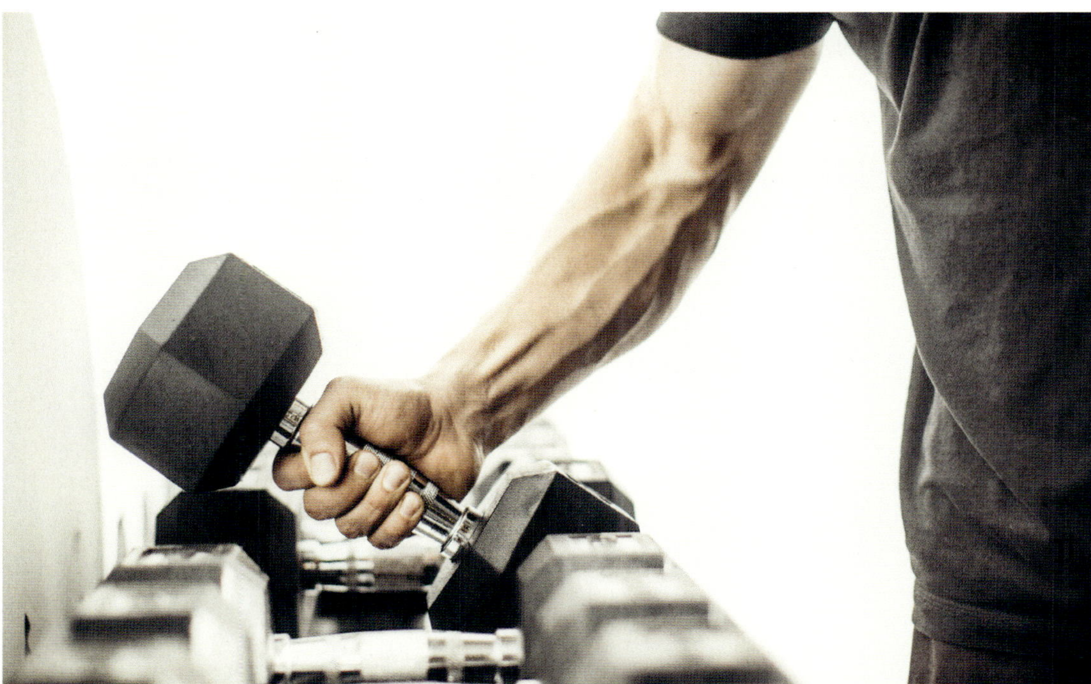

gungsabläufe für absolute Trainingsanfänger von Vorteil, weil der Fokus während der Übung voll und ganz auf der Kraftleistung liegt, weniger auf der Bewegungstechnik. Damit sinkt gleichzeitig das Verletzungsrisiko. Allerdings sind auch Freihantelübungen fix gelernt. Und für alle, die gern zuhause trainieren, sind Langhanteln oder Kurzhanteln ohnehin fast die einzige Option. Schließlich kann es sich kaum jemand erlauben, einen Gym-Gerätepark im Keller aufzubauen, um einzelne Muskeln isoliert zu trainieren. Maschinen und Zugtürme sind nicht nur extrem teuer und schwer, sie nehmen auch viel Platz weg. Die günstigere Wahl sind Hanteln, sowohl zuhause als auch im Fitnessstudio.

TIPP

Unilaterale Bewegungsvarianten sind für viele ungewohnt und daher koordinativ besonders anspruchsvoll, erzeugen aber gerade deshalb große Effekte. Übungen wie einarmiges Kurzhantelrudern oder Ausfallschritte erfordern eine hohe Konzentration auf den Bewegungsablauf und verbessern die Koordination der Muskulatur. Außerdem bringen sie schlicht Abwechslung ins Training. Viel entscheidender ist aber, dass bei unilateralen Übungen nachgewiesenermaßen schon mit geringen Gewichten gute Trainingsergebnisse möglich sind – auch in Sachen Muskelaufbau.

Gym-Gebot 5: Auch mal einseitig trainieren

Bei den meisten Kraftübungen werden beide Körperseiten zu gleichen Teilen belastet, etwa beim Bankdrücken oder bei klassischen Kniebeugen. Es ist jedoch sinnvoll, auch Übungen in den Trainingsplan aufzunehmen, bei denen die Last einseitig verteilt ist – also »unilateral«, auf einem Bein oder einem Arm. Beispiel gefällig? Einarmiges Bankdrücken mit der Kurzhantel ist eine Trainingsvariante, die sich durchaus lohnt. Denn durch die einseitige Last der Hantel entsteht im wahrsten Sinne des Wortes ein Ungleichgewicht, das von der Muskulatur durch zusätzliche Spannung ausgeglichen werden muss.

Regelrecht magisch ist der sogenannte Crossing-Effekt, der bei unilateralen Übungen auftritt. Demnach kommt es in beiden Armen oder beiden Beinen zu einer Kraftsteigerung, selbst wenn nur eine Seite aktiv trainiert wird. Kontralateraler Transfer nennt sich dieses Phänomen. Echt praktisch für alle, die einen Knochenbruch haben und Gips tragen müssen, aber keine Trainingspause einlegen wollen. Mit der gesunden Seite ist weiterhin ein vorsichtiges Workout möglich und die inaktive Körperseite profitiert davon – mit einem geringen Kraftzuwachs von 7 bis 8 Prozent, wie Studien gezeigt haben.

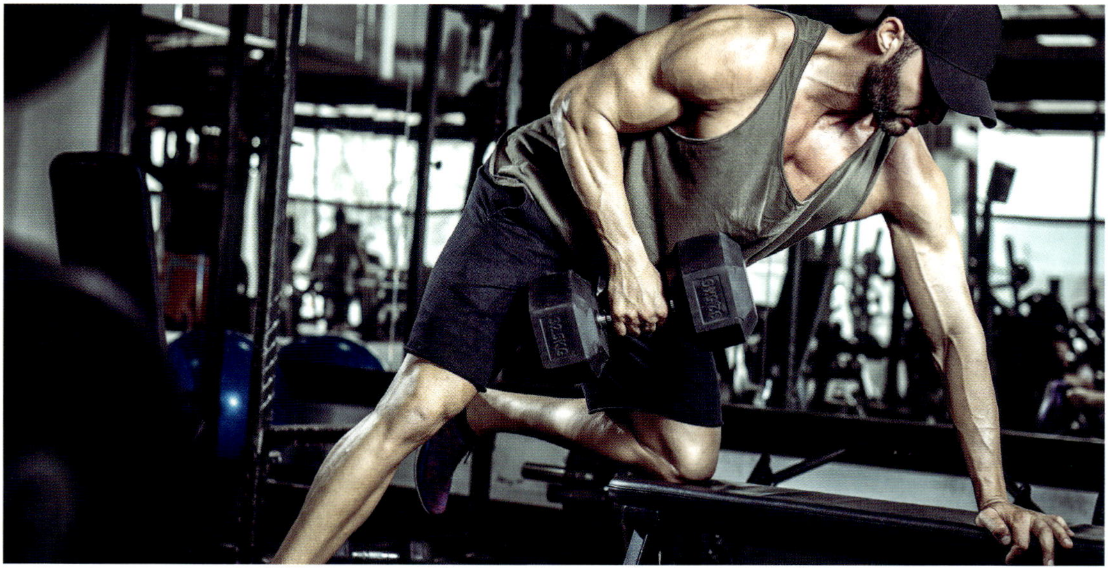

Gym-Gebot 6: Ein Bewegungstempolimit einführen

Auf und ab, auf und ab. So läuft's in der Regel beim Fitnesstraining, und das ist auch gut so. Nicht so gut ist dagegen das Tempo, in dem die meisten ihre Bewegungen ausführen. Das ist oft viel zu hoch und viel zu schwungvoll. Dabei bringt eine betont langsame Übungsausführung Vorteile für den Muskelaufbau.

TIPP

Die sogenannte Time Under Tension (TUT) ist ein wichtiger Hypertrophiehebel. Gemeint ist die Dauer der Muskelspannung während eines Satzes, und die hängt von der Bewegungsgeschwindigkeit ab. Bitte merken: Wer einfach versucht, den Satz so schnell wie möglich hinter sich zu bringen, verschenkt wertvolles Muskelpotenzial. Langsame Bewegungen führen zu einer maximalen Hormonantwort des Körpers. Lass dir also Zeit beim Pumpen, vor allem in der exzentrischen Phase der Wiederholung (beim Herablassen des Gewichts) – denn diese Bewegungsphase gilt als besonders wertvoll für den Muskelaufbau.

Eine klassische Wiederholung beim Krafttraining besteht aus 4 Phasen:

1. Startposition, Gewicht anheben – konzentrische Spannung
2. Gewicht halten – isometrische Spannung
3. Gewicht absenken – exzentrische Spannung
4. Ausgangsposition, Gewicht halten – isometrische Spannung

Eine allgemeingültige Empfehlung für die ideale TUT gibt es aktuell nicht. Manche Trainingsexperten raten zu extreeem langsamen Wiederholungen mit einer konzentrischen und einer exzentrischen Phase von jeweils 5 Sekunden. Es gibt gleichzeitig aber Hinweise, dass eine schnellere konzentrische Phase eine bessere Kraftsteigerung bewirkt. Ein sinnvoller Mittelweg für Hardgainer sieht so aus:

- Flottere konzentrische Phase (2 Sekunden anheben),
- kurze isometrische Phase (1 Sekunde halten) und
- langsame exzentrische Phase (4 bis 5 Sekunden absenken).

  → insgesamt 7 bis 9 Sekunden pro Wiederholung

Ja, es ist anstrengender, die Hantel gefühlt im Zeitlupentempo zu bewegen, deshalb darf das Trainingsgewicht auch ruhig etwas leichter sein. Für den Muskelaufbau ist eine ordentliche muskuläre Erschöpfung ohnehin wichtiger als die Zahl, die auf der Hantel steht. Und muskuläre Erschöpfung erreichst du durch langsame Wiederholungen definitiv.

Gym-Gebot 7: Immer neue Reize setzen

Es geht nicht (mehr) voran beim Training? Tja, oft hängt das schlicht und einfach damit zusammen, dass die Muskulatur sich längst an die Trainingsbelastung angepasst hat. Wer zu lange mit dem gleichen Gewicht und der gleichen Wiederholungszahl trainiert, stagniert. Für Fortschritte musst du das Prinzip der wechselnden Belastung einhalten – also ständig neue Reize setzen und Abwechslung ins Workout bringen. Fordere dich selbst heraus!

TIPP

Eine Maßnahme für mehr Muskelaufbau: Ungefähr alle acht Wochen ein neues Trainingsprogramm starten. Neue Übungen, neue Wiederholungszahlen, andere Trainings-Tools, höhere Gewichte, Wechsel im Bewegungstempo – all das bringt dich weiter, weil es die Muskulatur unter Anpassungsdruck setzt. Netter Nebeneffekt: Mehr Abwechslung bedeutet auch mehr Spaß und mehr Motivation. Das hält dich bei der (Hantel)Stange.

Wichtig ist auch das Trainingsprinzip der ansteigenden Belastung. Im Krafttraining lässt sich die Belastung unter anderem durch ein höheres Trainingsvolumen steigern (bedeutet: mehr Sätze pro Woche), durch eine höhere Intensität (mehr Gewicht/Load) oder durch eine Steigerung der Wiederholungszahl – auch darauf reagiert die Muskulatur mit Anpassungen, wie Forscher der City University of New York im Herbst 2022 nachgewiesen haben. Wenn du etwas sanfter trainieren möchtest, musst du also nicht zwingend das Gewicht nach oben schrauben, du kannst beispielsweise auch alle 2 Wochen 2 Wiederholungen mehr pro Satz durchziehen (setz dir am besten eine Obergrenze, etwa 20 Wiederholungen, an der du das Gewicht steigerst und wieder mit 10 Wiederholungen pro Satz beginnst).

Wie hoch das Trainingsvolumen sein sollte? Für Anfänger liegt die Empfehlung bei 4 bis 9 Sätzen pro Muskel(gruppe) und Woche, Fortgeschrittene können die Belastung auf 10 bis 16 Sätze steigern. Aber Achtung: Weniger ist für Hardgainer mehr. Mit steigendem Belastungsumfang steigt zwar auch die Chance auf Massezuwachs, doch nur bis zu einem gewissen Punkt – denn die Regenerationsfähigkeit sinkt. Also, unbedingt auf die Signale des Körpers hören (Muskelschmerzen, Gelenkschmerzen, Motivation, Schlafqualität) und den Umfang lieber langsam steigern. Für Muskelaufbau ist die Regelmäßigkeit wichtiger.

Ähnliches gilt für die Steigerung der Intensität. Viele kleine Gewichtsanpassungen sind besser als wenige große Gewichtssprünge. Wenn du merkst, dass du bei einer Übung locker 10 technisch saubere Wiederholungen schaffst, steigere die Wiederholungszahl oder pack etwas mehr Gewicht drauf – am besten in ganz kleinen Schritten von 2,5 bis 5 Kilo. In manchen Gyms gibt es auch 1,25-kg-Scheiben, die sind für spürbare Fortschritte ideal. Immer erst die Wiederholungszahl steigern, dann das Gewicht.

Gym-Gebot 8: Deload-Wochen durchziehen

Richtig hartes Training ist die Basis für Muskelaufbau, das steht außer Frage. Gleichzeitig solltest du deinem Körper regelmäßig längere Erholungsphasen gönnen, damit du deine Muskeln, Sehnen und Gelenke nicht überlastest und langfristig leistungsfähig bleibst.

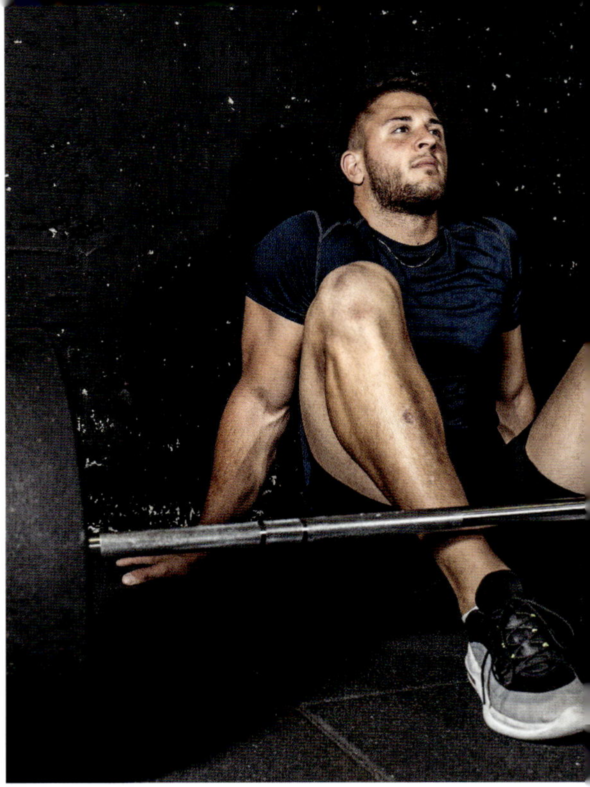

Vor allem die Sehnen reagieren sehr empfindlich auf zu hohe Trainingsumfänge, sie brauchen aufgrund ihrer Struktur nämlich deutlich mehr Zeit zur Anpassung als Muskeln. Auch für die mentale Power sind lockere Phasen einfach wichtig. Also, runter mit den Gewichten! Zumindest für kurze Zeit.

Eine gute Möglichkeit, aktive Erholungsphasen in den Trainingsplan zu bringen, sind Deload-Wochen. Dabei wird für eine ganze Woche gezielt die Intensität heruntergefahren – und zwar auf 50 bis 60 Prozent der üblichen Intensität. Du trainierst genauso häufig, nur mit weniger Gewicht oder weniger Sätzen. Ob das den Muskelaufbau gefährdet? Nein, keine Sorge, auch weniger intensives Training aktiviert die Proteinsynthese in der Muskulatur. Muskelabbau ist deshalb kein Thema. Sieh es am besten so: Deload-Wochen sind eine geniale Gelegenheit, um die inneren Akkus wieder voll aufzuladen und Abwechslung ins Workout zu bringen.

Bei Hardgainern sollte jede vierte Trainingswoche eine Deload-Woche sein, denn für Hardgainer hat die

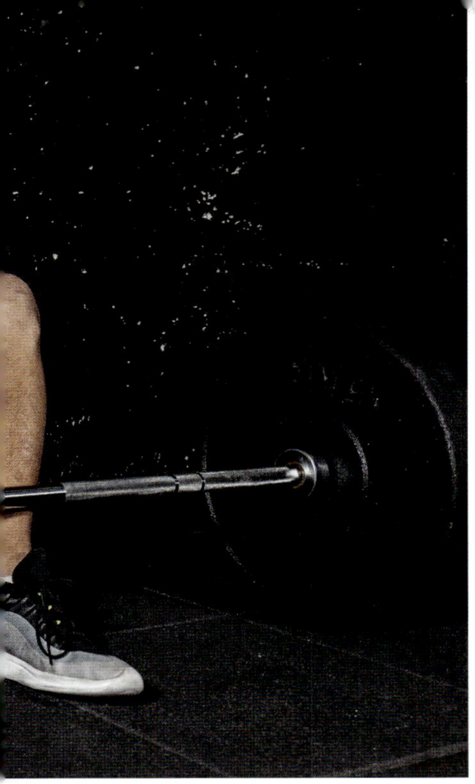

Regeneration »högschte Priorität«, wie Ex-Fußball-Nationaltrainer Jogi Löw sagen würde. Du trainierst also drei Wochen intensiv, darauf folgt eine lockere Deload-Woche. Es gibt viele verschiedene Deload-Varianten.

Im Prinzip sind der Fantasie keine Grenzen gesetzt, weil es einfach nur darum geht, die Intensität für einen kurzen Zeitraum zu verringern. Für Hardgainer bietet sich eine spezielle Variante an (dazu weiter unten mehr).

Beispiele für Deload-Varianten

- **Trainingsgewicht um 30 bis 50 Prozent reduzieren,**
- **gleiche Wiederholungszahl,**
- **Zahl der Sätze halbieren (bei ungeraden Zahlen aufrunden),**
- **Wiederholungszahl um 30 bis 50 Prozent reduzieren.**
  Beispiel: 5 bis 6 Wiederholungen pro Satz statt 10 Wiederholungen.
- **Zahl der Sätze halbieren (bei ungeraden Zahlen aufrunden).**

Deload-Variante für Hardgainer

Trainingsgewicht um 50 Prozent reduzieren, Wiederholungszahl auf 20 bis 25 Wiederholungen steigern, Zahl der Sätze halbieren (bei ungeraden Zahlen aufrunden).

Der Vorteil dieser speziellen Deload-Variante besteht darin, dass du gleich dreifach davon profitierst:
1) Sie entlastet dich, weil Trainingsvolumen und Trainingsintensität heruntergefahren werden (weniger Sätze, geringere Gewichte). Super für die Regeneration!
2) Sie bringt spürbar Abwechslung ins Workout, weil du ganz anders trainierst als sonst (viele Wiederholungen, höheres Bewegungstempo).
3) Sie setzt neue Reize, die nachgewiesenermaßen den Muskelaufbau pushen (metabolischer Stress durch Sätze mit viele Wiederholungen).

Ein weiterer Deload-Ansatzpunkt sind die Übungen. Du kannst zum Beispiel drei bis vier Übungen aus dem Plan streichen und stattdessen zwei komplett neue Übungen einbauen, die du schon immer mal ausprobieren wolltest (bei moderatem Gewicht und halbierter Satz-Zahl). Hauptsache, die Belastung sinkt und du kriegst den Kopf frei.
Deload-Wochen sind übrigens auch eine extrem gute Gelegenheit, um an der Technik zu arbeiten. Leg den vollen Fokus auf die perfekte Bewegungsausführung. Davon wirst auch in den härteren Phasen profitieren, denn: Je sauberer die Bewegungsausführung, desto höher ist die Effektivität der Übungen – und der daraus resultierende Muskelaufbau.

Gym-Gebot 9: Ein Trainingstagebuch führen

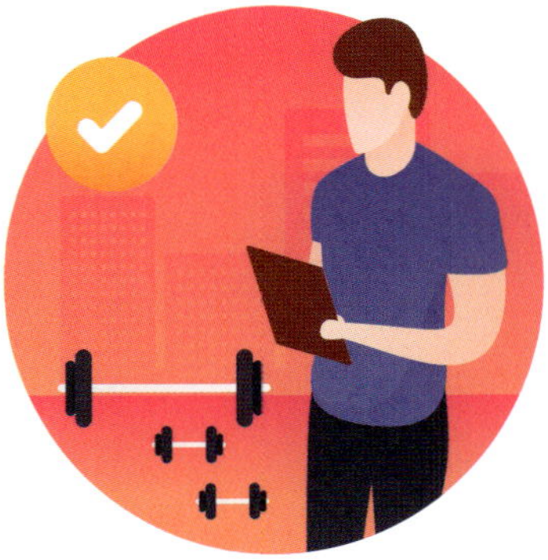

Tagebücher sind nur was für Mädchen im Alter zwischen 8 und 13 Jahren? Möööp, falsch! Jeder, der hart an sich arbeitet, sollte seine Fortschritte und Rückschläge aufschreiben. Du musst kein Schleifchen um das Buch binden oder Gym-Gedichte verfassen – ein paar grundsätzliche Notizen zu deinen Zielen und zur letzten Trainingseinheit reichen vollkommen aus. Jede Zeile lohnt sich. Dahinter steckt folgendes Prinzip: Wer seine Ziele aufschreibt, verankert sie im Unterbewusstsein und steigert damit seine Erfolgschancen.

TIPP

Ein Fitness-Tagebuch ist ideal, um deine Leistung zu analysieren und Entwicklungen zu beobachten. Ob du es analog mit Papier und Stift führst oder digital per Smartphone-App, spielt nicht die entscheidende Rolle. Hauptsache, du schreibst auf, was du in deine Fitness investierst und wie dein Körper darauf reagiert (auch emotional). Wenn deine Motivation oder die Schlafqualität langfristig sinkt, ist die Trainingsbelastung eventuell zu hoch.

Für Smartphones und Tablets gibt es verschiedene Apps zum Planen und Tracken von Workouts (teilweise kostenpflichtig). Sie helfen dir dabei, deine Fortschritte zu visualisieren, halten dadurch deine Motivation oben und sind easy zu bedienen. Du magst es lieber klassisch? Dann besorg dir ein Notizbuch mit Spiralbindung – das lässt sich im Fitnessstudio leichter aufklappen, wenn die Hände vom Pumpen schon ganz zittrig sind. Welche Größe du wählst, bleibt dir überlassen. Ein DIN-A5-Format hat Vorteile, da es in jede Tasche passt. Viel wichtiger ist jedoch der Inhalt des Buches.

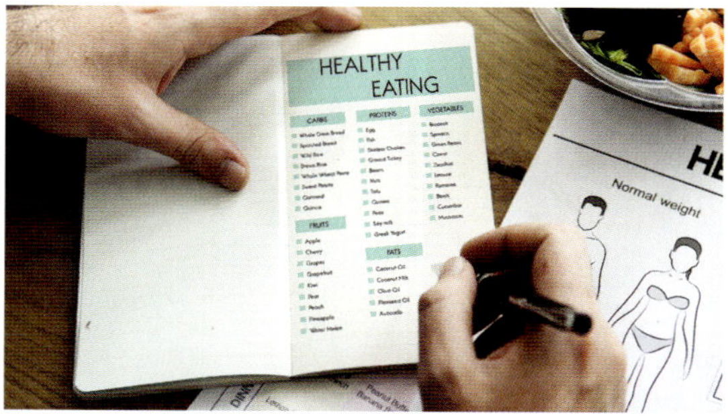

Was du im Fitnesstagebuch notieren solltest:

- Deine Ziele/deine Vision
  → Nach dem SMART-Prinzip festlegen, einmalig notieren
- Den aktuellen Trainingsplan hinterlegen
  → Am besten mit dem jeweiligem 1-RM der Übungen.
- Sportliche Fortschritte
  → Übungen der Trainingseinheit, geschaffte Wiederholungen und Sätze, Pausenlänge.
- Motivationslevel
  → Lust auf die Trainingseinheit auf einer Skala von 1 bis 10 (Top-Level = 10)
- Schmerzen vor oder nach dem Training
  → Wo tut es weh? Seit wann? Wie stark ist der Muskelkater (Skala von 1 bis 10)?
- Deine Schlafqualität in der Nacht zum Trainingstag (Skala von 1 bis 10)
  → Plus: Wie viele Stunden hast du geschlafen?
- Optische Fortschritte (gern auch mit Ganzkörper-Fotos belegen)
  → Körpergewicht am Trainingstag, alle vier Wochen den Umfang von Bizeps, Brust und Oberschenkel messen

Mit diesen Notizen bist du gut aufgestellt, denn aus den einzelnen Daten lassen sich Trends ablesen, die zeigen, ob du auf dem richtigen Weg bist. Falls nicht, erkennst du durch die Aufzeichnungen ziemlich schnell, dass du nachsteuern musst, um die Kurve wieder nach oben zu biegen. Beispielsweise durch einen stärkeren Fokus auf die Regeneration (mehr Schlaf) oder durch eine Anpassung der Trainingsgewichte.

Gym-Gebot 10: Spaß haben!

Was du auch tust – mach es mit Freude. Das Leben ist zu kurz, um sich mit Dingen abzuquälen, die keinen Spaß machen. Falls du zwischendurch einen Motivationsschub brauchst, diese Weisheit hilft: »Remember why you started«. Denk daran, warum du (mit dem Krafttraining) angefangen hast. Dann kommt die Motivation von selbst zurück. Oder es war eben der falsche Weg für dich.

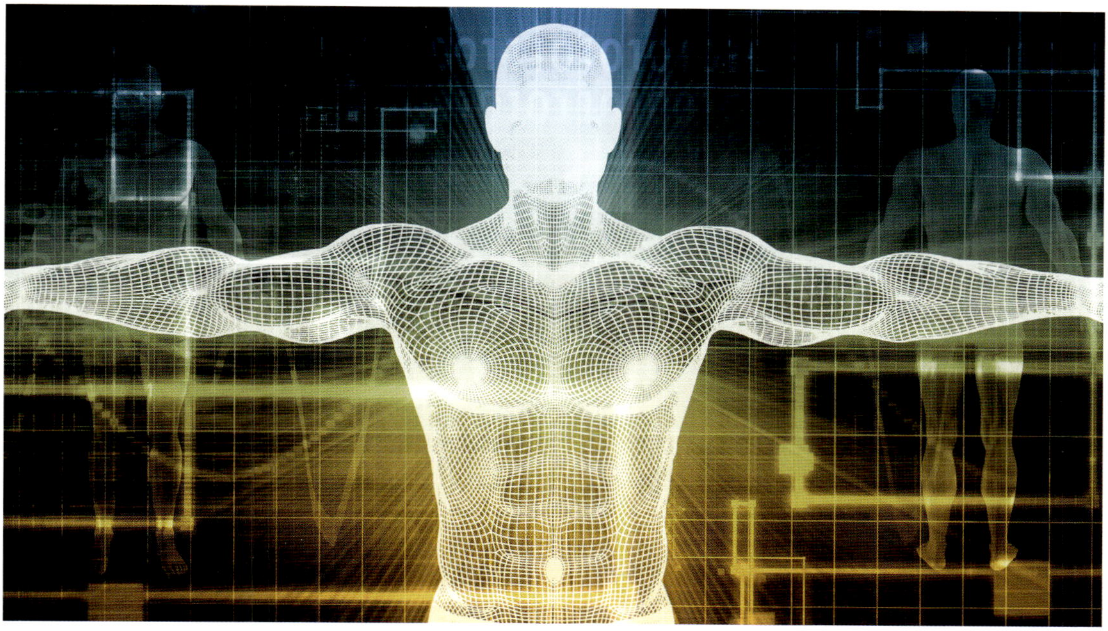

Die Big-Five-Übungen für mehr Muskelmasse

Welche Trainingsmethoden dir Gains garantieren, sollte jetzt klar sein. Mindestens genauso wichtig ist jedoch die Auswahl der passenden Übungen. Manche sind regelrechte Muskelaufbau-Booster und sollten in keinem Trainingsplan fehlen, weil sie außergewöhnlich effektiv sind: Es geht um die Big-Five-Übungen des Krafttrainings. Absolute Klassiker. Die Königsklasse des Krafttrainings. Coaches aus der ganzen Welt setzen schon seit Jahrzehnten gezielt auf genau diese Übungen, um Profiathleten in Topform zu bringen. Deshalb werden sie auch als Grundübungen bezeichnet.

Die Big Five des Krafttrainings

1. Kniebeugen
2. Klimmzüge
3. Kreuzheben
4. Bankdrücken
5. Schulterdrücken

Was ausgerechnet diese Übungen so wertvoll macht? Eine Gemeinsamkeit ist entscheidend: Alle Big-Five-Übungen sind mehrgelenkige Übungen – also komplexe Übungen, an deren Ausführung mehrere Gelenke und besonders viele Muskeln beteiligt sind. Das erhöht den Impact in Sachen Muskelaufbau und spart letztendlich auch Zeit, weil du mit wenigen Übungen große Teile des Körpers erreichst.

TIPP

Dies garantiert ein kompaktes, aber richtig knackiges Ganzkörper-Workout:
Kombiniere einfach die Big-Five-Übungen und zieh sie in der oben angegebenen Reihenfolge durch. Zum Beispiel als Zirkeltraining mit einer 3-minütigen Erholungspause nach der letzten Übung (je 8 bis 12 Wiederholungen oder bis zur Erschöpfung, falls nur sehr leichte Gewichte griffbereit sind; 2 bis 3 Durchgänge reichen).

Grundsätzlich solltest du dir vornehmen, in jedem Workout mindestens zwei bis drei dieser Grundübungen zu absolvieren. Sie sind die Basis für effektiven Muskelaufbau, aber technisch zum Teil anspruchsvoller als andere Übungen. Deshalb erfährst du hier, worauf du bei der Übungsausführung achten solltest, damit die Big Five ihre volle Power entfalten und mit welchen Tricks du noch ein paar Prozentpunkte mehr Muskel-Rendite herausholst.

Kniebeugen

Eine Klassikerübung für kräftige Beine und einen knackigen Hintern, die sowohl mit Gewichten als auch ohne durchführbar ist. Neben der Muskelkraft verbessern Kniebeugen auch die Koordination, weil die Bewegungsausführung komplex ist und die volle Aufmerksamkeit des Athleten erfordert. Bei hohen Wiederholungszahlen (ab 15 bis 20) haben Kniebeugen aufgrund ihrer Dynamik übrigens einen positiven Effekt auf das Herz-Kreislauf-System. Im Englischen heißen Kniebeugen Squats. Eventuell hörst du den Begriff auch ab und zu in deutschen Gyms.

Ziel-Muskeln: Oberschenkel, Adduktoren, Po.
Aktive Hilfsmuskeln: Rumpfmuskeln an Bauch und Rücken, Waden.

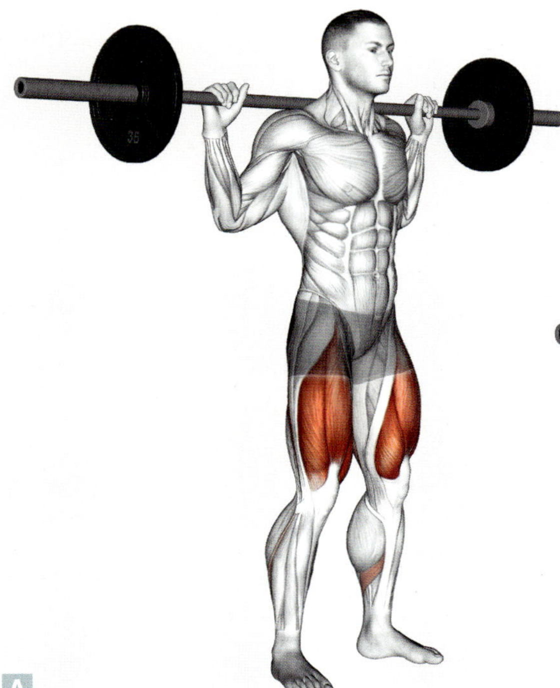

A

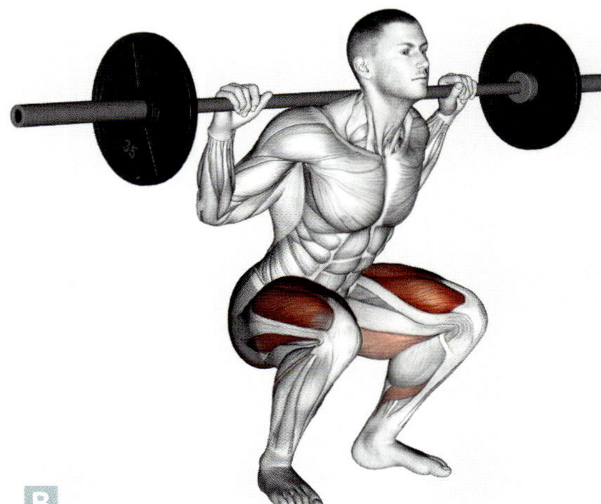

B

Perfekte Technik:

A Aufrechter Stand, die Füße sind schulterweit voneinander entfernt, beide Fußspitzen leicht nach außen gerichtet. Einatmen, die Bauchmuskeln anspannen, Rücken gerade halten.

B Langsam den Po nach hinten-unten absenken, bis die Oberschenkel parallel zum Boden sind. Spannung eine Sekunde halten, dann aktiv ausatmen und die Beine strecken, um den Körper wieder aufzurichten. Mit Phase **A** weitermachen.

Profi-Tipp: Die Kniebeuge mit Schulterdrücken kombinieren – beim Aufrichten die Hantel nach oben stemmen, um auch die Arme und die Schultern zu trainieren (aus den Kniebeugen werden so Thrusters). Kniebeugen ohne Zusatzgewicht lassen sich durch Strecksprünge intensivieren (Jump-Squats). Nicht langsam wieder aufrichten, sondern explosiv, dann abspringen und die Arme über dem Kopf nach oben strecken.

Klimmzüge

Keine Übung spaltet die Fitness-Community so krass wie diese: Manche hassen Klimmzüge, manche lieben sie. Höchst wahrscheinlich hängt diese Hassliebe schlicht und einfach damit zusammen, dass Klimmzüge (oder auch Chin-ups bzw. Pull-ups) unfassbar anstrengend sind – gerade das macht sie aber auch unfassbar effektiv. Ein Dilemma, das sich simpel lösen lässt: Zähne zusammenbeißen und loslegen! Es lohnt sich definitiv, selbst wenn nur 3 bis 5 Klimmzüge dabei rumkommen. Bei Pull-ups tritt die Muskelerschöpfung nämlich meist relativ fix ein. Schaffst du mehr als 10 saubere Wiederholungen am Stück? Stark, dann bist du schon gut dabei. Hier wird der Klimmzug im Untergriff (Chin-ups) vorgestellt, weil Latissimus und Bizeps dabei stärker beansprucht werden – zwei besonders wichtige Muskeln für das Projekt Traumkörper.

Ziel-Muskeln: Rücken (Latissimus, Trapezmuskel, Rhomboideus), hintere Schultern.
Aktive Hilfsmuskeln: Bizeps und Rumpfmuskeln.

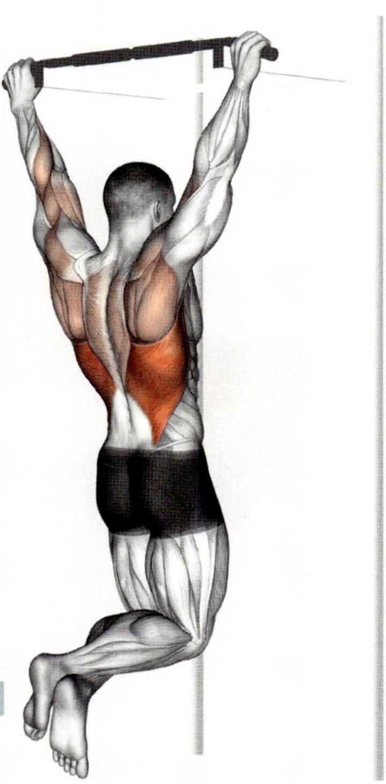

A + C

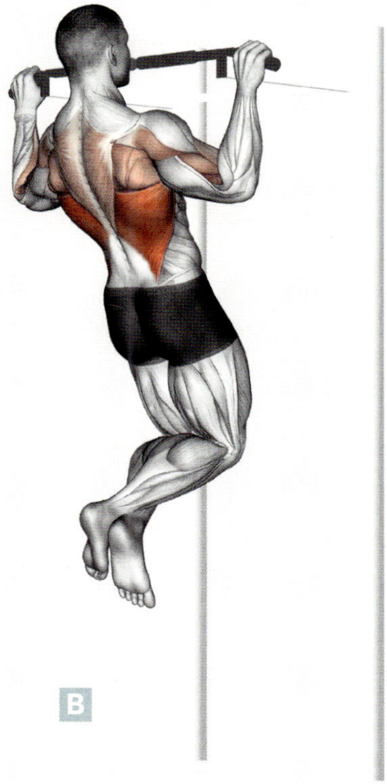

B

Du schaffst noch keinen Klimmzug?
Dann setz erstmal auf negative Klimmzüge (Phase C der Klimmzugbewegung). Dafür springst du mithilfe einer Box an die Stange, hältst das Kinn für eine Sekunde über der Stange und senkst dann langsam den Oberkörper ab. Diese sogenannte exzentrische Bewegung gilt ohnehin als stärkerer Muskelaufbau-Treiber. Nimm die Gains mit, irgendwann schaffst du den kompletten Klimmzug aus eigener Kraft, versprochen. Weitere Alternativen zum Herantasten sind Band-Assisted-Pull-ups, bei denen ein Gummiband dein Gewicht trägt, oder du simulierst Klimmzüge am Gerät – per Latzug.

Perfekte Technik:

A Mit gestreckten Armen an eine Klimmzugstange hängen. Schulterweiter Griff, beide Handflächen zeigen zur Stange. Für mehr Stabilität die Füße überkreuzen und die Rumpfmuskeln aktivieren.

B Bizeps und Rückenmuskeln anspannen, um den Oberkörper Richtung Klimmzugstange zu ziehen (das Kinn sollte auf Stangenhöhe kommen). Der Schwerkraft kontrolliert nachgeben und betont langsam den Oberkörper herablassen. Die Schultern bleiben unten, der Rücken gerade.

C Oberkörper absenken, bis die Arme fast gestreckt sind.

Profi-Tipp: Einfach mal andere Griff-Varianten ausprobieren. Im weiten Obergriff (Handrücken zeigen zum Körper) sind andere Muskeln gefordert als im Untergriff (Handflächen zeigen zum Körper). Klimmzüge im Obergriff sind schwieriger, weil der Bizeps nicht mitarbeitet. Das wirst du an der maximalen Wiederholungszahl spüren. Immer noch nicht krass genug? Dann erhöhe dein Eigengewicht mit einer Gewichtsweste (5 bis 10 kg) oder einer Eisenkette.

Kreuzheben

Auch diese Übung gehört zu den absoluten Klassikern im Krafttraining. Das Kreuzheben ist eine Teildisziplin des Kraftdreikampfes, genau wie Kniebeugen und Bankdrücken. Vielleicht hast du im Gym mal den Begriff Deadlift für Kreuzheben gehört? Der Name klingt martialisch, aber das täuscht. Die Übung wurde nicht so benannt, weil sie todesanstrengend ist, sondern weil die Hantel beim Deadlift aus einem toten Punkt gehoben wird. Mörderisch effektiv ist die Übung trotzdem.

Ziel-Muskeln: Unterer Rücken, Po, Oberschenkel. Aktive Hilfsmuskeln: Rumpfmuskeln, Waden, Nacken.

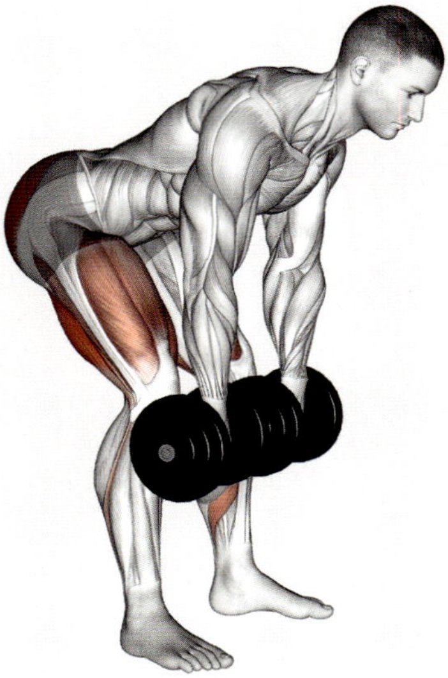

A

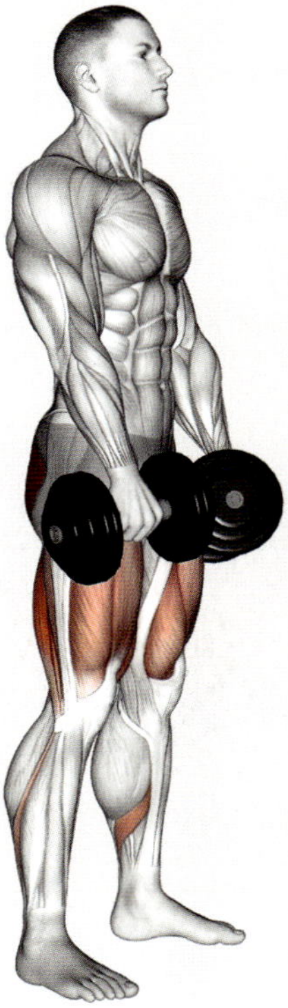

B

Perfekte Technik:

A Kurzhanteln greifen, Knie leicht beugen. Die Füße parallel und etwa schulterbreit aufstellen. Mit gestreckten Armen die Hantel greifen (Handflächen zeigen zum Körper). Hanteln und Arme vor den Beinen positionieren, Rücken gerade halten.

B Gleichzeitig die Beine strecken, den Oberkörper aufrichten und die Hantel nah an den Schienbeinen nach oben führen. Der Rücken bleibt gerade, die Arme gestreckt. Oben angekommen? Dann 1 Sekunde die Spannung halten und zurück in die Startposition.

Profi-Tipp: Zughilfen könnten für dich eine sinnvolle Investition sein, weil sie die Griffkraft verstärken und dir somit helfen, mehr Gewicht zu bewegen oder mehr Wiederholungen zu schaffen.

Bankdrücken

Achtung, aufgepasst: Mit der Info, die jetzt folgt, kannst du beim nächsten Small-Talk im Fitnessstudio glänzen. Der Weltrekord im Bankdrücken liegt inzwischen bei über 500 Kilo (Kategorie »Equipped«, also mit Hilfsmitteln). Zum Vergleich: Ein ausgewachsenes Pferd wiegt etwa 300 Kilo ... Und was stemmst du so? Bankdrücken ist extrem beliebt, weil der Bewegungsablauf relativ simpel ist, weil die Übung den Brustmuskel so schön pusht – und bestimmt auch, weil die Übung sich einfach ultra-männlich anfühlt.

Auf der Bank liegen und eine Eisenstange voller Gewichte wegdrücken! Gibt es etwas Cooleres? Häufig wird fürs Bankdrücken eine Hantelstange genutzt, mit Kurzhanteln funktioniert die Übung aber mindestens genauso gut.

Ziel-Muskeln: Brust, Trizeps.
Aktive Hilfsmuskeln: Vordere Schultermuskeln, Sägemuskel am Brustkorb.

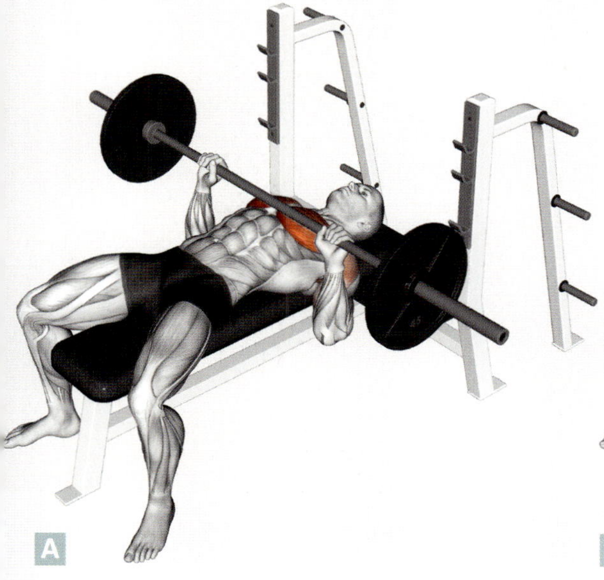

A

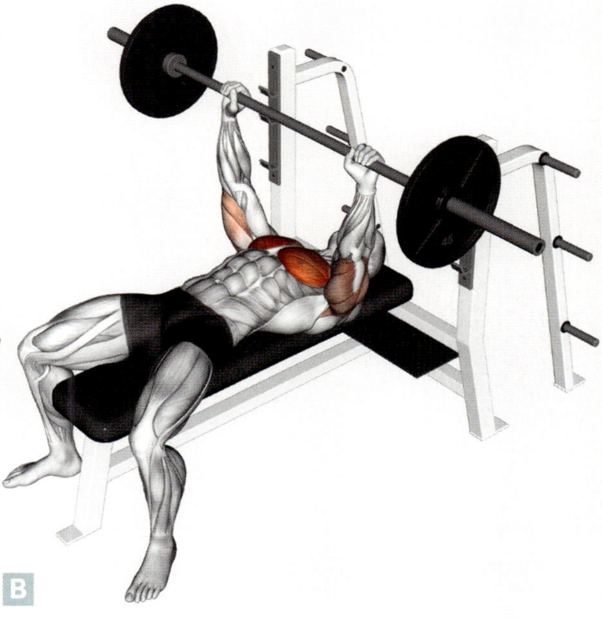

B

Perfekte Technik:

A Rücklings auf eine Trainingsbank legen, die Füße fest und flach aufstellen. Die Hantelstange etwas mehr als schulterbreit greifen, aus der Sicherung heben und mit gestreckten Armen knapp über der Brust halten. Einatmen.

B Das Gewicht nach oben stemmen und dabei ausatmen, als wolltest du die Hantelstange wegpusten. Spannung kurz halten, dann die Stange absenken, bis sie knapp unterhalb der Brustwarzen die Brust berührt.

Profi-Tipp: Das Absenken und Hochstemmen der Hantelstange sollte von der Seite leicht U-förmig aussehen. Dann ist die Technik ideal. Drück die Hantel also besser leicht nach vorne weg und nicht komplett gerade nach oben.

Schulterdrücken

Breite und kräftige Schultern sind Pflichtprogramm für alle, die am Projekt Traumkörper arbeiten. Und eine der wirkungsvollsten Übungen zur Perfektionierung der Schulterpartie ist, wie der Name schon andeutet, das Schulterdrücken. Falls du dich fragst, ob du die Übung mit der Langhantel oder mit Kurzhanteln durchziehen solltest: Für ein Training mit vollem Fokus auf die Schultermuskulatur ist die Kurzhantelvariante zu empfehlen, wenn du mehr Muskeln trainieren möchtest, solltest du zur Langhantel greifen. Damit kräftigst du die Oberarm-Muskulatur noch etwas stärker (Trizeps und Bizeps), was durchaus Vorteile hat.

Ziel-Muskeln: Schultern, Trizeps, Nacken.
Aktive Hilfsmuskeln: Brust, Rumpfmuskeln.

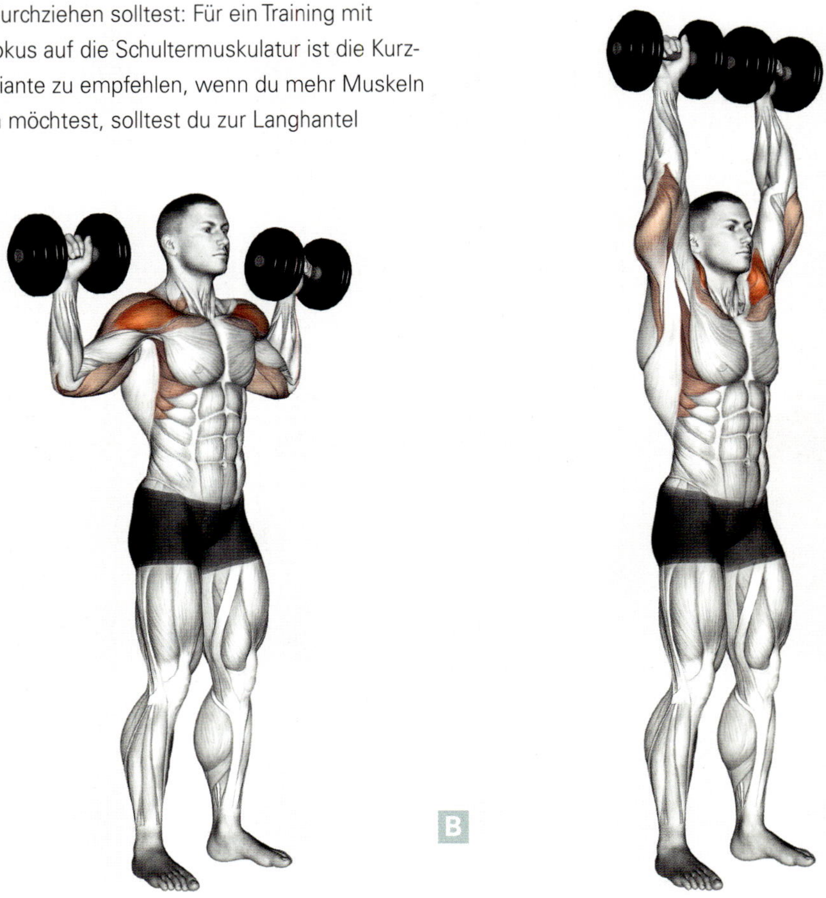

A

B

Perfekte Technik:

A Aufrecht hinstellen, die Füße schulterbreit positionieren. Das Gewicht knapp über Schulterhöhe heben und dort halten. Rumpf anspannen und einatmen.

B Ausatmen und dabei das Gewicht nach oben stemmen, bis die Arme fast durchgestreckt sind. Spannung kurz halten, dann langsam und kontrolliert das Gewicht auf Schulterhöhe absenken, bis die Ausgangsposition erreicht ist.

Profi-Tipp: Das Schulterdrücken im Stehen ist zwar schwieriger als das Schulterdrücken im Sitzen und du kannst im Stehen auch nicht ganz so viel Gewicht stemmen. Dafür sind beim Schulterdrücken im Stehen mehr Muskeln im Einsatz, um die Stabilität zu halten. Also: hinstellen! Wir sitzen sowieso alle viel zu oft und viel zu lange.

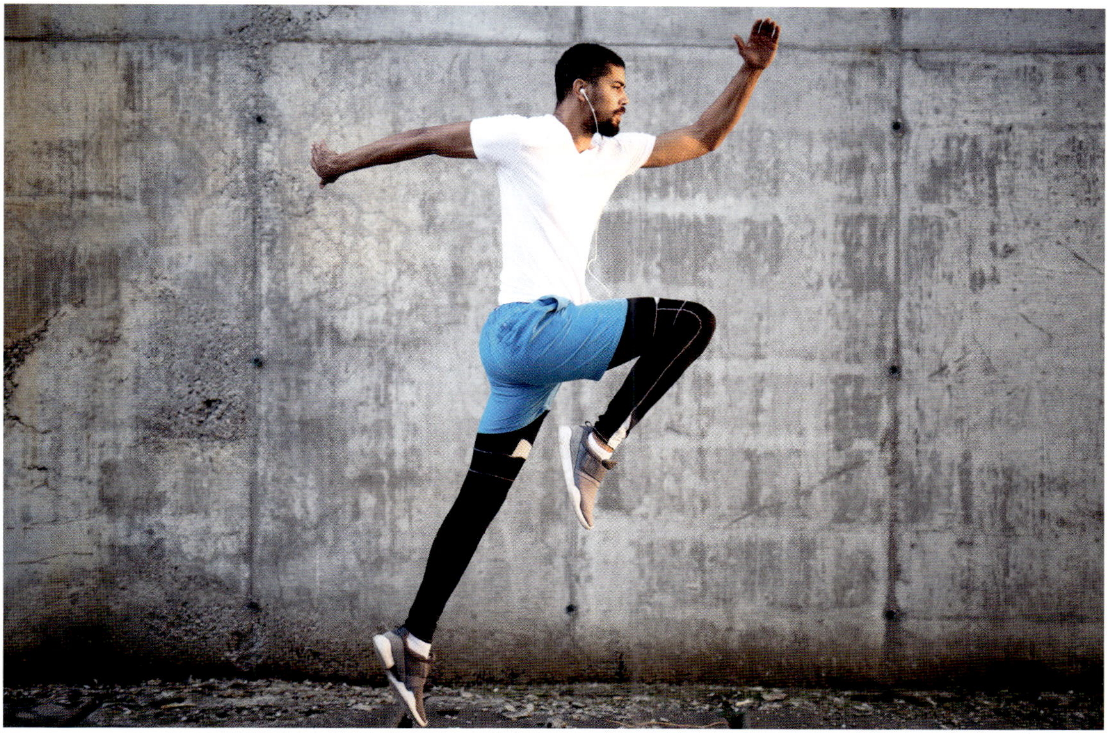

Cardio: Ist das Kunst oder kann das weg?

Du möchtest demnächst deine Marathon-Bestzeit crashen oder endlich mal einen Triathlon ausprobieren und gleichzeitig an Muskelmasse zulegen – sprich: eine echte Kante werden? Sorry, aber das sind leider Ziele, die sich kaum miteinander vereinbaren lassen. Die Studienlage ist da – Stand heute – eindeutig: Kraft- und Hypertrophieeffekte können durch gleichzeitiges Ausdauertraining gestört werden. Gerade für Hardgainer ist intensives Cardio-Training kontraproduktiv.

TIPP

Wenn dein Ziel darin besteht, Muskeln aufzubauen und mindestens eine Gewichtsklasse aufzusteigen, musst du dein Cardio-Training extrem einschränken oder komplett streichen. Deine Hauptaufgabe als Hardgainer besteht darin, alles auf eine Karte zu setzen – auf das Krafttraining. Keine neuen Baustellen aufmachen, die unnötig Energie verballern. Für dich zählen nur die Gains in Sachen Gewichtsentwicklung und Muskelaufbau.

Die erreichst du durch hartes Training, die passende Ernährung und ausreichende Regenerationsphasen. Genau da liegt jedoch ein kritischer Punkt, den du im Hinterkopf behalten solltest: Nach dem Krafttraining ist deine mTor-Aktivität, die den Muskelaufbau entscheidend fördert, für mindestens 18 Stunden erhöht. Diese Phase sollte nicht durch zusätzliche Trainingsreize gestört werden. Vor allem nicht durch intensives Ausdauertraining. Der Tag nach dem Krafttraining ist also dein heiliger Ruhetag – kein Cardio-Tag!

Falls du Sorge hast, dass deine Gesundheit unter einer längeren Cardio-Pause leidet: Die ist unbegründet, denn auch Krafttraining hat positive Effekte auf das Herz-Kreislauf-System. Das ist durch zahlreiche Studien belegt. Eine Untersuchung der Iowa State University in den USA zeigte beispielsweise, dass schon ein Mini-Pensum von unter einer Stunde Krafttraining pro Woche ausreicht, um das Herzinfarktrisiko um 40 bis 70 Prozent zu senken – ganz ohne Ausdauersport. Das bedeutet: Krafttraining stärkt nicht nur Bizeps & Co., sondern auch den Herzmuskel.

Du kommst absolut nicht ohne Cardio klar?
Dann sollten die Einheiten sehr kurz und sehr locker sein. Beschränke dich auf maximal 1 bis 2 Einheiten pro Woche von jeweils höchstens 30 Minuten Dauer, entweder am Morgen der Krafttrainingseinheit (3 bis 6 Stunden vor dem Krafttraining) oder direkt vor dem Krafttraining. In dem Fall sollte die Cardio-Session als Warm-up genutzt werden, entsprechend locker sein und maximal 15 bis 20 Minuten dauern, weil sonst die Glykogenreserven der Muskulatur zu stark angezapft werden, und diese Power brauchst du fürs Krafttraining (ein Proteinriegel kurz vor dem eigentlichen Workout füllt die Glykogenreserven schnell wieder auf).

TIPP

Such dir eine Ausdauer-Sportart, die auf deine Ziele einzahlt – Muskelaufbau oder Regeneration. Cardio bedeutet ja nicht zwangsläufig 20 Kilometer Laufen oder 100 Kilometer Radfahren. Es gibt auch Sportarten, bei denen der Oberkörper stark gefordert ist und andere, die deine Regeneration unterstützen.

Kompatible Cardio-Aktivitäten sind:

- Rudern – stärkt Rücken und Bizeps (viele Wiederholungen, hoher metabolischer Stress, sehr intensiv – 10 Minuten reichen).
- Schwimmen – Kraftreiz für die Rückenmuskulatur, die Arme und die Beine plus Regenerationseffekt durch kühles Wasser und gesenkten Muskeltonus.
- Basketball – die Arme profitieren von Würfen, die Beine von Sprüngen.
- Spazierengehen – senkt dein Stresslevel und beschleunigt die Regeneration.
- Airbike – starker Einsatz der Arme, aber hohe Intensität (10 Minuten reichen).

Fazit
Intensives Ausdauer-Training kostet Hardgainer einfach zu viel Energie und behindert im ungünstigsten Fall die anabolen Prozesse, die für dicke Arme und ein breites Kreuz nötig sind. Wer gar nicht darauf verzichten kann, sollte auf kurze Cardio-Sessions setzen. Aber möglichst nicht auf hochintensive Intervall-Workouts (HIIT) wie Spinning oder Aerobic, sondern auf Varianten, die einen hohen Kraftanteil haben oder die Regeneration fördern.

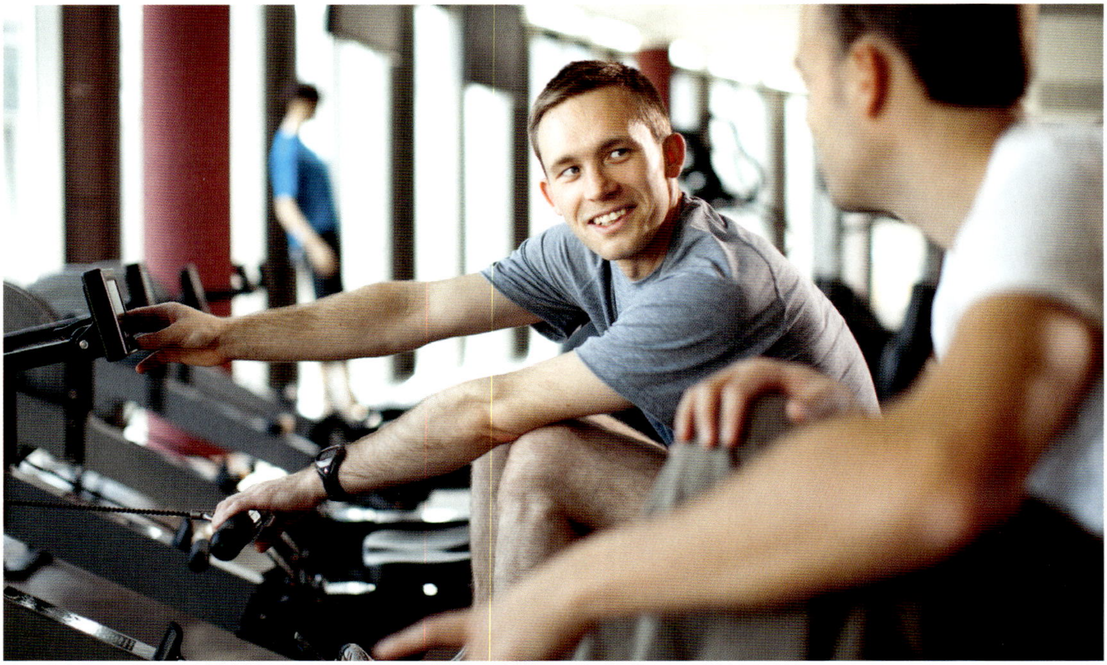

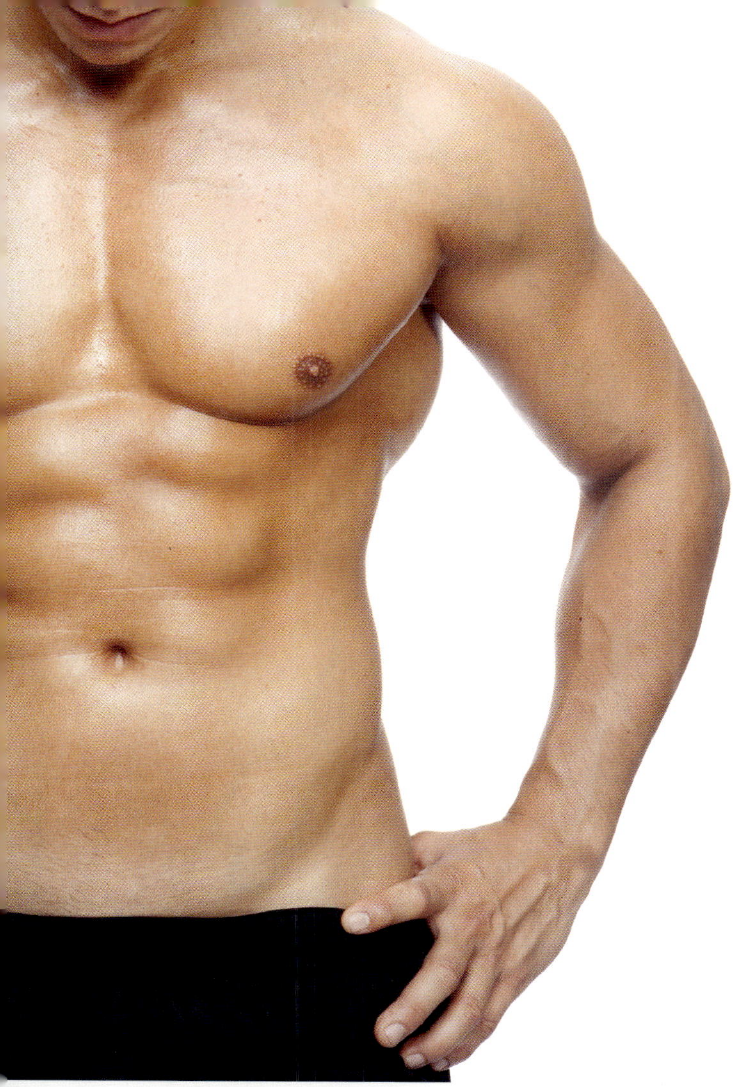

Manche Muskeln sind so imposant, dass sie direkt ins Auge fallen. Für Hardgainer sind diese Muskeln besonders wertvoll.

Voller Fokus auf die Disco-Muskeln

Achtung, starke Zahl: Dein Körper besteht aus mehr als 650 Muskeln. Bekannt sind 656 Muskeln, aber nicht jeder Mensch kommt mit der Vollausstattung zur Welt. Vielen fehlt zum Beispiel der kleine Lendenmuskel (Musculus psoas minor) – den besitzen nur 30 bis 50 Prozent der Bevölkerung, was aber nicht weiter schlimm ist. Der allerkleinste Muskel sitzt im Ohr (Musculus stapedius) und schützt dein Gehör vor zu viel Krach, die größten Muskeln halten dich in Bewegung – als Skelettmuskeln. Das sind die Muskeln, auf die dein Training abzielt. Aber auch da solltest du nochmal priorisieren.

Es ist sinnvoll, Schwerpunkte zu setzen. Wer selten, aber intensiv trainiert, sollte den Fokus auf die größten Muskeln des Körpers legen – auf die Disco-Muskeln, die sofort ins Auge fallen und einfach einen großen Teil der Körpermasse ausmachen. Das kostet zwar mehr Energie und löst eine stärkere Erschöpfung aus, aber das Training großer Muskeln führt auch zu einer größeren Hormonantwort des Körpers, wodurch die Chance auf schnelleres Muskelwachstum steigt. Außerdem handelt es sich bei den dicken Kalibern um Muskeln, die Eindruck machen. Was zählt ist: Die Disco-Muskeln bringen dich voran, weil sie eine größere Muskelrendite versprechen. Also: Ran da!

XL-Muskeln für XL-Trainingseffekte:

Latissimus dorsi – der große Rückenmuskel

- Dieser Muskel ist der größte Muskel des Körpers, zumindest was die Fläche angeht. Er bedeckt wie ein riesiges Dreieck den Rücken und zieht sich von der Hüfte bis hoch zu den Oberarmen. Der Latissimus ist der entscheidende Muskel für alle, die einen v-förmigen Oberkörper aufbauen möchten. Trainieren kannst du ihn durch alle Übungen, bei denen du etwas ziehst (Pull-Übungen), weil der große Rückenmuskel die Arme an den Oberkörper heranzieht. Auch beim Klettern und beim Husten ist der Latissimus übrigens aktiv.

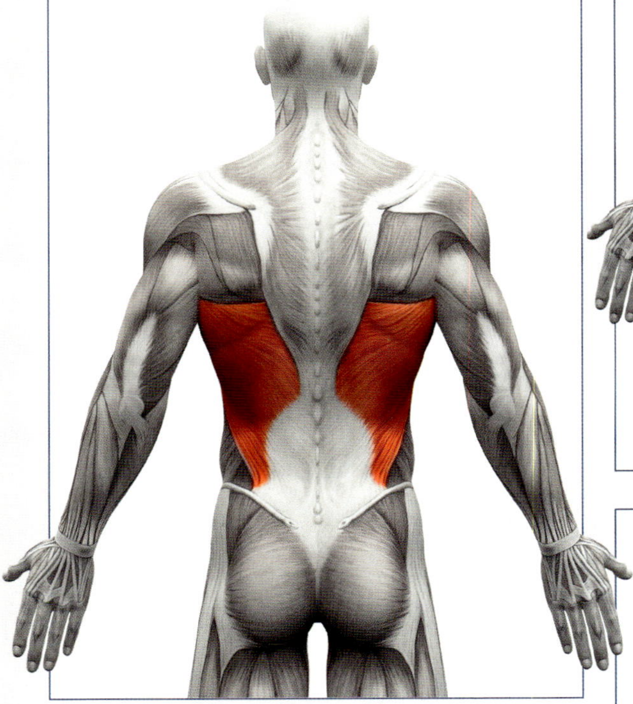

Gluteus maximus – der große Gesäßmuskel

- Booty-Building ist nicht nur was für Mädels, auch Kerle profitieren massiv davon. Denn der Gluteus maximus hat besonders viel Volumen und Kraft – dadurch ist er ein Booster für hohe Sprünge oder explosive Sprints. Ein absoluter Sportler-Muskel, unverzichtbar für Top-Leistungen, außerdem sind die Pobacken natürlich sexy Hingucker. Zu den wichtigsten anatomischen Funktionen des großen Gesäßmuskels gehört die Hüftstreckung. Außerdem hilft er, die Beine nach außen zu drehen und abzuspreizen.

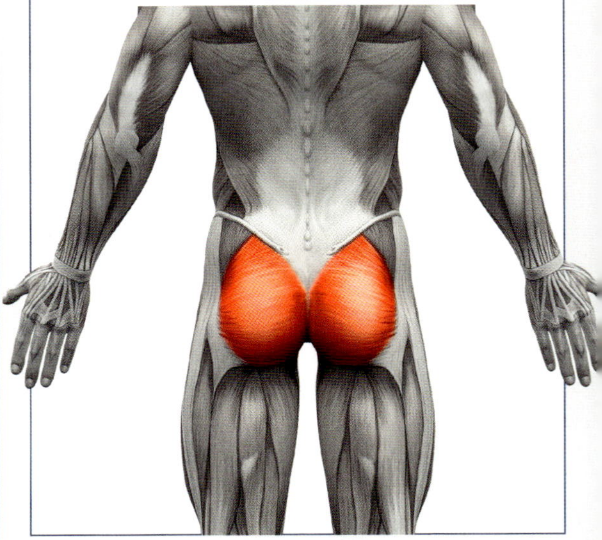

Quadriceps femoris – der Oberschenkel

- Jetzt wird's beinhart. Der Oberschenkel ist einer der kräftigsten Muskeln des menschlichen Körpers. Er besteht aus vier großen Muskelsträngen, die das Knie strecken und an der Hüftbeugung beteiligt sind. So richtig in Action ist der Quadriceps bei Squats, bei Ausfallschritten, Sprüngen oder auch bei einem satten Fußball-Torschuss – kurz gesagt: immer, wenn das Bein gestreckt wird. Und das kommt ganz schön oft vor. Nicht nur beim Sport, sondern auch im Alltag.

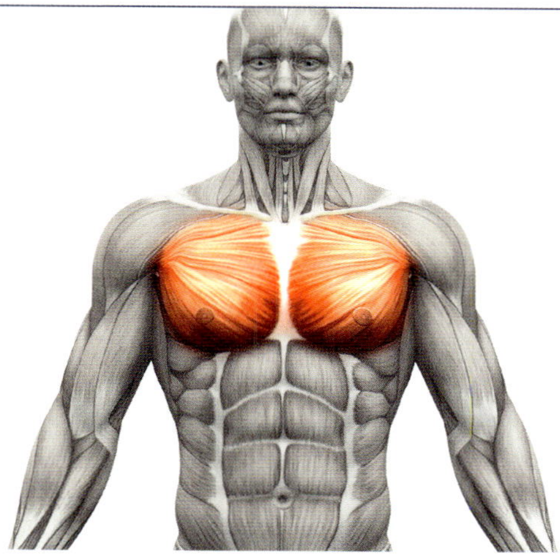

Pectoralis major – der große Brustmuskel

- Was haben Superman, Thor und Hulk gemeinsam? Genau: eine Heldenbrust. Der Pectoralis ist der Eyecatcher schlechthin. Ob im Freibad, auf der Tanzfläche oder im Büro, eine breite Brust kommt immer gut. Pectoralis major ist geformt wie ein Fächer, der links und rechts den Brustkorb bedeckt. Unterhalb des großen Brustmuskels liegt der kleine Brustmuskel (Pectoralis minor), wie ein natürlicher Push-up. Während der große Brustmuskulatur dafür zuständig ist, den Arm nach vorne oder zum Körper zu bewegen (beispielsweise beim Werfen, Drücken oder Schieben), macht der kleine Brustmuskel die Schulter beweglicher. Außerdem sind die Brustmuskeln wichtige Teile der Atemmuskulatur.

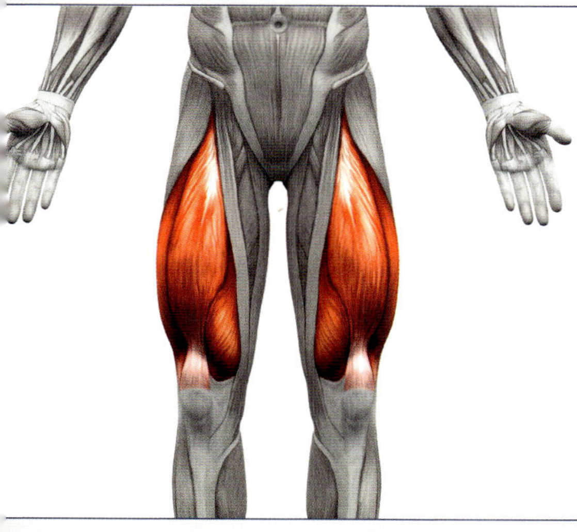

Trizeps – das Powerhouse am Oberarm

- Es ist schon ein Phänomen: Alle sind scharf auf einen dicken Bizeps – dabei macht der Trizeps zwei Drittel der Oberarm-Masse aus. Für schnelle, sichtbare Workout-Erfolge ist es daher viel sinnvoller und effektiver, sich beim Training etwas mehr auf den Armstrecker zu konzentrieren als auf den Armbeuger. Der Trizeps ist immer im Einsatz, wenn du etwas schiebst, drückst oder stemmst (Push-Übungen). Das macht ihn zu einem extrem wichtigen Hilfsmuskel für viele Übungen. Falls du demnächst einen neuen Rekord beim Bankdrücken aufstellen willst: Bau deinen Trizeps auf.

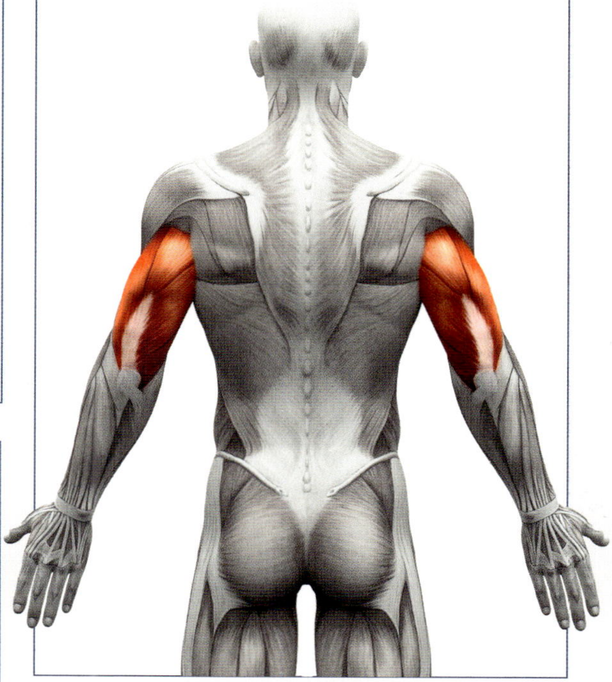

Express-Workout gefällig?

Diese All-in-One-Übung ist genial

Es gibt eine Möglichkeit, die vorgestellten Muskeln (und noch ein paar mehr) auf einen Schlag zu trainieren: mit den sogenannten Thrusters. Die Übung stammt aus dem Crossfit und ist so komplex, dass sie problemlos als Mini-Workout durchgeht, weil sie den Oberkörper, den Unterkörper und das Herz-Kreislauf-System pusht. Alles auf einmal? Wie das geht? Durch eine Kombination von Kniebeugen und Schulterdrücken.

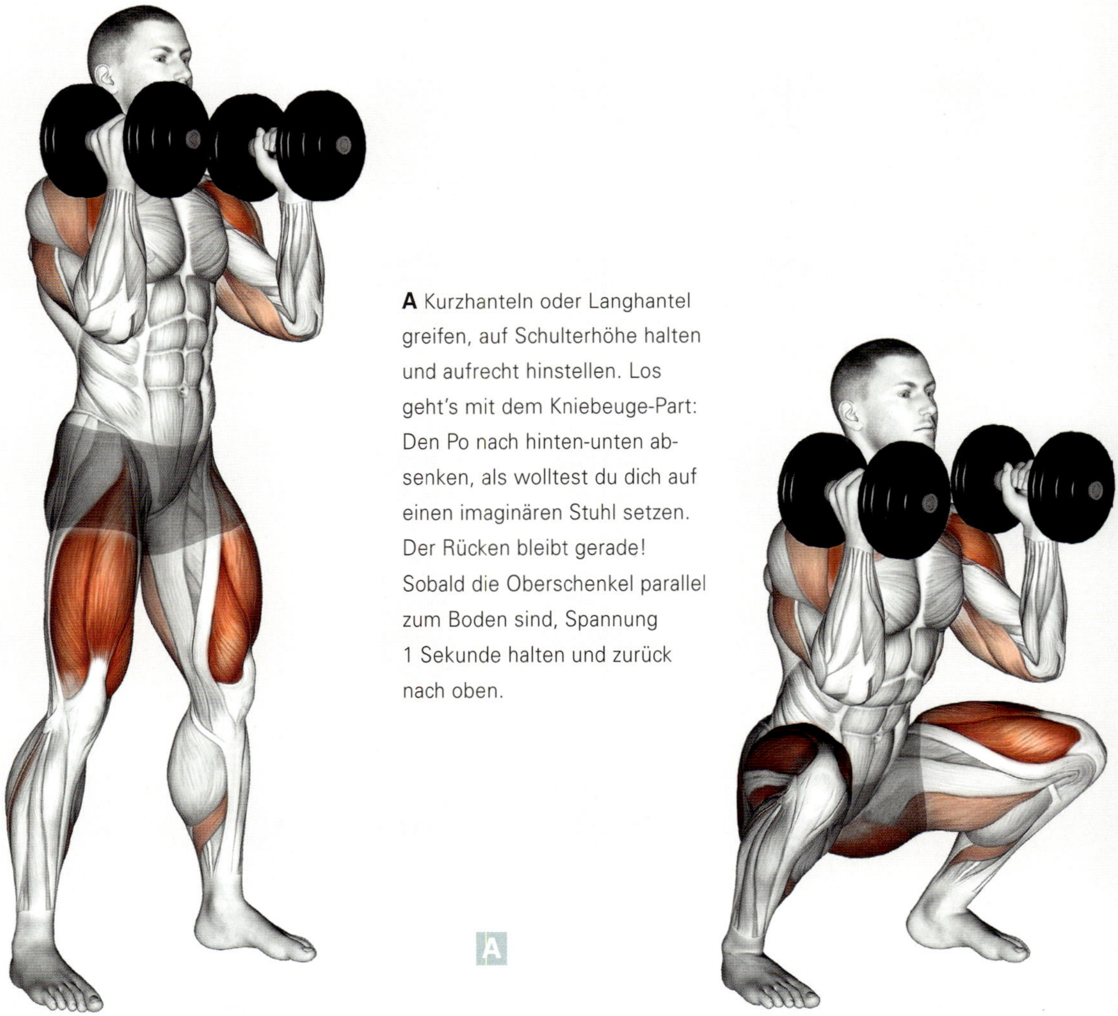

A Kurzhanteln oder Langhantel greifen, auf Schulterhöhe halten und aufrecht hinstellen. Los geht's mit dem Kniebeuge-Part: Den Po nach hinten-unten absenken, als wolltest du dich auf einen imaginären Stuhl setzen. Der Rücken bleibt gerade! Sobald die Oberschenkel parallel zum Boden sind, Spannung 1 Sekunde halten und zurück nach oben.

A

Falls du mal absolut keine Zeit für ein normales Workout haben solltest, zieh einfach 3 bis 5 Sätze dieser All-in-One-Übung durch (8 bis 12 Wiederholungen, RPE 7 bis 8).
Kleiner Tipp: Leg dir ein Handtuch bereit, denn es wird hart.

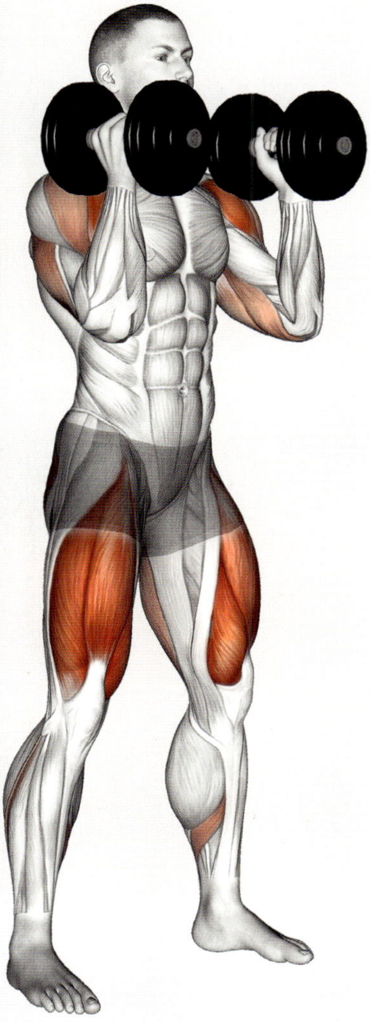

B Beine strecken, Bauch anspannen, den Oberkörper aufrichten und dabei das Gewicht über den Schultern nach oben stemmen, bis die Arme fast durchgestreckt sind. Maximale Spannung halten, dann wieder runter in die Kniebeuge.

B

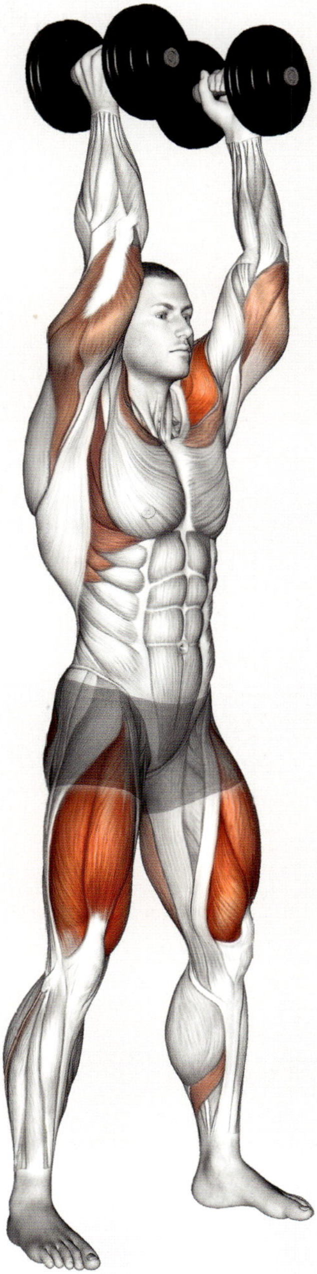

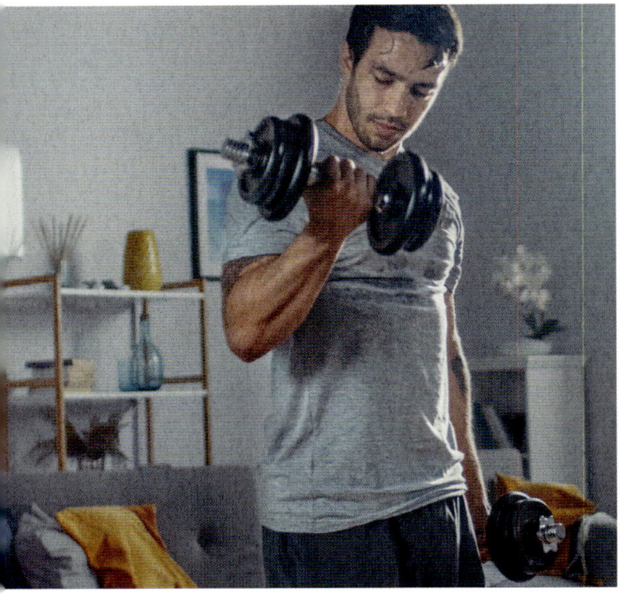

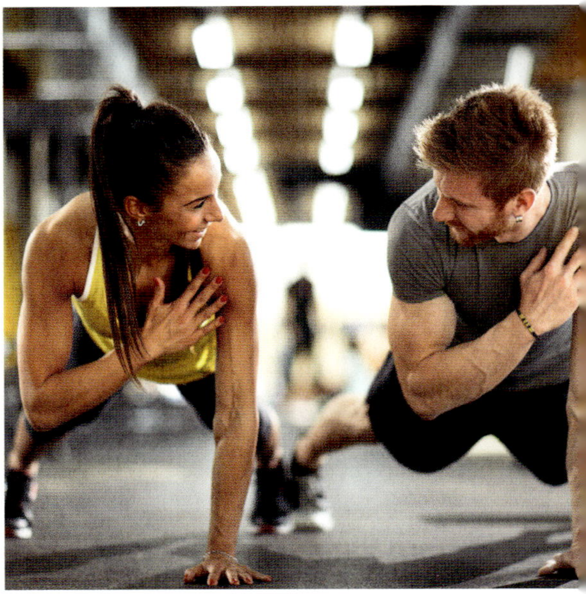

Checkliste: zuhause trainieren oder im Fitnessstudio?

Was ist besser: In den eigenen vier Wänden sporteln oder auswärts? Ganz ehrlich, das hängt von diversen Faktoren ab. Eine allgemeingültige Antwort ist deshalb nicht möglich. Jeder muss für sich den richtigen Weg finden. Wie das geht? Hier ist eine Entscheidungshilfe. Einfach diese 3 Fragen beantworten und du siehst klarer.

Frage 1: Macht es dir etwas aus, beim Sport beobachtet zu werden?

So toll es im Fitnessstudio auch ist – anonym geht es dort nicht unbedingt zu. Und manchmal ist es ein bisschen wie auf der Tanzfläche: Brust raus, Bauch rein, sehen und gesehen werden. Für Schüchterne kann das öffentliche Schwitzen und Stöhnen unangenehm sein. Es ist einfach nicht jedermanns Sache, vor fremden Menschen mit hochrotem Kopf Hanteln zu wuchten. Andererseits gilt: »Geteiltes Leid ist halbes Leid«. Und die Zeit vergeht deutlich schneller, wenn das Auge ab und zu an wohlgeformten Körpern hängenbleibt. Ja, es wird geglotzt (vor allem von Männern, eindeutig – wobei Frauen es vielleicht einfach subtiler anstellen). Anfangs ist das ungewohnt, aber das geht vorbei.

Frage 2: Wie viel Geld möchtest du für deine Fitness ausgeben?

Die gute Nachricht vorab: Um einen tollen Körper zu bekommen, musst du nicht viel investieren – außer Zeit. Muskelaufbau klappt auch zuhause, ganz klar. Du solltest dir jedoch ein paar Trainings-Tools besorgen, damit du nicht ausschließlich auf Übungen mit dem eigenen Körpergewicht angewiesen bist (gleich bekommst du noch eine Liste empfehlenswerter Tools). Es spricht nichts gegen ein kleines Fitnessstudio in den eigenen vier Wänden, im Gegenteil: Ein Home-Gym hat definitiv Vorteile. Klar, an die vielen Hantel- und Kraftgerätevarianten im Fitnessstudio kommst du mit deiner Heimausrüstung nicht heran, dafür sparst du viel Zeit (für die An- und Abfahrt, die Parkplatzsuche, das Umziehen und das Warten an gefragten Geräten).
Ein Fitnessstudio-Vorteil: Ausgebildete Trainer zeigen dir, wie du die Übungen richtig machst (wenn sie

dich zwischen den vielen anderen Pumpern sehen) und sie erstellen dir gern alle 4 bis 8 Wochen einen neuen Workout-Plan. Zuhause sind Video-Workouts von *YouTube & Co.* oder Fitness-Apps eine Alternative, um regelmäßig an neue Trainingspläne zu kommen (die kosten als »In-App-Käufe« aber oft Geld).

Frage 3: Trainierst du lieber allein oder brauchst du andere Menschen, um von der Couch zu kommen?

Manche können sich als Einzelkämpfer absolut nicht zum Sport motivieren. Einsam im Keller Hanteln stemmen? Das ist keine Option. Sie brauchen das Gruppenerlebnis, um sich beim Sport wohlzufühlen. Fitnessstudios sind dafür optimal. Mittlerweile gibt es in vielen Studios nicht nur Cardio-Kurse, sondern auch Kraft-Workouts und Crossfit als Alternative. Bodypump-Kurse finden zu festen Terminen statt, ein Trainer sagt, wo es langgeht, alle geben Gas – vor allem für Einsteiger kann das hilfreich und motivierend sein.

Eine Alternative ohne Fitnessstudio: Einfach einen oder mehrere Freunde bequatschen und eine Trainingsgruppe gründen, die sich regelmäßig zum Sporteln trifft (Trainingstreffs gibt es bestimmt auch in Social-Media-Gruppen für deine Stadt). Einige Personal Trainer bieten inzwischen Gruppentrainingseinheiten an – so kannst du mit Kumpels unter Aufsicht trainieren, und der Preis für den Coach wird geteilt.

HOME-GYM	✔ **VORTEILE**	✘ **NACHTEILE**
	Spart Zeit (keine Hin- und Rückfahrt, kein Anstehen)	Start-Investition nötig (Hanteln, Matte, Bank)
	Training ist zu jeder Tageszeit möglich	Keine professionelle Betreuung durch Trainer
	Hygienischer, weil nur du die Geräte benutzt	Keine Klimaanlage, kein Spa
	Workout zur eigenen Musik pusht Motivation & Leistung	Auswahl an Tools und Gewichten ist begrenzt
	Keine Aufnahmegebühr und monatliche Fixkosten	
	Weniger Ausreden möglich, weil die Trainings-Tools direkt erreichbar sind	
FITNESSSTUDIO	✔ **VORTEILE**	✘ **NACHTEILE**
	Große Auswahl an Geräten	Feste Öffnungszeiten
	Betreuung durch professionelle Trainer	Monatliche Gebühren, teilweise Aufnahmegebühr
	Motivation durch Menschen und Stimmung im Studio	Hygienische Bedingungen oft fragwürdig
	Sauna und Spa zum Relaxen	Anfahrt, Parkplatzsuche und Warterei kosten Zeit
		Covid-Beschränkungen immer wieder möglich
		Blicke der anderen können einschüchternd wirken

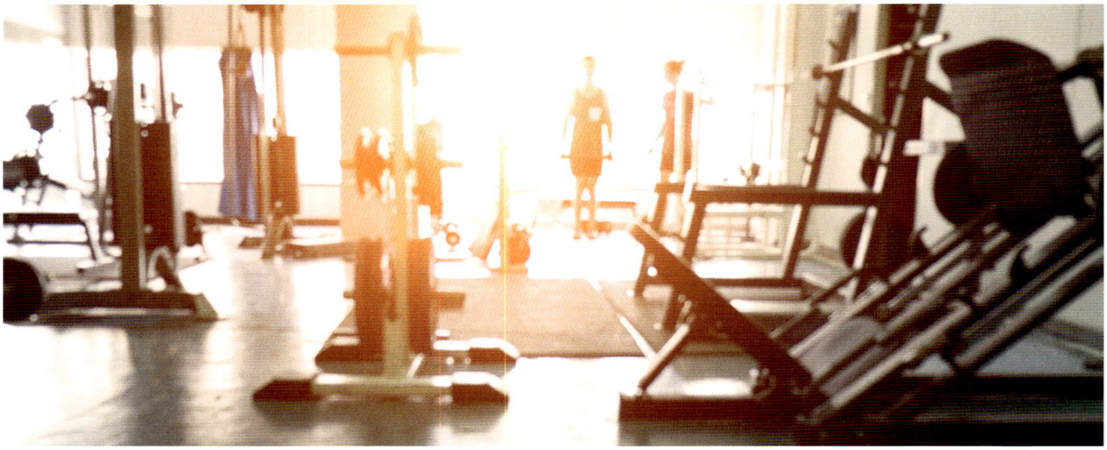

Das richtige Fitnessstudio finden: 3 Faktoren zählen

Eigentlich heißt es ja »Der Weg ist das Ziel« – dieser Spruch gilt aber nicht in Sachen Fitnessstudio. Ganz und gar nicht. Gerade für Leute mit wenig Zeit hat eher folgende Formel Gültigkeit: Je länger der Weg zum Gym, desto höher ist die Wahrscheinlichkeit, dass du auf dem Sofa bleibst, anstatt zu trainieren. Was sind also die wichtigsten Faktoren bei der Auswahl des perfekten Fitnessstudios?

FAKTOR 1: DIE LAGE

Schon mal von »Newtonschen Gesetz« gehört? Es wird auch Trägheitsgesetz genannt und ist leider 1:1 auf Menschen anzuwenden, die sich zum Sport aufraffen möchten. Um einen (trägen) Körper in Bewegung zu setzen, muss Energie aufgewendet werden. Dieser initiale Anstoß darf nicht zu viel Kraft kosten. Kurz und knapp bedeutet das: Ideal wäre es, direkt vom Sofa ins Fitnessstudio zu fallen. Da das leider in der Regel nicht möglich ist (und das Beamen Science Fiction), sollte das Studio zumindest innerhalb weniger Minuten zu erreichen sein – am besten zu Fuß oder mit dem Rad. Denn mal ehrlich: Es gibt keinen größeren Downer vor dem Training als den Gedanken daran, mit dem Auto keinen Parkplatz zu finden oder zweimal die U-Bahn wechseln zu müssen, bevor im Gym der erste Schweißtropfen fällt. Dann lieber Home-Workout, oder? Das Studio muss also gut zu erreichen sein UND/ODER es muss perfekt zu deinem Alltag passen. Viele trainieren direkt vor oder nach der Arbeit oder in der Mittagspause, um Zeit zu sparen. In dem Fall liegt das Fitnessstudio idealerweise auf direktem Weg zwischen Wohnort und Arbeitsplatz (Umwege unbedingt vermeiden, die kosten nur wertvolle Zeit und bieten wieder Potenzial für Ausreden).

FAKTOR 2: DIE ÖFFNUNGSZEITEN

Apropos Ausreden. Eine sehr beliebte Variante: »Ich habe eigentlich gar keine Zeit zum Trainieren.« Sorry, aber das ist Unfug. Wer seinen Alltag gut organisiert, findet Lücken. Klar, für manche sind diese Lücken echt eng – und zeitlich teilweise wirklich blöd gelegen (früh morgens oder spät abends). Da ist zeitliche Flexibilität gefragt. Und die sollte das Fitnessstudio bieten. Mittlerweile gibt es mehrere Fitnessketten mit Rund-um-die-Uhr-Service (McFit, Fitnessking, Xtrafit und andere). Wenn das Gym 24 Stunden geöffnet hat, sind plötzlich einige Ausreden ausgehebelt, die sonst immer ziehen. Berufsverkehr? Parkplatzprobleme? Zu viel los? Nicht um 6 Uhr morgens.

FAKTOR 3: AUSSTATTUNG & SERVICE

Was sollte ein gutes Fitnessstudio bieten? Wer diese Frage vernünftig beantworten will, muss erstmal die eigenen Bedürfnisse klären. Geht es hauptsächlich darum, fit und in Form zu bleiben? Dann reicht ein günstiges Studio von der (Hantel)Stange (McFit, FitX

& Co.). Die Vorteile: Lange Öffnungszeiten und viele Geräte für kleines Geld (ab 20 bis 25 Euro pro Monat). Nachteile: Weniger Beratungsmöglichkeiten durch Trainer und schlechtere Hygiene, denn die Studios sind meistens sehr voll (außer in den Randzeiten früh am Morgen und ab 21 Uhr).

Wenn du viel Wert auf Entspannung und Stressabbau legst, solltest du dir ein Gym mit Sauna und Swimmingpool suchen – dafür musst du aber auch tiefer in die Tasche greifen (ab 50 Euro pro Monat aufwärts). Fitness-First und Holmes Place sind Studioketten, deren Filialen häufig mit Sauna und Pool ausgestattet sind. Wichtig ist allgemein ein großer Kraftbereich mit genügend Geräten und Freihanteln. Abwechslungsreiche Kursangebote von A wie Ausdauer bis Z wie Zumba gehören mittlerweile zum Standard. Und ganz wichtig: Sport sollte vor allem Spaß machen – denn Spaß ist die wichtigste Antriebskraft, um vom Sofa zu kommen.

Die beste Home-Gym-Ausstattung für Hardgainer

Deine Wahl ist aufs Workout in den eigenen vier Wänden gefallen oder du trainierst ohnehin schon länger zuhause? Okay, dann lass uns einen Blick auf dein Equipment werfen. Denn davon hängt eine ganze Menge ab. Besonders wichtig ist, wie viel Gewicht (= Widerstand) du zuhause auflegen kannst, deine Muskeln brauchen schließlich einen adäquaten Trainingsreiz, um zu wachsen. Hanteln, Medizinbälle, Fitnessbänder: Die Auswahl an Tools ist riesengroß, aber einige sind besonders zu empfehlen. Mit der Grundausstattung, die ich dir hier vorstelle, ist workouttechnisch schon richtig viel möglich, die Deluxe-Tools sind eher Ergänzungen, mit denen du dein Home-Gym bei Bedarf nach und nach upgraden kannst.

Kleiner Spar-Tipp: Du musst die Trainings-Tools nicht zwingend neu kaufen, bei *Ebay-Kleinanzeigen* oder anderen Internet-Portalen werden immer wieder gebrauchte Kraftgeräte zu verträglichen Preisen angeboten. Auch Flohmärkte sind super, um neue Home-Gym-Perlen zu finden.

5 BASICS: DIE GRUNDAUSSTATTUNG

- **Fitnesshandschuhe** – gewährleisten einen sicheren Griff, was die Kraftleistung um ein paar Prozentpunkte verbessert (Preis: ab 15 Euro).

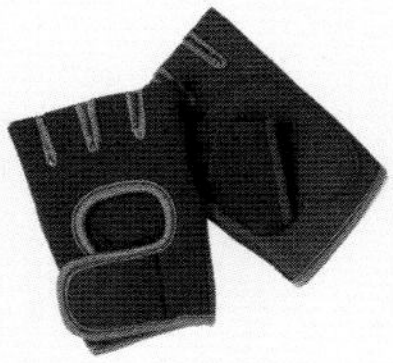

- **Kurzhantel- oder Langhantel-Set** – plus Gewichtsscheiben zwischen 20 und 30 Kilo. Praktisch sind 2-in-1-Sets, bei denen sich die Kurzhanteln durch ein Verbindungsrohr in eine Langhantel verwandeln lassen (Preis: ab 100 Euro aufwärts).

- **Verstellbare Hantelbank** – ermöglicht diverse Übungsvarianten mit unterschiedlichen Bewegungswinkeln (Preis: ab 100 Euro). Unbedingt ein solides Modell wählen, sonst steigt das Unfallrisiko.

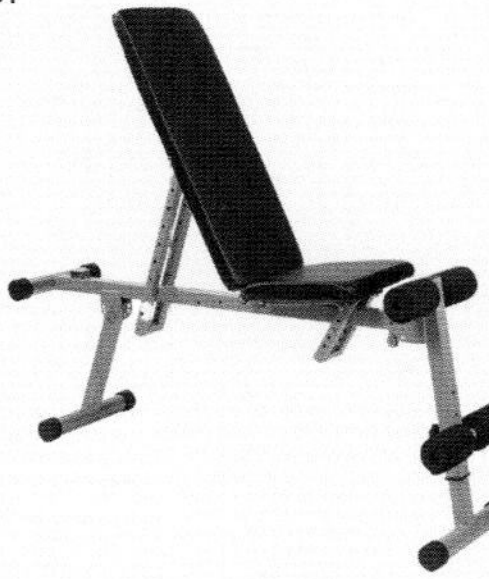

- **Stabile Klimmzugstange** – für Latissimusübungen. Es gibt Stangen zur Wandmontage und Stangen, die in den Türrahmen eingespannt werden. Beide Varianten sind zu empfehlen (Preis: ab 50 Euro).

- **Gewichtsweste** – ideal, um Bodyweight-Übungen wie Klimmzüge, Dips oder Liegestütze deutlich intensiver zu machen. Sinnvoll ist eine Weste ab 10 kg Zusatzgewicht. Sie sollte eng am Körper anliegen und separat entfernbare Gewichte haben (Preis: ab 50 Euro).

→ **Gesamtkosten für das Starter-Set** – ca. 300 Euro

Deluxe-Ausstattung

Systemhanteln: PowerBlock für mehr Power

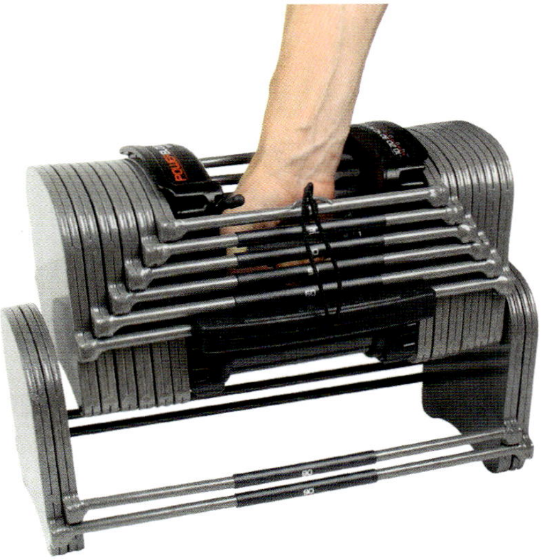

Wer zuhause trainiert, hat irgendwann ein Problem – überall liegen Hanteln herum. Kleine, große und mittelgroße Stolperfallen. Eine Lösung: Besorg dir Systemhanteln. So reichen zwei Hanteln, deren Gewicht sich per Stecksystem blitzschnell verändern lässt, je nach Variante in Schritten zwischen 4,5 und 23 Kilo oder sogar hoch bis 41 Kilo pro Hantel. Eine einzige Hantel ersetzt bis zu 20 verschiedene Hanteln. Leider sind die Teile unfassbar teuer (250 und 600 Euro). Andererseits kann die Anschaffung einzelner Hantelpaare auch schnell Hunderte Euro kosten. Fazit: Systemhanteln sparen Platz, Zeit und Nerven, weil das Umstecken wirklich nur wenige Sekunden dauert.

Trap Bar: Booster für Bein- und Rückenübungen

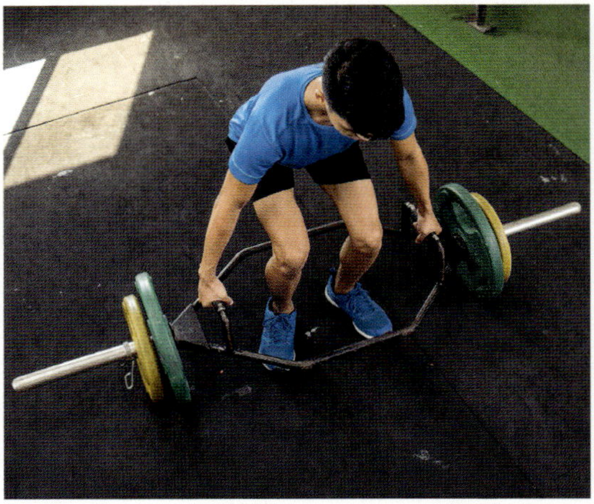

Eine Langhantel zum Reinsteigen – diese Konstruktion ist perfekt für komplexe Moves wie Kniebeugen, Deadlifts oder Schulterheben. Durch den speziellen Aufbau der Trap Bar liegt das Gewicht nicht vor dem Körper, sondern auf einer Achse mit dem Körper. Das führt beim Wuchten zu einer anderen Verteilung der Last, die als rückenschonend gilt. Weil die Griffe seitlich angebracht sind, trainierst du außerdem mit einer neutralen Armhaltung – und mit mehr Zugkraft, wodurch du mehr Gewicht bewegst und eine höhere Muskel-Rendite hast.

Preis: ab 150 Euro

Dip-Barren: Starke Stütze

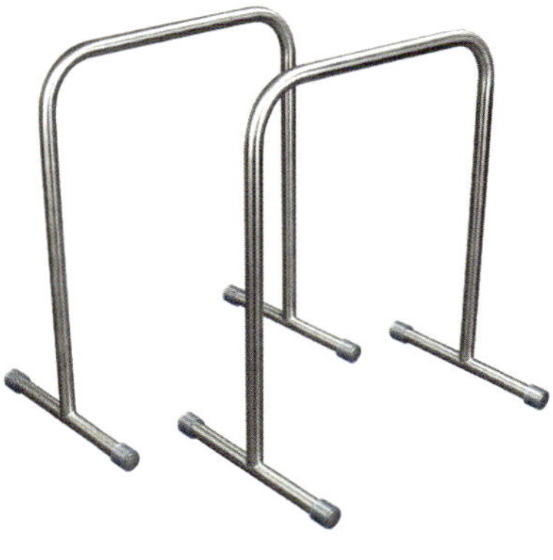

Um den Trizeps zu pushen, gibt es nichts Besseres als Dips. Sorry, aber damit sind keine leckeren Saucen gemeint, es geht um eine Klassiker-Übung: Aufstützen, hochstemmen, wieder absenken – das ist knallhart, aber brutal effektiv, und ein Barren ist der perfekte Gegenstand, um sich abzudrücken. Mit dem Tool sind zuhause plötzlich auch viele Ruderzugvarianten möglich, mit denen du dich in Richtung V-Figur ziehst.

→ Gesamtkosten für die Deluxe-Ausstattung –
ca. 500–850 Euro

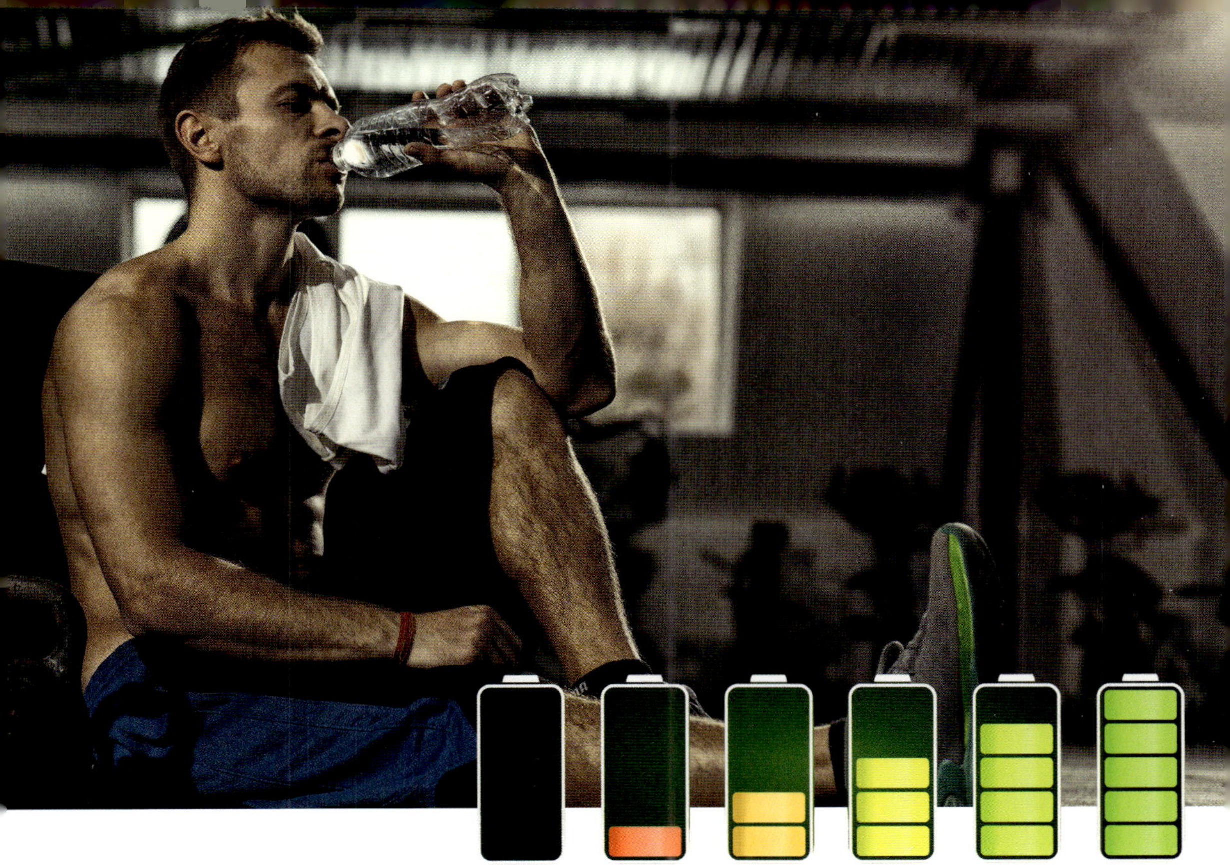

RICHTIG REGENERIEREN

Hast du schon mal dein Handy-Ladekabel vergessen, als du zu einem Wochenend-Trip oder in den Urlaub aufgebrochen bist? Denk scharf nach. Spannenderweise passiert uns so etwas selten bis nie, weil das Handy für die meisten von uns eine unheimlich hohe Priorität hat. Deshalb checken wir tagsüber auch ständig den Smartphone-Akkustand. Unser Körper hat leider keinen eingebauten Ladebalken, sonst würden wir feststellen, dass wir ganz schön oft im roten Bereich sind. Für die Mission Muskelaufbau ist das kontraproduktiv. Deshalb sollte dein innerer Akkustand von jetzt an die gleiche Prio haben wie der deines Handys.

Wichtig: Mindestens einmal täglich bis zum Anschlag laden! Denn Regeneration ist – neben Training und Ernährung – einer der drei Schlüsselfaktoren für Muskelaufbau. Gerade Hardgainer sollten die Regeln der Regeneration kennen, weil es wissenschaftliche Hinweise darauf gibt, dass manche Menschen eher mit überdurchschnittlich hohen Entzündungswerten auf Trainingsbelastung reagieren als mit Muskelaufbau.

Training, Ernährung, Regeneration. Alle drei Faktoren hängen so eng miteinander zusammen, dass eine gegenseitige Abhängigkeit besteht: Bei näherer Betrachtung sind harte Trainingsphasen nämlich nichts anderes als ein andauernder Wechsel aus Ermüdung und Erholung. Kommt eine Seite zu kurz, kippt der gesamte Prozess. Eine Leistungssteigerung ist dann nicht mehr möglich, im Gegenteil: Die Leistungsfähigkeit stagniert oder sinkt. Dafür steigt das Risiko von Überlastungsreaktionen.

Die Folgen:

- höhere Anfälligkeit für Verletzungen und Infekte,
- gereizte Stimmung,
- weniger Lust auf Sport und
- Schlafprobleme.

Ähnlich großen Einfluss hat die Ernährung, weil sie die Energie liefert, die wir sowohl für die Belastung als auch für die Erholung benötigen.

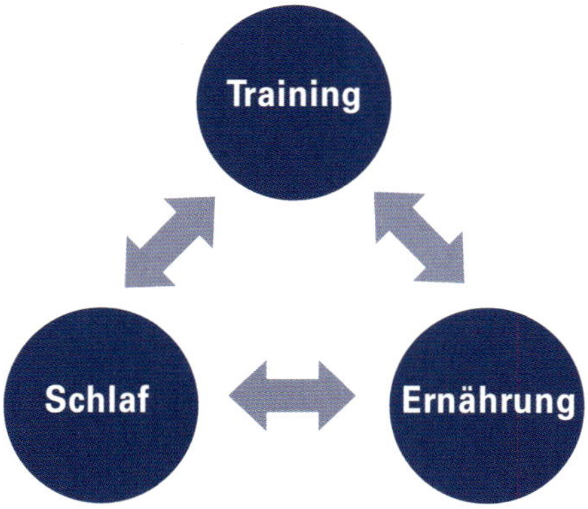

Du siehst: Ein Rädchen muss ins andere greifen, damit der Power-Prozess läuft. »Work hard, recover harder«, raten US-Experten. Wer sich ordentlich belastet, muss auch ordentlich relaxen. Sonst droht eine Art Sport-Burnout. Viele vernachlässigen aber die Regeneration und wundern sich, dass es einfach nicht voran geht – trotz der ganzen Überstunden im Gym. Dabei liegt genau da der Fehler: in der Überlastung. Dieses Kapitel wird dafür sorgen, dass es bei dir anders läuft. Direkt nach dem Workout beginnt die Regeneration, und du hast Einfluss darauf, wie schnell dein Körper wieder in die Kraft kommt.

Das Prinzip von Power und Pause

Erstmal ist wichtig zu verstehen, was Belastung mit uns macht. Im Alltag sind wir vielen verschiedenen Formen von Belastung ausgesetzt – manche suchen wir uns aus, andere werden uns aufgedrückt: Arbeit, Stress in der Liebe, Wetterkapriolen, Partys, Training. Jede Form von Belastung bringt unseren Körper aus der Balance. Aber der Körper ist darauf geeicht, diese innere Balance wieder herzustellen. Es gibt sogar einen Fachbegriff für diesen Wohlfühlzustand: Homöostase. Darunter versteht man ein dynamisches Gleichgewicht der Kräfte und Hormone, das durch äußere oder innere Einflüsse aber immer wieder ins Wanken gerät.

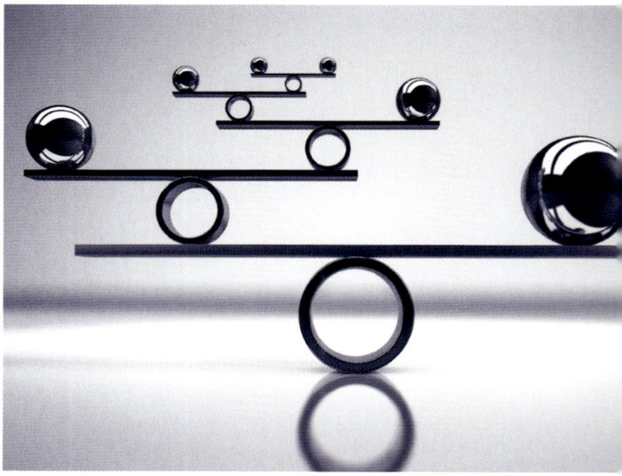

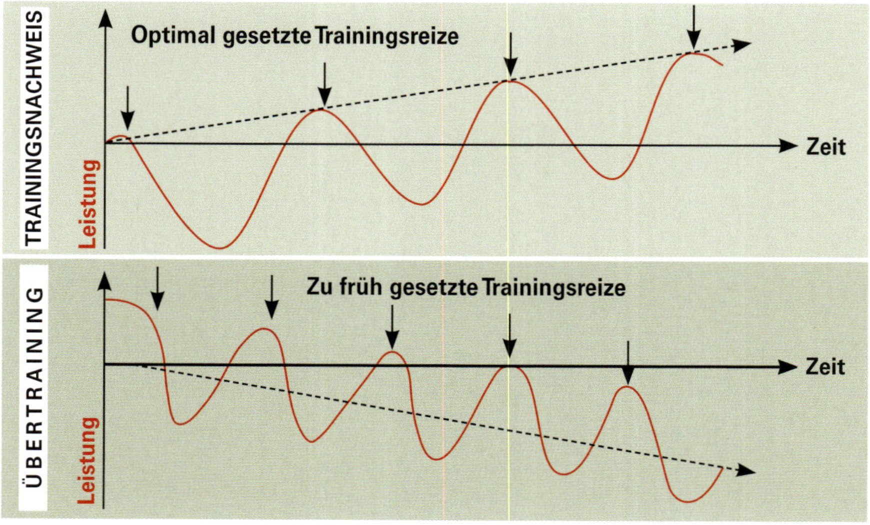

Die Leistungsfähigkeit nimmt von Woche zu Woche ab, wenn die Trainingsreize zu früh gesetzt werden und die Erholungszeit nicht ausreicht.

Sport hat einen besonderen Einfluss auf die Homöostase, weil sich jeder Trainingsreiz direkt auf die Muskulatur und auf unseren Hormonhaushalt auswirkt. Ein Workout löst, ähnlich wie ein kippender Dominostein, eine Kette von Reaktionen im Körper aus – mit unzähligen kurzfristigen und langfristigen Effekten auf den gesamten Organismus. Die folgende Auflistung ist nur eine kleine Auswahl der angestoßenen Prozesse und keineswegs vollständig.

Was beim Sport im Körper passiert

- Steigerung der Herz- und Atemfrequenz,
- Änderung der Körpertemperatur,
- Umverteilung des Blutes in die Arme und Beine,
- höhere Laktatkonzentration im Blut,
- Entleerung der Muskel-Glykogenspeicher,
- Verlust von Wasser und Mineralstoffen durch verstärktes Schwitzen,
- Schäden auf Muskelfaser-Ebene,
- Ausstoß von Wachstums- und Stresshormonen,
- Entzündungsprozesse,
- Muskelkater.

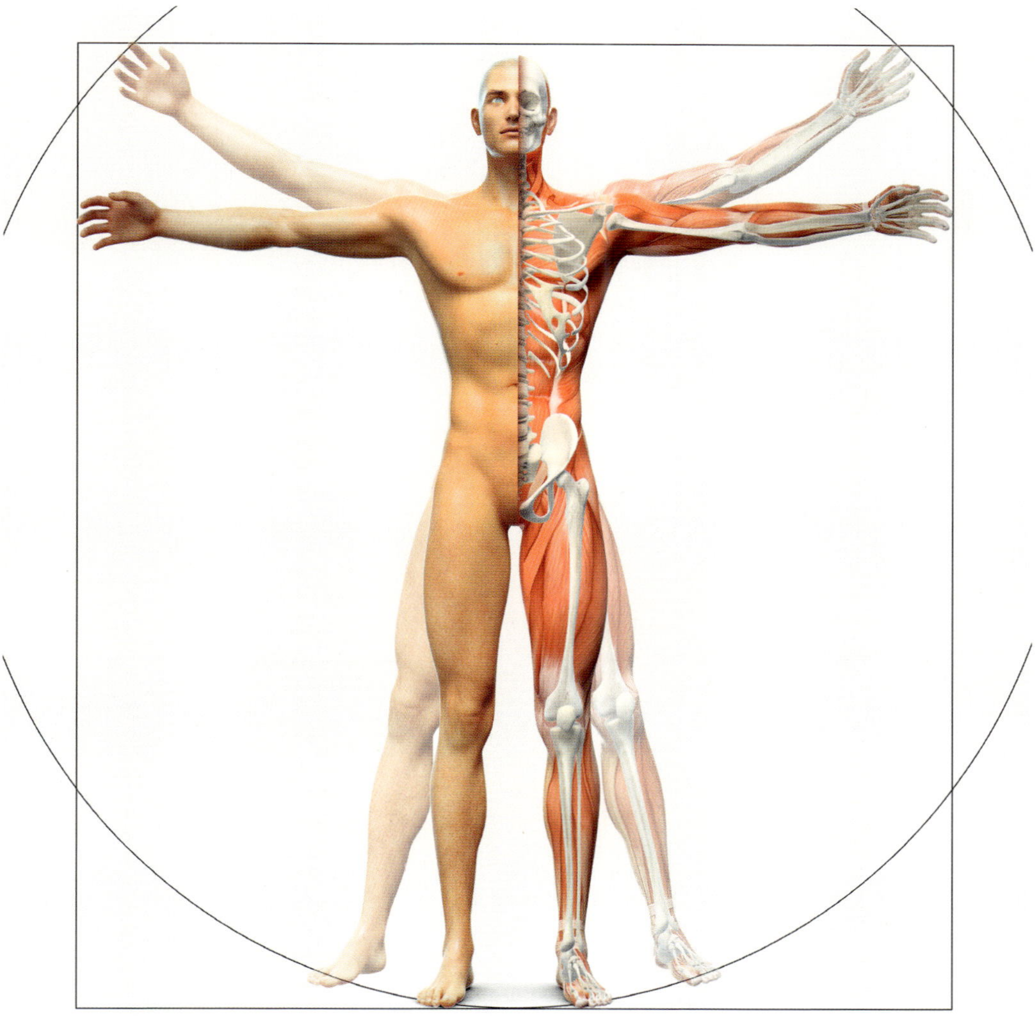

Wie gesagt: Die Liste ist nur eine Shortlist, also nicht vollständig. Aber bei jedem einzelnen der aufgeführten Punkte handelt es sich um einen Reiz, der die Homöostase des Organismus stört und zur Ermüdung führt. Experten unterscheiden zwischen muskulär-peripherer Ermüdung (Mini-Muskelschäden, Muskelkater) und neuronal-zentraler Ermüdung mit Folgen für unser Nervensystem und unsere Stimmungslage. Kurz gesagt: Der komplette Körper reagiert – was jedoch nicht zwangsläufig schlecht ist.

Reize können förderlich und leistungssteigernd sein, wenn der Körper genügend Zeit für die Regeneration hat. In dem Fall trifft der Organismus Vorkehrungen für die Zukunft. Er rüstet sich durch Umbaumaßnahmen für künftige Belastungen – Muskelfasern werden verstärkt, es wird mehr Energie eingespeichert, um für das nächste Wahnsinns-Workout bestmöglich gewappnet zu sein.

Die Reize können aber auch einen stetigen Abwärtstrend auslösen, wenn der Organismus zu viele offene Baustellen hat und allein durch die Wartungsarbeiten total ausgelastet ist. Dann ist der Trainings-Load einfach zu groß und die Erholungsphasen sind zu kurz, was langfristig zur körperlichen und mentalen Überlastung führt.

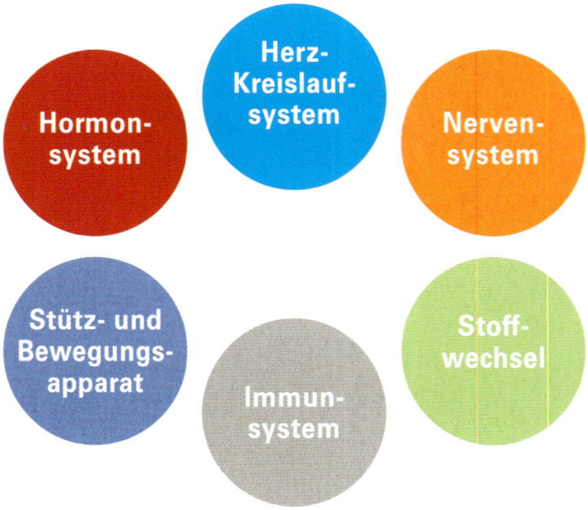

Grafik: nach Ament & Verkerke 2009/Wiewelhove 2020

Regeneration braucht Zeit. Ein Beispiel: Die Glykogenspeicher der Muskulatur spielen im Regenerationsprozess eine besondere Rolle. Im Prinzip sind sie vergleichbar mit Powerbanks oder Muskelakkus, die beim Workout für 60 bis 90 Minuten Energie liefern. Nach einer intensiven Trainingseinheit müssen die entleerten Glykogenspeicher wieder aufgeladen werden – Experten zufolge geschieht das mit einer Rate von 5 bis 7 Prozent pro Stunde. Wenn die Ernährung im Anschluss an das Training nicht ideal ist, kann die komplette Wiederherstellung teilweise Tage dauern.

Wichtig zu wissen: Die Regeneration beginnt direkt nach dem Workout, sobald du die Hantel beiseitelegst und dir das Handtuch über die Schulter wirfst. Mit der Ermüdung setzen Erholungsprozesse ein. Diverse biochemische Wechselwirkungen kommen in Gang, damit du bald wieder voll auf der Höhe bist – oder sogar auf einem besseren Niveau als zuvor, vorausgesetzt du gönnst dir genügend Zeit zur Erholung.

Woran erkenne ich, ob und wie viel Erholung ich brauche?

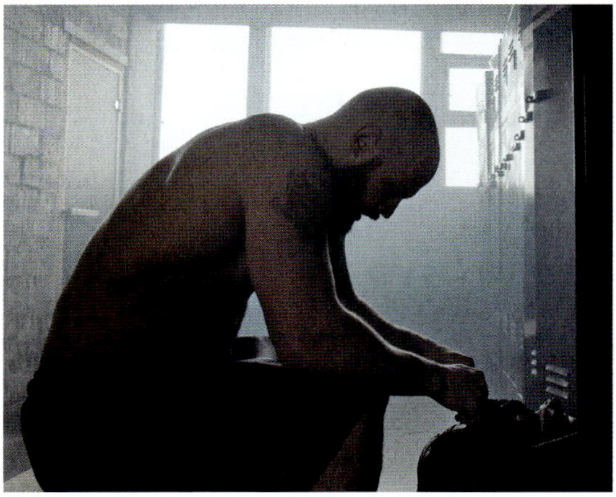

Ein kleiner Ladebalken am Handgelenk wäre praktisch, oder? Blink-Blink und wir wüssten direkt: »Okay, es ist mal wieder Zeit für ein Päuschen und einen Protein-Snack.« Leider hat Mutter Natur keine Displays für uns vorgesehen. Echt schade. Aber unser Körper signalisiert uns auf andere Art und Weise, dass wir eine

Pause brauchen. Wir müssen die Erschöpfungs-Signale nur rechtzeitig erkennen, richtig deuten – und richtig handeln.

Dieser Aspekt wird auch im Spitzensport immer wichtiger. Jahrzehntelang haben sich Coaches und Forscher bei ihrer Arbeit mit Athleten vor allem auf die Optimierung von Training und Ernährung konzentriert, doch seit einigen Jahren wandert der Fokus auf die Regeneration, weil darin noch viel Entwicklungspotenzial schlummert (im wahrsten Sinne des Wortes, denn erholsamer Schlaf ist ein entscheidender Erfolgsfaktor).

Der perfekte Athlet ist nicht nur belastbarer als seine Rivalen, sondern nach dem Wettkampf auch schneller wieder leistungsfähig – um schnellstmöglich wieder effektiv zu trainieren und noch besser zu werden. Weiter, immer weiter! Deshalb entwickeln und erproben Experten ständig neue Regenerationsstrategien, von denen einige sogar recht alltagstauglich sind, wie du auf den folgenden Seiten sehen wirst.

Auch die Messung des individuellen Regenerationsbedarfs wird immer ausgeklügelter. Im Profisport geschieht das über ein sogenanntes Athleten-Monitoring mit regelmäßigen Checks bestimmter Blutwerte: Harnstoff, Cortisol, freies Testosteron und andere Marker ermöglichen Rückschlüsse auf das aktuelle Belastungslevel des Sportlers, andere Optionen sind Urinuntersuchungen und neuromuskuläre Tests – alles mega aufwändig und teuer, daher für Freizeitsportler nicht sinnvoll. Es gibt aber auch Methoden, die sich locker zuhause anwenden lassen. Ganz ohne Laborkosten und Blutabnehmen, versprochen!

**Stress-Messmethode 1:
Den Ruhepuls checken**

Um herauszufinden, wie fit und belastbar du bist, solltest du jeden Morgen nach dem Aufwachen deinen Ruhepuls messen und notieren (zum Beispiel in deinem Trainingstagebuch oder in einer App). Der kurze Puls-Check hilft dir, deine Tagesform einzuschätzen, weil Stress, Überlastung oder Infekte den Ruhepuls um ein paar Schläge nach oben treiben. Es lohnt sich daher, die Herzfrequenzentwicklung im Blick zu haben. Je fitter du bist, desto niedriger ist dein Ruhepuls.

TIPP

Bei gesunden Erwachsenen liegt der Wert zwischen 60 und 90 Herzschlägen pro Minute (bpm), bei trainierten Sportlern zwischen 40 und 60 bpm. Der Grund für die niedrigeren Werte: Athleten-Herzen sind so gut trainiert, dass sie mit einem Herzschlag deutlich mehr Blut in die Hauptschlagader pumpen.

So geht's:
Am besten gleich morgens die Herzfrequenz messen, wenn du noch im Bett liegst. Bleib vorher 2 bis 3 Minuten ruhig liegen. Für die Messung kannst du eine Pulsuhr oder einen Fitnesstracker verwenden, mit dem Smartphone klappt es aber auch – es gibt diverse Apps, die mithilfe der Handy-Kamera die Herzfrequenz bestimmen. Alternativ lässt sich der Ruhepuls mit den Fingern messen: Per Zeige- und Mittelfinger den Puls am Hals oder am Handgelenk ertasten, 30 Sekunden lang die Herzschläge zählen und das Ergebnis mit 2 multiplizieren. Den ermittelten Ruhepuls unbedingt notieren oder in ein Diagramm eintragen, um eine Tendenz und auffällige Abweichungen zu erkennen.

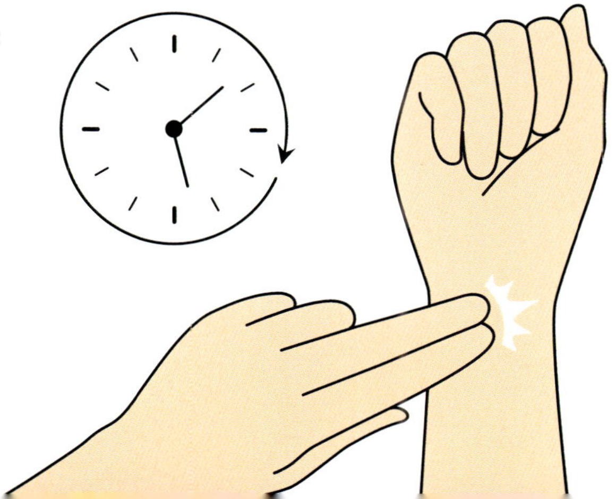

Was die Puls-Entwicklung aussagt

- Abweichungen zwischen 3 bis 5 bpm: normale Schwankung
  → alles im grünen Bereich – viel Spaß beim Training!

- Abweichung größer als 5 bpm: Zeichen für Stress/Belastung
  → mit Relax-Methoden gegensteuern (Meditation, Atem-Übung, Spaziergang)

- Abweichung größer als 7 bis 10 bpm: Stress/Belastung zu hoch
  → Relax-Methoden in den Alltag einbauen
  → falls ein Workout ansteht: lockerer trainieren (ca. 60 % des 1RM)

- Abweichung größer als 10 bpm: Anzeichen für Übertraining oder Infekt
  → Workout besser ausfallen lassen
  → Relax-Methoden in den Alltag einbauen

Stress-Messmethode 2: Wearables benutzen

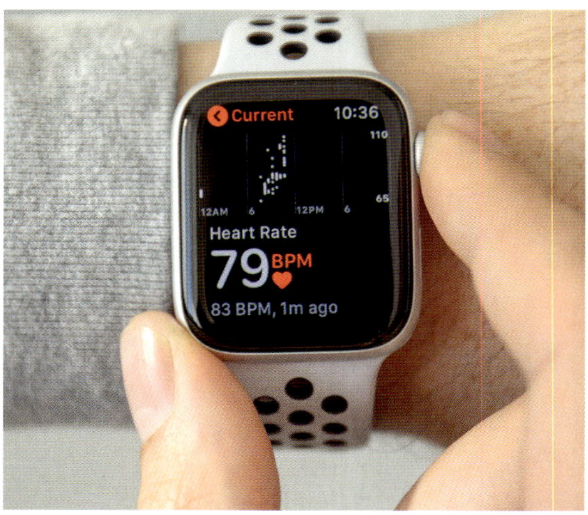

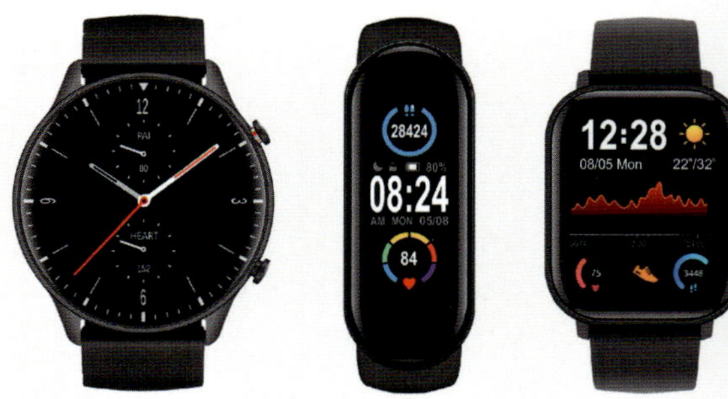

Hast du einen Fitnesstracker oder eine Smartwatch? Falls nicht, solltest du über eine Anschaffung nachdenken. Die Gesundheits-Gadgets sind laut Stiftung Warentest zwar nicht immer besonders präzise, was die Streckenmessung angeht (dafür ist GPS wichtig) – aber sie helfen mit ihren Sensoren durchaus dabei, ein paar wichtige Stressparameter auf dem Schirm zu haben. Hardgainer profitieren außerdem davon, dass Wearables als digitale Schrittzähler die Tagesaktivität tracken und damit auch die verbrannten Kalorien.

Für die Stressmessung sind zwei Parameter hilfreich:

- Die Herzfrequenzvariabilität (HRV) und
- die Schlafqualität (Dauer, Schlafphasen, Herzfrequenz).

Schau nach einem Gadget, das diese Funktionen draufhat.

Die Herzfrequenzvariabilität gibt Hinweise auf das Stress-Niveau des autonomen Nervensystems. Wie bereits beschrieben, steigt durch Belastung oder Krankheiten der Puls, was wiederum Auswirkungen auf die zeitlichen Abstände zwischen den einzelnen Herzschlägen hat – die sogenannte Herzfrequenzvariabilität.

In stressigen Phasen schlägt unser Herz interessanterweise eher rhythmisch und regelmäßig (niedrigere Herzfrequenzvariabilität), in entspannten Phasen eher unrhythmisch (höhere Herzfrequenzvariabilität). HRV-Veränderungen werden durch eine Überreaktion des Parasympathikus ausgelöst. Dabei handelt es sich um einen Teil des vegetativen Nervensystems, der Atmung, Herzschlag und Verdauung steuert. Wichtig zu wissen: Das System ist sehr sensitiv und reagiert auf unheimlich viele Reize, sodass kaum direkten Rückschlüsse auf einzelne Ereignisse oder Erlebnisse gezogen werden können. Du musst langfristig beobachten, was dich stresst und zum Experten für deinen Körper werden. Miss die HRV am besten im Sitzen oder im Stehen.

Checkliste für gute Wearables

Folgende Features sollte ein Gadget haben, mit dem du dein Stresslevel checken kannst:

- GPS (für präzise Streckenmessungen)
- EKG-Funktion (notwendig für präzise HRV-Messung)
- Messung der Herzfrequenzvariabilität (HRV)
- Atemfrequenzmessung
- Optional: Körpertemperaturmessung

In den Stiftung-Warentest-Analysen der vergangenen Jahre gab es einen Dauersieger: die Apple Watch. Sie liefert den Untersuchungen zufolge besonders präzise Messergebnisse. Sowohl die Herzfrequenz- als auch die EKG-Werte der Apple Watch sind zuverlässig (minimale Abweichung beim EKG-Wert), und in der Health App von Apple lässt sich die HRV ablesen. Schlaf-Tracking ist ebenfalls möglich. Allerdings kostet die GPS-Smartwatch auch knapp 400 Euro. Eine Alternative ist der Oura-Ring, der wie Schmuck am Finger getragen wird und diverse Signale des Körpers analysiert (Kostenpunkt: ab 300 Euro).

Stress-Messmethode 3: Den Schlaf protokollieren

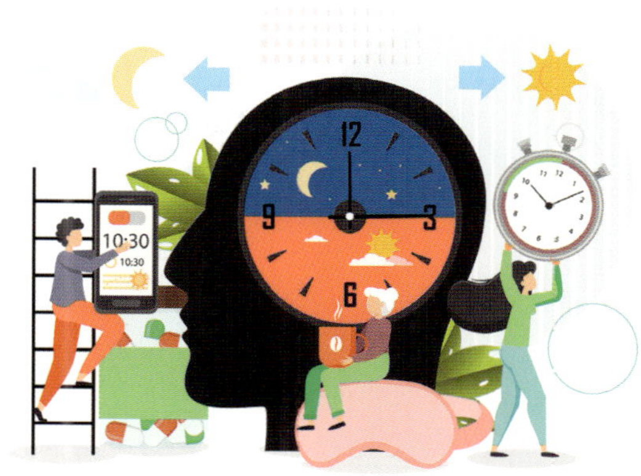

Dass es sinnvoll ist, ein Trainingstagebuch zu führen, hast du ja bereits im vorherigen Kapitel gelesen. Am besten erweiterst du deine Aufzeichnungen zu den Workouts noch um einige Notizen zum Schlaf.

Diese Punkte sind relevant:

- Einschlafzeit
- Aufstehzeit
- Zwischendurch aufgewacht?
- Schlafeffizienz (in %)
- Stimmung auf einer Skala von 1 bis 10

Wie hoch ist deine Schlafeffizienz?

Mit offenen Augen im Bett liegen – das reicht leider nicht für erholsamen Schlaf. Entscheidend ist die tatsächliche Zahl der geschlafenen Stunden pro Nacht. Um zu berechnen, wie effektiv dein Schlaf ist, kannst du folgende Formel anwenden.

Schlafzeit (in Stunden) : 8 x 100 = Schlafeffizienz in %

Hast du in der Nacht effektiv nur 6 Stunden geschlafen, sieht die Formel so aus:
>> 6 : 8 x 100 = 75 % Schlafeffizienz

Wichtig zu wissen: Jede Messmethode gibt immer nur Hinweise auf überlastete Teilbereiche, es existiert leider noch kein perfekter Test, der die Gesamtermüdung anzeigt. Deswegen solltest du am besten mehrere Methoden kombinieren.

Warum Schlaf für Sportler so wichtig ist

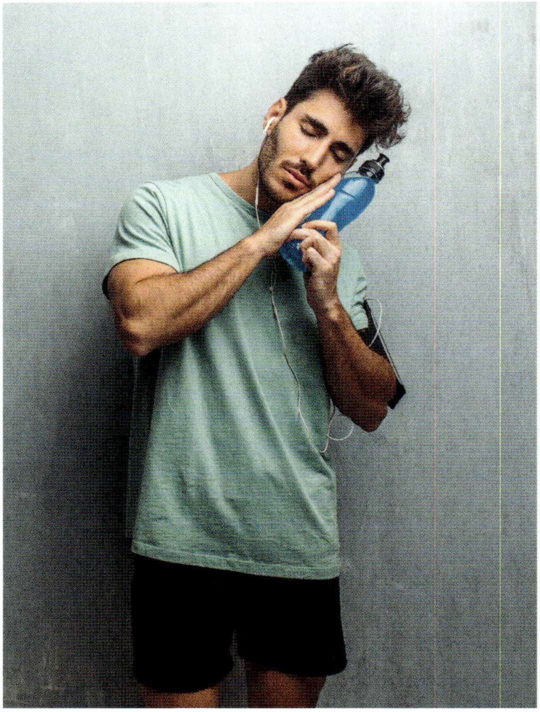

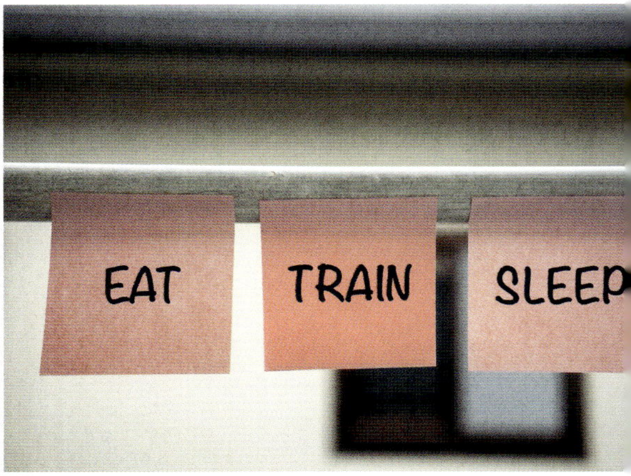

Wusstest du, dass Fußballprofi Cristiano Ronaldo einen Schlafguru als Coach engagiert hat, um durch optimierte Schlummerzyklen noch ein paar Prozentpunkte mehr Leistung aus sich herauszukitzeln? Seitdem spielt Ronaldo nicht nur Fußball wie ein Außerirdischer, er schläft angeblich auch wie ein Alien – nämlich fünfmal am Tag für jeweils 90 Minuten. In Embryonalhaltung. Und immer in frischer Bettwäsche, das berichtet zumindest die britische Zeitung *The Independent*. Nun, ganz so weit wie Cristiano musst du nicht gehen, aber die richtige Dosis Schlaf bringt auch dich definitiv weiter.

Schlaf ist unsere wichtigste Kraftquelle, weil unser Körper während der Ruhephase Wachstumshormone ausschüttet, um sich selbst zu reparieren. Muskeln, Immunsystem, Gehirn: Alle wichtigen Systeme bekommen ein umfassendes Update, bei korrekter Belastungssteuerung sogar ein Upgrade. Für eine ordentliche Regeneration benötigen wir Tiefschlafphasen, also möglichst ungestörten Schlaf in den ersten vier bis fünf Stunden der Nachtruhe – das gilt insbesondere für ambitionierte Sportler. Je höher die Trainingsintensität, desto höher ist der Bedarf an Schlaf.
Forscher gehen davon aus, dass Top-Leistungen nur möglich sind, wenn Athleten eine ideale Schlafqualität und ideale Schlafgewohnheiten haben. Aus diesem Grund verbringen viele Profisportler einen Großteil des Tages im Schlummermodus – das ist keine Übertreibung. Ein bis zwei Trainingseinheiten pro Tag, zwischendurch essen und ausruhen: So sieht der typische Tagesablauf eines Topsportlers aus. Alles, wirklich alles ist darauf ausgerichtet, sich auszupowern und die Akkus aufzuladen. Warum? Weil die Leistungssteigerung im Liegen erfolgt. Muskeln wachsen nachts.

Wer dagegen dauerhaft zu wenig Schlaf bekommt, regeneriert schlechter und entwickelt im schlimmsten Fall Krankheiten, die das Leben wirklich unangenehm machen: Das Risiko für Herz-Kreislauf-Beschwerden, Diabetes oder Depressionen steigt durch chronischen Schlafmangel, sogar das Wachstum von Krebszellen wird damit in Verbindung gebracht. Gönn dir also eine Mütze voll Schlaf, wann immer es möglich ist. Gern auch in der Mittagspause – für einen Power-Nap reichen schon 15 Minuten (Handy-Timer stellen). Schlafpausen im Alltag steigern deine Leistungsfähigkeit für bis zu drei Stunden, schreibt der Sportmediziner Dr. Lutz Graumann in seinem lesenswerten Buch *Regeneration*.

Eule oder Lerche? Das ist hier die Frage

Wie viel Schlaf wir brauchen, um wirklich erholt, frisch und gut gelaunt aufzuwachen, hängt von unserer genetischen Grundausstattung ab. Jeder von uns hat eine innere Uhr, die den Takt für den Stoffwechsel vorgibt und bestimmt, wann wir besonders leistungsfähig sind (oder auch nicht) und wie groß unser Bedarf an Schlaf ist – Experten sprechen vom zirkadianen Rhythmus. Und der ist sehr individuell, wie du bestimmt schon im Freundeskreis festgestellt hast. Dem einen reichen pro Nacht 5 bis 6 Stunden Schlaf, andere benötigen locker 10 Stunden und mehr, um entspannt aufzustehen. Auch Faktoren wie das Lebensalter und der allgemeine Gesundheitszustand spielen eine Rolle.

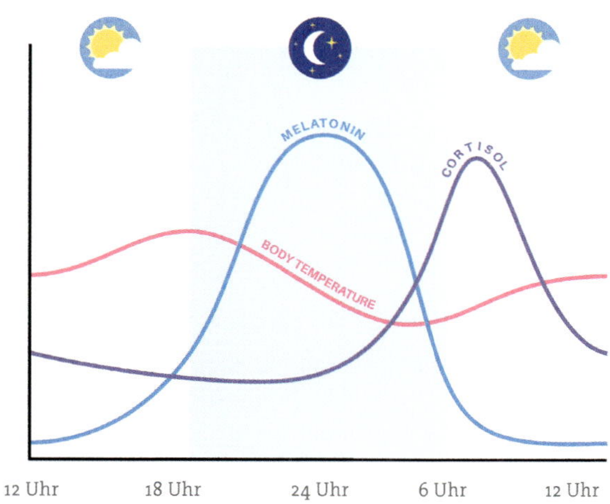

blaue Kurve: Melatonin
rote Kurve: Körpertemperatur
violette Kurve: Cortisol

Wie läuft's bei dir? Springst du morgens frisch und energiegeladen aus dem Bett oder bist du eher ein Morgenmuffel, der den verdammten Wecker am liebsten an die Wand werfen würde? Deine Frühform gibt einen Hinweis darauf, zu welcher Chronotyp-Gruppe du gehörst. Ganz grob gesagt unterteilen Schlafexperten die Menschheit in drei Fraktionen: die Tages-Typen, die Früh-Typen und die Spät-Typen.

Klar, unter den knapp 8 Milliarden verrückten Individuen auf diesem Planeten existieren auch Mischtypen und andere Varianten, die Tendenzen in die eine oder andere Richtung zeigen. Manche Forscher unterscheiden inzwischen sogar zwischen sieben verschiedene Chronotypen. Mit Blick auf die Leistungsfähigkeit beim Sport sind aber vor allem die Extremformen spannend – die Früh-Typen und die Spät-Typen, auch als Lerchen und Eulen bekannt. Die einen haben morgens besonders viel Power, die anderen sind abends aktiver und leistungsfähiger. Im Internet gibt es viele Chronotypen-Tests, die du zum Spaß mal durchklicken kannst, falls du dich noch nicht so richtig zuordnen kannst.

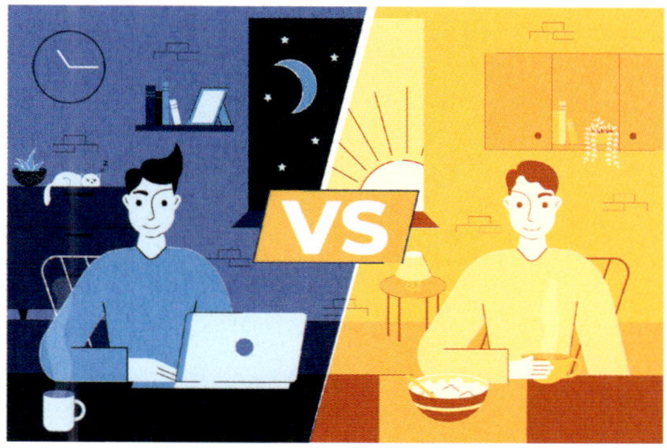

Nutze den Biorhythmus-Boost!

Die meisten Menschen spüren im Alltag sehr deutlich, wann sie ihre Power-Phasen haben und wann es einfach zu früh oder zu spät für überdurchschnittliche Leistungen ist. Es hat übrigens keinen Sinn, gegen die persönliche Schlummerveranlagung anzukämpfen. Dein Chronotyp wird sich dadurch nicht ändern, höchstens deine Laune. Anders ausgedrückt: Die innere Uhr lässt sich nicht umstellen. Versuch lieber, deinen Alltag voll auf deine Power-Phasen abzustimmen – auch deine Workouts. Durch den Biorhythmus-Boost holst du das Maximale heraus.

- Studien zeigen, dass Früh-Typen in der ersten Tageshälfte Bestleistungen bringen
  Idealer Trainings-Zeitpunkt: früh morgens vor der Arbeit/Schule oder am späten Vormittag.
- Spät-Typen haben ihr höchstes Leistungslevel in der zweiten Tageshälfte
  Idealer Trainings-Zeitpunkt: am späten Nachmittag oder abends.

Wer keine außergewöhnlich großen Einschränkungen durch den Biorhythmus spürt, sollte zwischen 16 und 19 Uhr trainieren. Diese Phase gilt als beste Tageszeit für Muskelaufbau-Workouts.

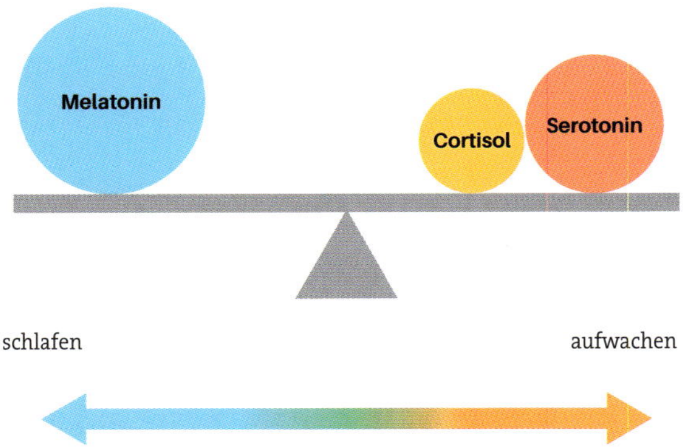

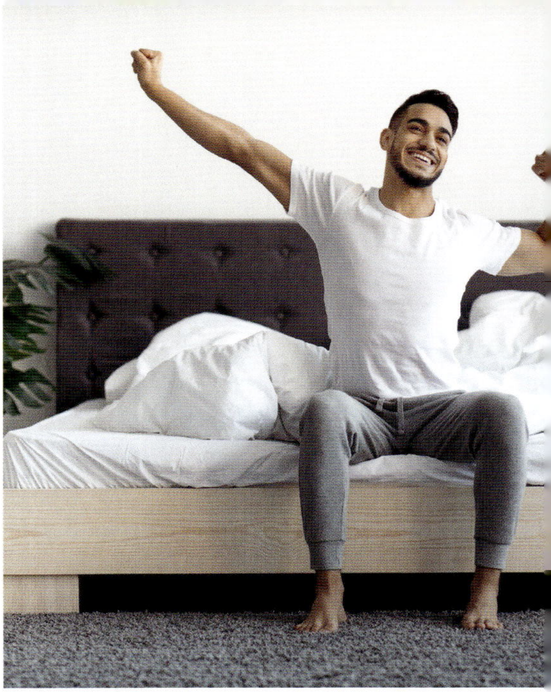

Vorschlag für den idealen Tagesablauf

Früh-Typ	
Tagesphase	**Ablauf**
5–6 Uhr	Aufwachen & Früh-Protein-Snack
6–8 Uhr	Workout (30–45 Minuten)
8–9 Uhr	Frühstück & Arbeits-/Schulbeginn
10.30–11 Uhr	Vormittags-Snack
12–13.30 Uhr	Mittagessen & Power-Nap
15–16 Uhr	Nachmittags-Snack
18–19 Uhr	Abendessen
19–20 Uhr	Regeneration (Massage und Meditation)
21.15–22 Uhr	Schlafenszeit
Spät-Typ	
Tagesphase	**To-dos**
8.30–10 Uhr	Aufwachen & Meditation/Yoga
9–11 Uhr	Frühstück & Arbeits-/Schulbeginn
12.30–14 Uhr	Mittagessen & Power-Nap
15–16 Uhr	Nachmittags-Snack
16.30–19 Uhr	Workout (30–45 Minuten)
18.30–20 Uhr	Abendessen
21–22 Uhr	Spät-Protein-Snack
22–23 Uhr	Regeneration (Massage/Meditation)
0–1.30 Uhr	Schlafenszeit

Legende:
- = Regeneration
- = Ernährung
- = Training

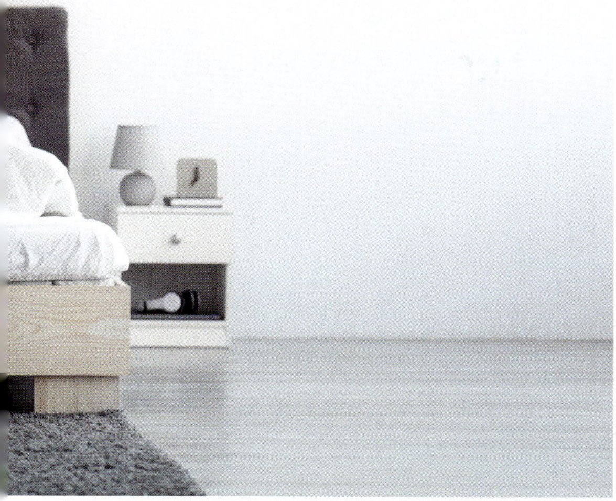

Spätestens 60 Minuten vor der Bettruhe solltest du das Smartphone, das Tablet und andere technische Geräte beiseite legen oder ganz ausschalten. Auch den Fernseher, richtig. Jeder Bildschirm verströmt Blaulicht, und dieses Licht hemmt die Produktion des Schlafhormons Melatonin. Du wirst also (noch) später müde. Am besten stellst du das Handy zusätzlich in den Flugmodus, dann gehen keine Messenger-Nachrichten mehr ein, die nur unnötig das Gedankenkarussell anwerfen. Ganz ehrlich: Ab 21 Uhr hat jede Nachricht Zeit bis morgen. Ungestörter Schlaf ist wichtiger.

Regel 2: Für Stille sorgen

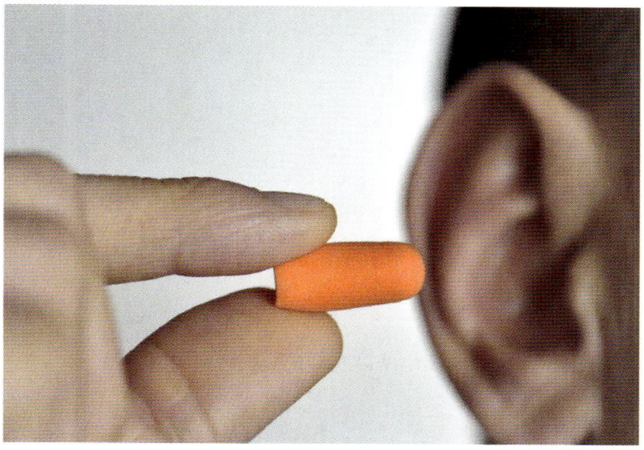

Wir sind umgeben von Geräuschquellen, auch im Schlafzimmer. Das Schnarchen der Mitbewohner, Straßenlärm, summende Geräte, das Ticken der Uhr – das alles sind mögliche Störfaktoren für den Schlaf, weil unsere Ohren sehr sensibel sind und sich nicht abschalten lassen. Das heißt: Die Ohren nehmen akustische Signale auch im Schlaf wahr. Eine gute und günstige Option, um den Geräuschpegel maximal zu dimmen, sind Ohrstöpsel. Sie kosten nur wenige Euro und senken die Umgebungslautstärke um mindestens 10 Dezibel, was einer Halbierung des Geräuschpegels entspricht – und einer gefühlten Verdoppelung der Schlafqualität.

Regel 3: Die Temperatur senken

Wer im Hochsommer »tropische Nächte« durchgestanden (oder durchgeschwitzt) hat, kann folgende Formel nachvollziehen: Je höher die Zimmertemperatur, desto niedriger ist die Schlafqualität. Als perfekte Einschlaf- und Durchschlaftemperatur gelten kühle 16 bis 19 Grad

5 Regeln für perfekten Schlaf

Wann für dich die ideale Einschlafzeit ist, solltest du im Alltag austesten. Achte dabei auf die Signale deines Körpers, hör in dich hinein und hau dich hin, wenn du müde bist. So einfach ist das. Und ja: Das kann auch schon um 21.15 Uhr sein. Lass deine Kumpels ruhig bis 1 Uhr nachts Serien schauen oder zocken. Am nächsten Tag werden sie staunen und dich für deine Disziplin bewundern, weil du schon um 8 Uhr morgens dein Workout hinter dir hast. Tschakka! Schlaf kann ein echter Gamechanger sein – wenn du diese Regeln befolgst.

Regel 1: Handy weg und abschalten

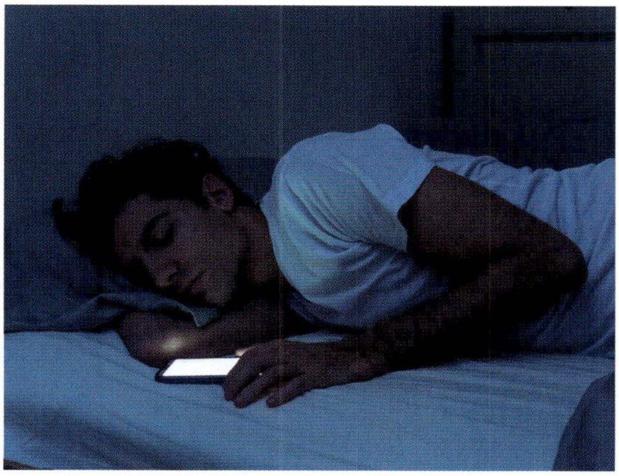

Celsius. Keine Panik, eine teure Klimaanlage musst du dir deshalb nicht besorgen – oft reicht es vollkommen aus, das Schlafzimmer abends ordentlich durchzulüften. Fenster auf! Und nachts gekippt lassen, damit du beim Schlafen frischen Sauerstoff bekommst. Im Winter kann Heizungsluft problematisch sein, weil dadurch die Schleimhäute unserer Atemwege austrocknen. Deshalb lieber nachmittags die Heizung anstellen, abends ausstellen und nochmal das Fenster aufreißen.

Regel 4: Den letzten Kaffee vor 14 Uhr trinken

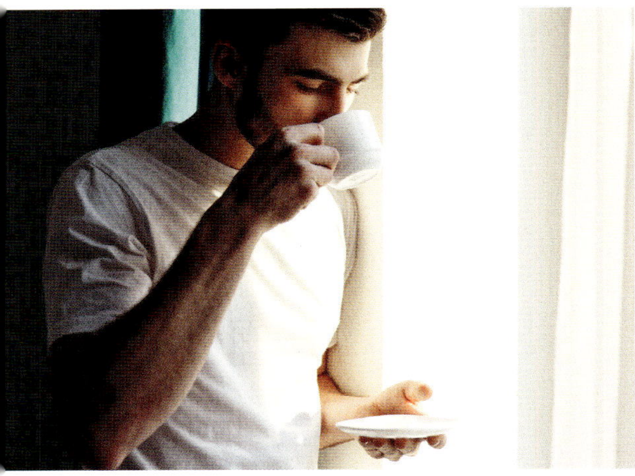

Koffein macht morgens munter, keine Frage. Wenn du aber auch tagsüber Espresso, Cappuccino oder koffeinhaltige Energy-Drinks & Co. konsumierst, reichert sich das aufgenommene Koffein in deinem Organismus an und blockiert die Andockstellen des körpereigenen Müdemachers Adenosin. Das führt dazu, dass du abends Probleme mit dem Einschlafen bekommst. Und was ist mit Tee? Auch der enthält, je nach Sorte und Zubereitungsart, zum Teil so viel Koffein wie ein Espresso. Schnapp dir nach 14 Uhr lieber ein Wasser. Im Zweifel macht dich ein frisch gezapftes »Kranenberger« sogar wacher als Kaffee, denn hinter der berühmten Nachmittagsmüdigkeit steckt oft einfach nur Flüssigkeitsmangel.

Regel 5: Schlummertrunk? Besser weglassen

Viele glauben, dass ein kleiner Drink beim Einschlafen hilft. Ja, eine geringe Dosis Alkohol beruhigt das zentrale Nervensystem tatsächlich, was das Abschalten nach einem harten Tag erleichtern kann. Aber: Nachts ist der Körper dann damit beschäftigt, den Alkohol abzubauen, dadurch kommt es häufiger zu Wachphasen. Die Abbauprozesse stören deine Regenerationsprozesse und erhöhen außerdem den Harndrang. Die Chance ist also groß, dass du mitten in der Nacht aufwachst und zur Toilette musst. Prost Mahlzeit! Ein alkoholfreies Bier ist die bessere Alternative. Der darin enthaltene Hopfen hat entspannende Eigenschaften, aber keine nächtlichen Nebenwirkungen.

Regenerationsstrategien im Check

Mit der letzten Minute des Workouts beginnt die erste Minute der Regeneration – verbunden mit der Frage: Wie kann ich meinen geschundenen Muskeln jetzt etwas Gutes tun? Sauna, Eisbad oder doch lieber eine Runde Stretching? Es gibt mittlerweile unheimlich viele Optionen und auch (teure) Tools, die angeblich die Regeneration beschleunigen oder Schmerzen lindern: Faszienrollen, Massagepistolen, Kältewesten, … Angebote ohne Ende, aber was hilft wirklich?

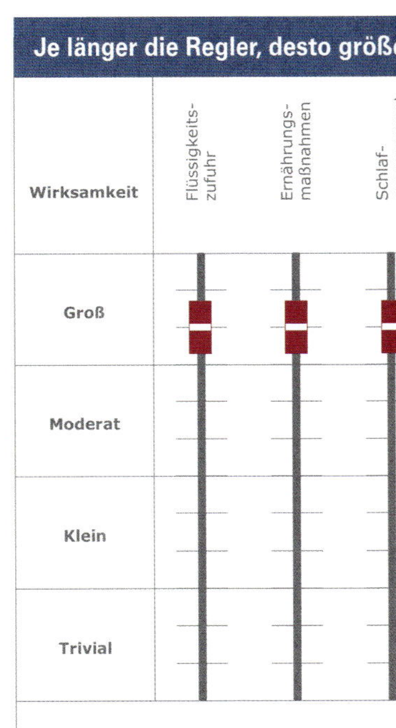

Quelle: Wiewelhove, 2022

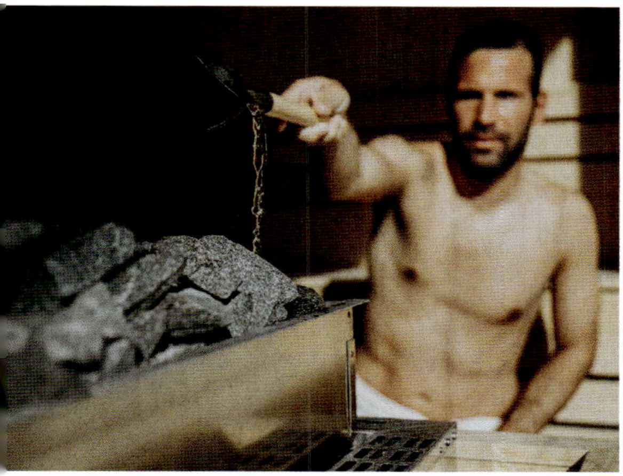

Genau zu dieser Frage hat ein interdisziplinäres Team von Sportwissenschaftlern, Trainingswissenschaftlern und Sportmedizinern acht Jahre lang intensiv geforscht. Von Oktober 2012 bis Dezember 2020 untersuchten renommierte Experten wie Professor Dr. Alexander Ferrauti von der Universität Bochum und Professor Dr. Tim Meyer von der Universität des Saarlandes mit Kollegen anderer Institute aus ganz Deutschland die bekanntesten Regenerationsmethoden. Ein großes Projekt, das großes Staunen auslöste – denn die Ergebnisse der Studie Regenerationsmanagement im Spitzensport (kurz REGman) waren ernüchternd. Sie zeigten ziemlich deutlich, dass es nur drei Maßnahmen gibt, die nachweislich die Regeneration beschleunigen: passende Ernährung, Flüssigkeitszufuhr und ausreichend Schlaf.

Alle anderen Methoden und Tools sind den Forschern zufolge zwar nett, aber ohne belegbaren Langzeiteffekt. Wenn doch Effekte gemessen wurden, dann waren diese laut Professor Dr. Thimo Wiewelhove von der IST-Hochschule in Düsseldorf »gering bis trivial«, schnell wieder verflogen und von Sportler zu Sportler unterschiedlich stark ausgeprägt. Die Infografik des Forschers zeigt, dass es noch große Unsicherheiten bei der Bewertung der einzelnen Maßnahmen gibt.

Allgemeingültige Empfehlungen ließen sich aus den Ergebnissen jedenfalls nicht ableiten – trotz der großen Forschungsanstrengungen in den vergangenen Jahren. Es sind viele weitere wissenschaftliche Studien zu De-

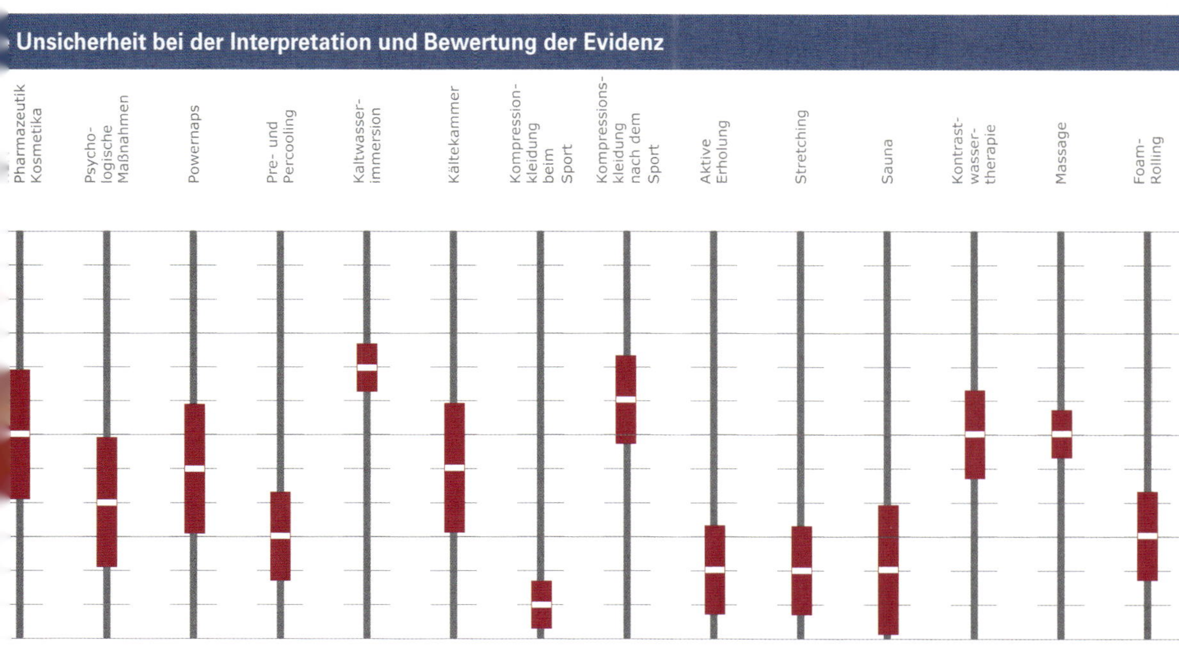

tailfragen der einzelnen Regenerationsstrategien nötig, um gesicherte Empfehlungen zu geben. Details wie der Zeitpunkt und die Dauer der jeweiligen Anwendung könnten wichtig sein, aber auch andere Unterschiede zwischen den Relax-Routinen, die jeder Sportler auf seine Art durchzieht. Unterm Strich fehlen meist wissenschaftliche Beweise für die nachhaltige Wirksamkeit von Stretching, Foam-Rolling und anderen Erholungsmethoden. »Trotz plausibler Wirkungstheorien« ließen sich »keine klaren Vorteile einzelner Regernationsinterventionen erkennen«, heißt es in Alexander Ferrautis Fachbuch *Trainingswissenschaft für die Sportpraxis*. Tja.

Wenn doch Erholungseffekte auftraten, dann kurz nach der Anwendung, beispielsweise durch eine Senkung der Muskelspannung oder eine Steigerung der Durchblutung – wenige Stunden später war oft keine positive Veränderung mehr nachweisbar. Zwischen den Probanden gab es außerdem große Unterschiede in der Beurteilung der untersuchten Regenerationsmaßnahmen: Was manche Athleten als angenehm und wirkungsvoll empfanden, löste in anderen wenig bis gar nichts aus.

Die Forscher betonen, dass der Placeboeffekt bei den durchgeführten REGman-Studien eine Rolle spielen könnte, weil der Wunsch nach einer heilenden Wirkung des persönlichen Regenerationsprogramms oft groß ist. Unbestritten sei dagegen die Bedeutung einer angemessenen Nahrungs- und Flüssigkeitszufuhr. Nach einem harten Workout brauche der Körper vor allem Kohlenhydrate und Proteine, um sich schneller zu erholen (mehr dazu im Kapitel *Richtig essen* ab Seite 30).

Jetzt die gute Nachricht für alle, die gern ihre Muskeln pflegen: Selbstmassage, Stretching und Co. behindern die Reparaturprozesse im Körper offenbar nicht – sie schaden also nicht. Deshalb spricht aus Sicht der Experten nichts dagegen, nach dem Training die Muskulatur durchzukneten, mit einer Rolle zu behandeln oder sanft zu stretchen. Zum Teil verbessert sich dadurch – neben der Durchblutung – die Beweglichkeit, was langfristig von Vorteil sein kann.

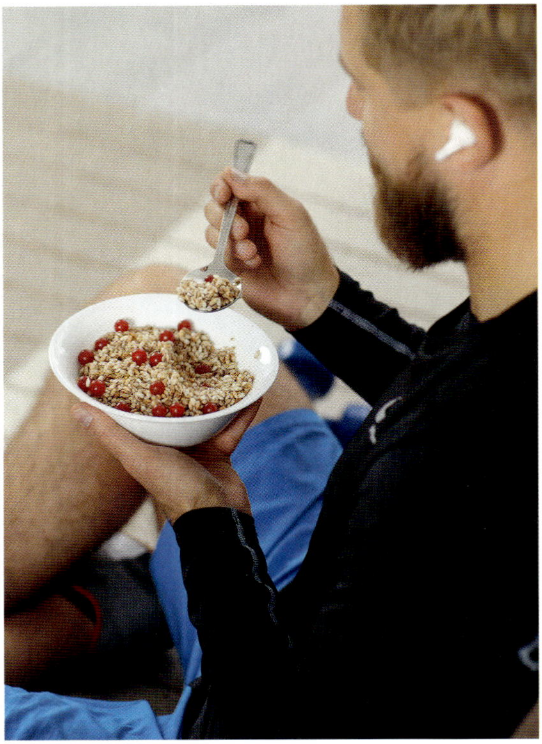

Auch nicht zu verachten: Maßnahmen wie Foam-Rolling oder Massagen reduzieren offenbar Muskelschmerzen, weil sie einen Gegenschmerz setzen. Gleichzeitig steigern Massagen das Wohlbefinden. Es tut also gut, sich intensiv mit den trainierten Muskeln zu beschäftigen, und es fühlt sich nach Erholung an. Auch das ist viel wert, gerade in anstrengenden Trainingsphasen.

Fazit: Für die Regeneration sind Ernährung, Flüssigkeitszufuhr und Schlaf von zentraler Bedeutung. Ansonsten kannst du ruhig weiterhin die Regenerationsstrategien nutzen, bei denen du dich besonders gut entspannst (vielleicht auch mit einem Hörbuch oder einer guten Serie im Hintergrund – »Netflix & Chill« mal anders). Die größten Effekte sind aber durch gutes Essen, ausreichend Wasser und ungestörte Ruhephasen zu erwarten. Alles, was deinen Schlaf und deine Ernährung spürbar verbessert, ist eine Investition wert – bei neuen, teuren Wunder-Tools ist erstmal Skepsis angebracht. Sie sind nicht zwingend nötig.

Vorschlag für einen Regenerations-Zeitplan von Wiewelhove et. al.

Belastung	währenddessen	Flüssigkeitszufuhr und Ernährungsmaßnahmen (Psychologische Maßnahmen) (Percooling) (aktive Erholung)	flüssigkeits- und energieliefernd (aktivierend oder entspannend) (thermoregulatorisch) (homöostaseherstellend)
	direkt danach	Flüssigkeitszufuhr Ernährungsmaßnahmen Kaltwasserimmersion oder Kältekammer	flüssigkeitsliefernd energie- und baustoffliefernd antiinflammatorisch, abschwellend, entspannend, schmerzlindernd
	vor dem Schlafengehen	Ernährungsmaßnahmen Psychologische Maßnahmen Kompressionskleidung Massage	energie- und baustoffliefernd entspannend abschwellend entspannend und schmerzlindernd
	Nachtschlaf	Schlafmanagement (Kompressionskleidung)	schlaffördernd (abschwellend)
	am/an den Folgetag(en)	Flüssigkeitszufuhr und Ernährungsmaßnahmen Kaltwasserimmersion, Kältekammer oder Kontrastwassertherapie Kompressionskleidung Massage	flüssigkeits-, energie- und baustoffliefernd antiinflammatorisch, abschwellend, entspannend, schmerzlindernd abschwellend entspannend und schmerzlindernd
	vor der nächsten Belastung	Flüssigkeitszufuhr und Ernährungsmaßnahmen Psychologische Maßnahmen (Precooling) Aktive Erholung Foam-Rolling	flüssigkeits- und energieliefernd aktivierend oder entspannend (thermoregulatorisch) aktivierend und schmerzlindernd schmerzlindernd

Quelle: Wiewelhove, 2022

Es gibt zwei Selbstmassage-Tools, die sich in den vergangenen Jahren in der Fitness-Szene etabliert haben, weil die Bedienung relativ einfach ist und weil die Tools vielen Menschen beim Runterkommen helfen – durch die Kraft der Berührung. In unserem Nervensystem lösen Berührungen etwas Positives aus, diesen Effekt kannst du nutzen. Falls du kein großes Geld für Massagetools ausgeben möchtest: Günstige Alternativen mit ähnlicher Wirkung sind Golfbälle oder Tennisbälle.

Massagepistole

Lust auf eine entspannende Massage, aber es ist niemand mit magischen Händen in der Nähe? Für solche Situationen ist eine Massagepistole ideal (Preis: zwischen 70 und 150 Euro). Am vorderen Ende des Tools ist ein wechselbarer Massagekopf angebracht, der mit knapp 3000 Umdrehungen pro Minute über die müden Muskeln rotiert und dort Verspannungen löst. Durch die intensive Rotation werden die Faszien, also die

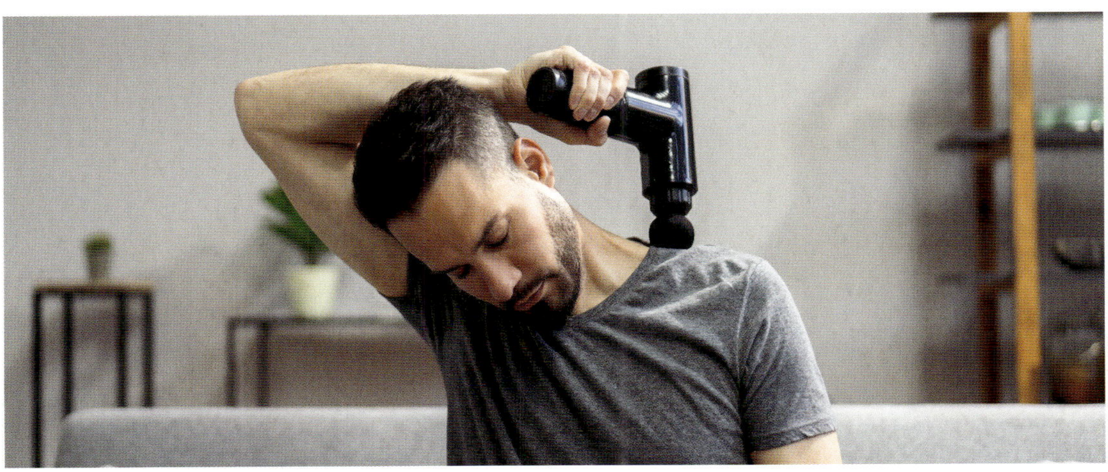

Muskelhüllen), gelockert, aber das Gerät erreicht auch tiefe Schichten des Gewebes. Es kommt kurzfristig zu einer gesteigerten Durchblutung des Muskels, leichte Muskelschmerzen werden gelindert, die Beweglichkeit verbessert sich.

Bei manchen Geräten sind bis zu 30 verschiedene Geschwindigkeitsstufen einstellbar, du kannst die pulsierende Power also gut steuern. Das ist auch wichtig, schließlich sind die Muskeln durch das Training geschädigt und entsprechend schmerzempfindlich.

Tipps für die Anwendung

- Die Massagepistole nur über Muskeln führen, nicht über Gelenke oder Knochen.
- Locker über die Haut fahren, keinen zusätzlichen Druck ausüben.
- Direkt abbrechen, wenn an der behandelten Stelle starke Schmerzen auftreten.

Foam Roll

Du bist mal wieder völlig von der Rolle? Dann ab auf die Faszienrolle! Selbstmassage durch Foam-Rolling macht dich beweglicher – und deine Muskelschmerzen erträglicher.

So funktioniert's:

1. Mit dem Arm, dem Bein oder auch mit dem Rücken auf die Rolle legen und gezielt Druck auf die verspannte Muskulatur ausüben.
2. Auf leicht schmerzenden Stellen für bis zu 30 Sekunden verweilen, dann mehrmals langsam vor und zurück rollen, bis der Schmerzpegel sinkt.

Durch den Druck verringert sich die Muskelspannung, das Gewebe wird geschmeidiger.
Am besten kurz nach dem Workout anwenden oder auch an trainingsfreien Tagen, wenn du dir etwas Gutes tun willst. Die Rollen bestehen in der Regel aus Polypropylen, einer besonders harten Form von Schaumstoff (Preis: zwischen 15 und 30 Euro), meistens haben sie eine glatte Oberfläche.

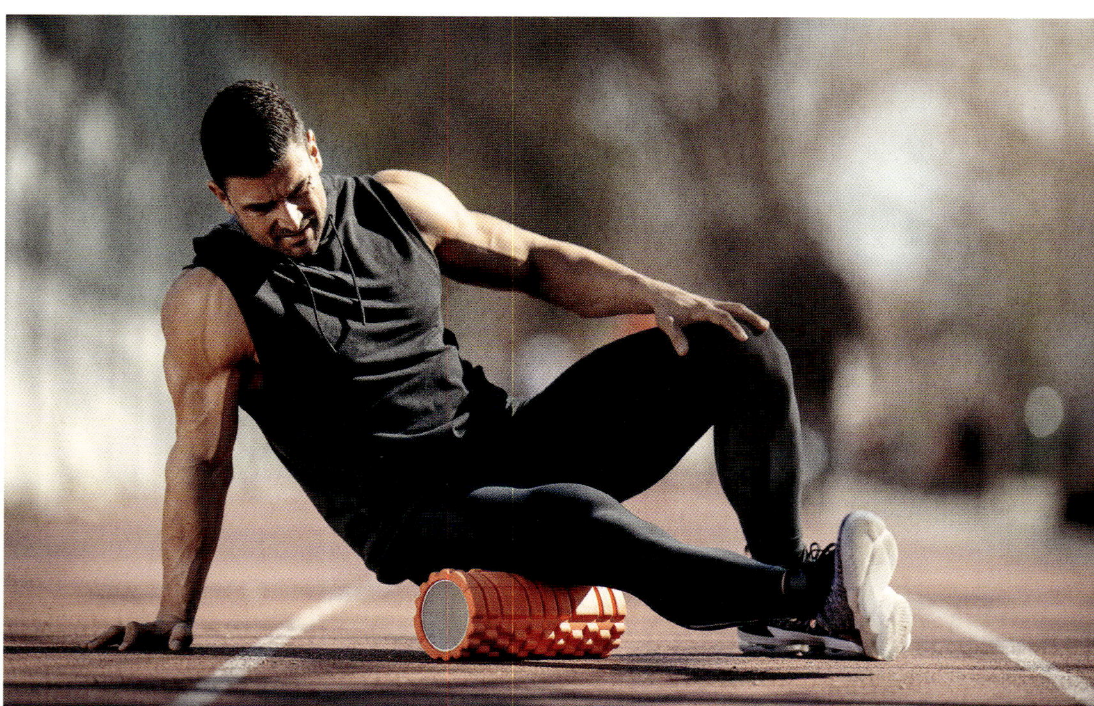

Tipps für die Anwendung

- Nie über Gelenke rollen, nur über Muskeln.
- Den Körper beim Rollen bewegen, um aus verschiedenen Winkeln Druck auszuüben.
- Der Schmerz sollte gut aushaltbar sein. Zu starke Druckschmerzen an bestimmten Stellen vom Arzt abklären lassen.

Streit ums Stretching: Sinnvoll oder nicht?

Dieses Thema wird unter Athleten, Ärzten und Forschern immer wieder heiß diskutiert. Sind Dehnübungen Zeitverschwendung oder ein Zünder für Leistungsexplosionen? Die Antwort hängt von vielen Faktoren ab, unter anderem von der ausgeübten Sportart, von den Zielen des Sportlers, aber auch von der Stretching-Methode (dynamisch vs. statisch) und vom Zeitpunkt des Stretchings.

Vielleicht erinnerst du dich noch daran? Lange haben Athleten sich vor dem Training ausgiebig gedehnt, als Teil des Warm-up-Programms. Doch das gilt inzwischen als kontraproduktiv, weil der Körper vor der Belastung eher aktiviert werden sollte. Der Puls muss hochgefahren werden. Nach dem Training ist Stretching dagegen eine gute Option – zum Runterfahren in der Cool-down-Phase. Stretching kann sogar Muskeln wachsen lassen, wie Untersuchungen gezeigt haben.

Die Erklärung: Bei manchen Dehnübungen sind Zugkraft und Muskelspannung ähnlich groß wie bei einer Muskelkontraktion mit Hantel. Muskelfasern haben

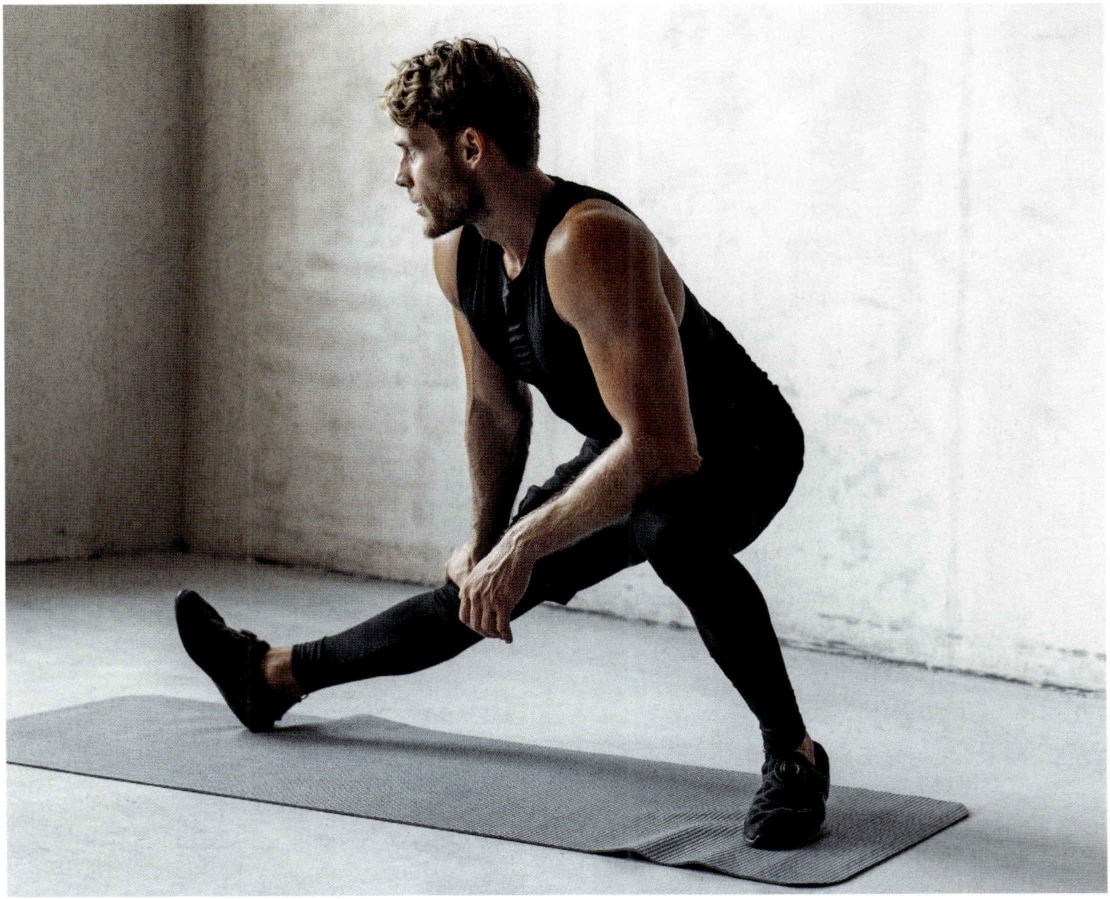

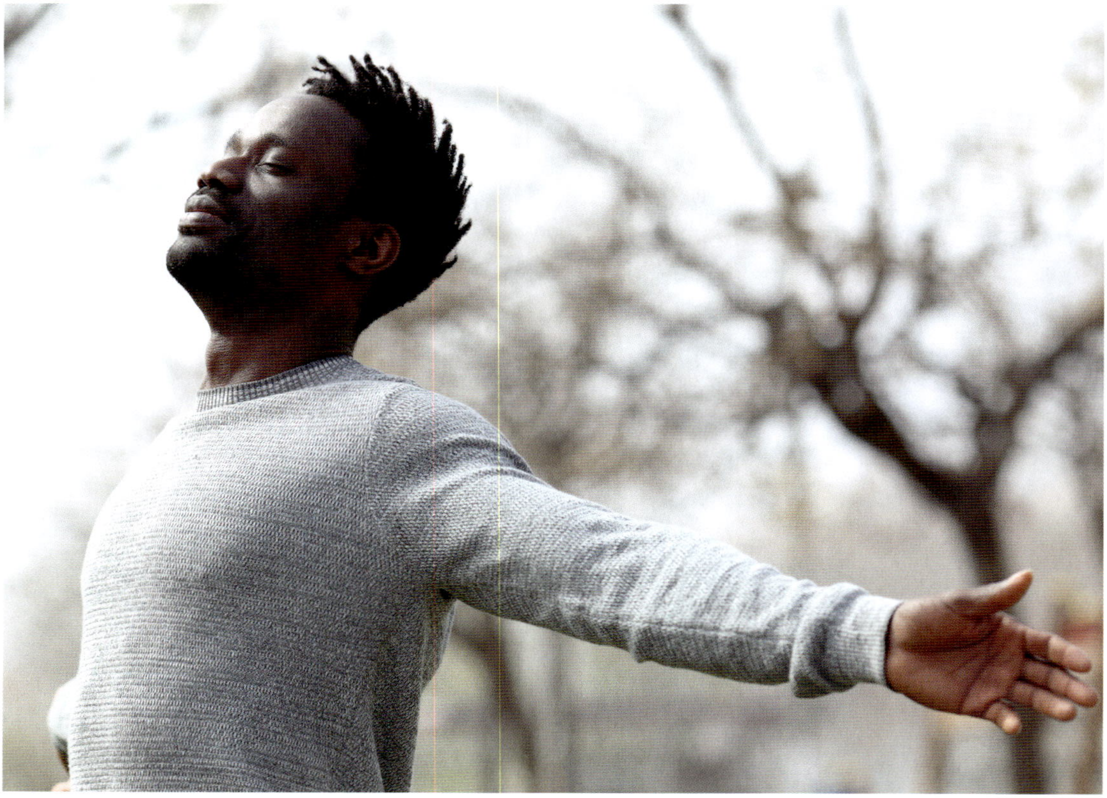

keine Augen – sie können nicht unterscheiden, ob der Reiz durch eine gezielte Dehnung verursacht wurde oder durch einen sauberen Klimmzug. Allerdings ist dieser Mechanismus Fluch und Segen zugleich. Denn: Nach einem harten Training brauchen deine geschädigten Muskeln schnellstmöglich Erholung und Nährstoffe für die Wiederherstellung der Leistungsfähigkeit, keine zusätzliche Belastung durch intensives Stretching.

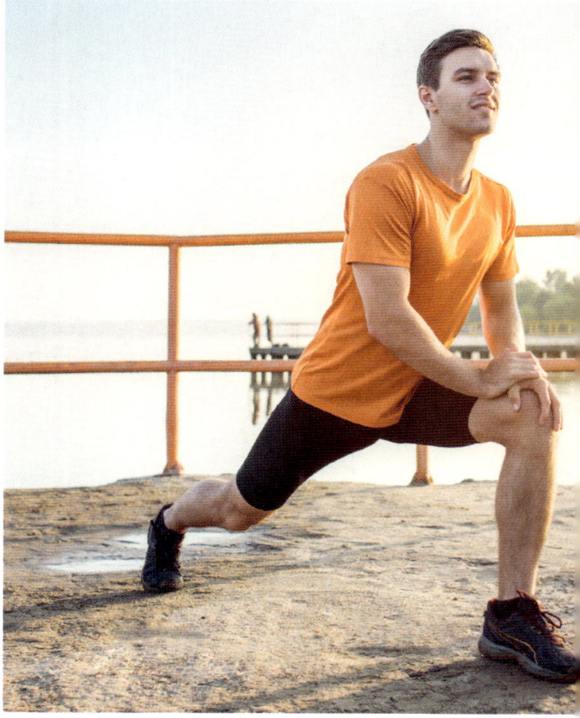

Falls du zu den Stretching-Fans gehörst, solltest du nach dem Training auf sanfte und dynamische Dehnübungen setzen und extreme Stretch-Bewegungen vermeiden. Dynamisches Stretching ist besser als statisches Stretching, weil die Durchblutung der Muskeln durch die Bewegungen auf einem hohen Level bleibt. Stoffwechselendprodukte des Workouts werden dadurch besser abtransportiert.

Regenerationsstrategien im Überblick	
AKTIVE REGENERATION	**PASSIVE REGENERATION**
Passende Ernährung (ausreichend Kohlenhydrate und Proteine)	Schlafen (8–10 Stunden pro Nacht)
Cool-down-Phase nach dem Workout (5 bis 10 Minuten sanftes, dynamisches Stretching)	Power-Naps (15–30 Minuten)
Yoga	Massage (durch Partner oder Physio)
Spaziergang	Sauna (an einem trainingsfreien Tag)
Selbstmassage (mit Massagepistole oder Trigger-Tool)	Kälteanwendung (5 Minuten Eisbad/2–3 Minuten kalt abduschen)
Progressive Muskelentspannung	Autogenes Training
Foam-Rolling (mit einer Faszienrolle)	Kompressionskleidung tragen (nach dem Sport und/ oder nachts beim Schlafen)

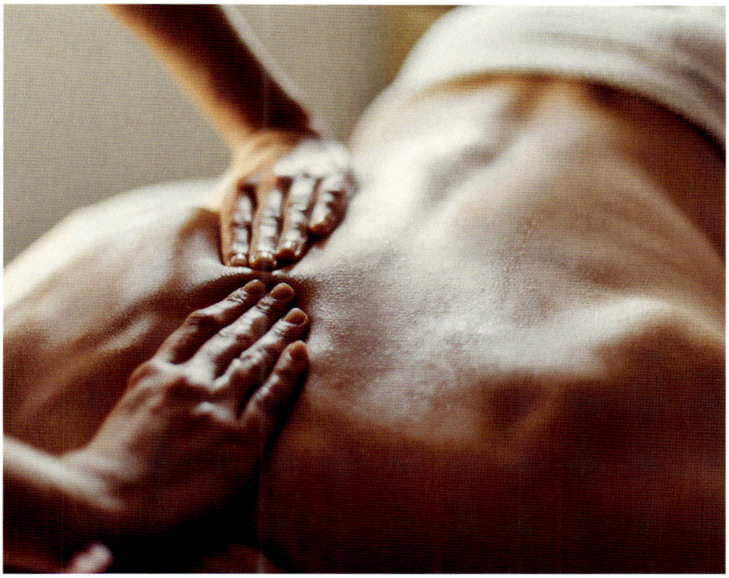

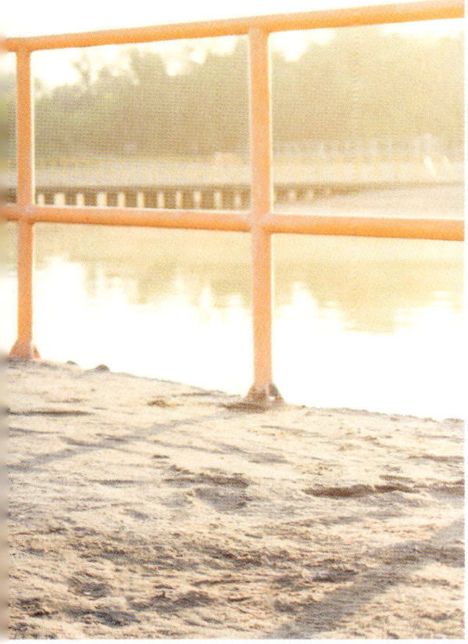

Ein Regenerationsbeschleuniger mit Langzeiteffekt ist Stretching zwar trotzdem nicht, aber lockere Dehnübungen helfen beim Runterkommen, weil Puls und Blutdruck sinken (dafür reichen schon 5 bis 10 Minuten Cool-down). Ein positiver Langfrist-Effekt von Stretching ist die verbesserte Beweglichkeit, die Pumpern gut zu Gesicht steht.

10 Ideen für schnelle Power-Pausen

Im Trubel des Alltags ist es ab und zu sinnvoll, kurz den Stecker zu ziehen. Diese Express-Entspannungsmethoden senken dein Stresslevel spürbar, und zwar innerhalb weniger Minuten. Einige der vorgestellten Methoden sind übrigens sogar kombinierbar. Auch cool: Du brauchst dafür kein besonderes Equipment oder spezielle Kenntnisse, nur etwas Mut zur Lücke im Alltag. Ausprobieren, runterfahren, neu durchstarten!

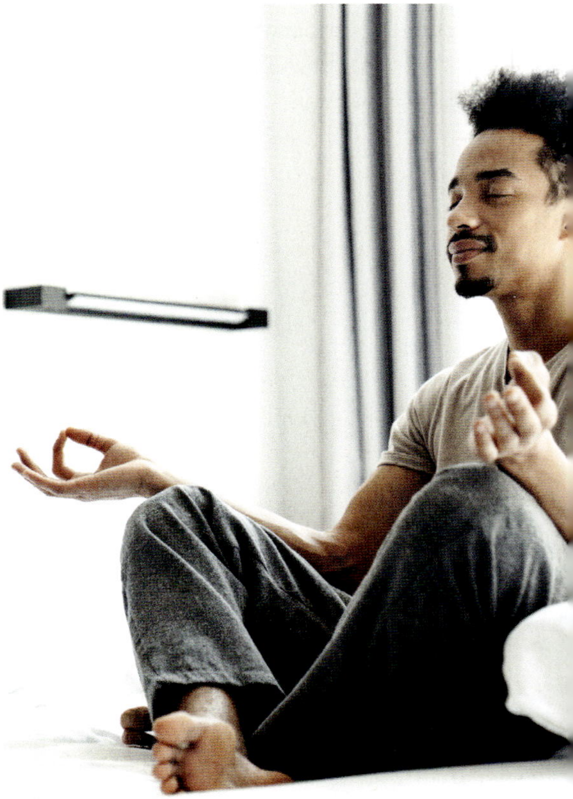

Einen Waldspaziergang machen

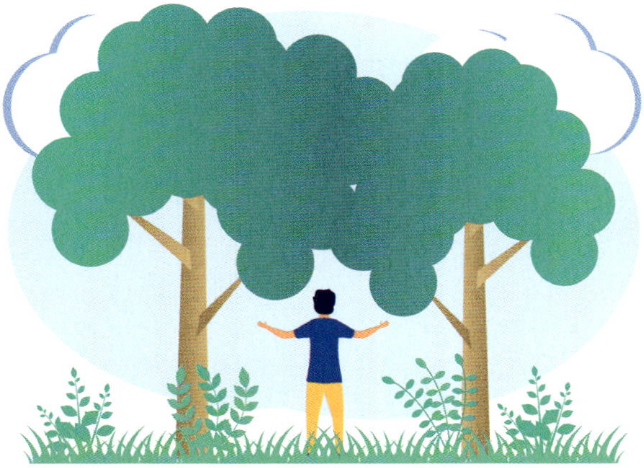

Raus in die Natur oder in den Park um die Ecke, das steigert die Laune und senkt den Blutdruck (weiter unten erfährst du mehr zum »Waldbaden«). Schon 5 bis 10 Minuten im Grünen reichen für für einen Entspannungseffekt.

Die Atmung verlangsamen

»Tief durchatmen, Junge!« Dieser flapsige Tipp hilft wirklich, weil eine kontrollierte Atmung unser Nervensystem beruhigt. Soldaten der US-Elitetruppe Navy Seals entspannen blitzschnell mit einer Atemtechnik namens Box Breathing: 4 Sekunden einatmen (durch die Nase in den Bauch), 4 Sekunden Luft anhalten, 4 Sekunden durch den Mund ausatmen, 4 Sekunden Luft anhalten – so lange wiederholen, bis du relaxt bist. Klappt auch an der Supermarktkasse oder im Stau.

5-Minuten-Meditation

Achtsamkeit ist wie ein Workout fürs Gehirn. Du lernst dich zu fokussieren und runterzufahren, wenn du regelmäßig meditierst. Eine Übung: Setz dich für 5 Minuten an einen Baum oder auf einen Stuhl und beobachte deine Gedanken. Lass sie vorbeiziehen wie Wolken, völlig ohne Bewertung. Andere Express-Meditationen findest du in Smartphone-Apps wie *7Mind, Balloon* oder *Headspace*.

Ein Glas Saft trinken

Wohl bekomm's! Diverse Studien haben gezeigt, dass Kirsch- und Tomatensäfte entzündungshemmend wirken. Insbesondere Sportler profitieren von den darin enthaltenen Polyphenolen, die oxidativen Stress, Muskelschäden und Muskelschmerzen verringern. Möglichst Direktsaft ohne Zuckerzusatz kaufen. Besonders Montmorency-Sauerkirschen gelten als Regenerations-Booster.

Die Muskeln fest anspannen

Eine simple Methode, um Druck abzubauen, ist die »Progressive Muskelentspannung«. Auf den Rücken legen, ruhig atmen und auf einzelne Muskelpartien konzentrieren. Nach und nach jede Muskelgruppe für 5 bis 10 Sekunden anspannen und wieder lockern (vom Fuß bis zum Gesicht – für einen Schnelldurchlauf reichen aber auch Beine, Po, Arme und Fäuste).

Musik hören

Klar, der richtige Sound hilft beim Relaxen, aber ein Lied solltest du unbedingt in deine Playlist packen: Britische Forscher kürten Weightless von Marconi Union zum »entspanntesten Song aller Zeiten«. Er senkt des Stressniveau nachweislich um bis zu 65 Prozent, dauert allerdings acht Minuten. Ebenfalls empfehlenswert: binaurale Beats (mehr dazu ab Seite 129).

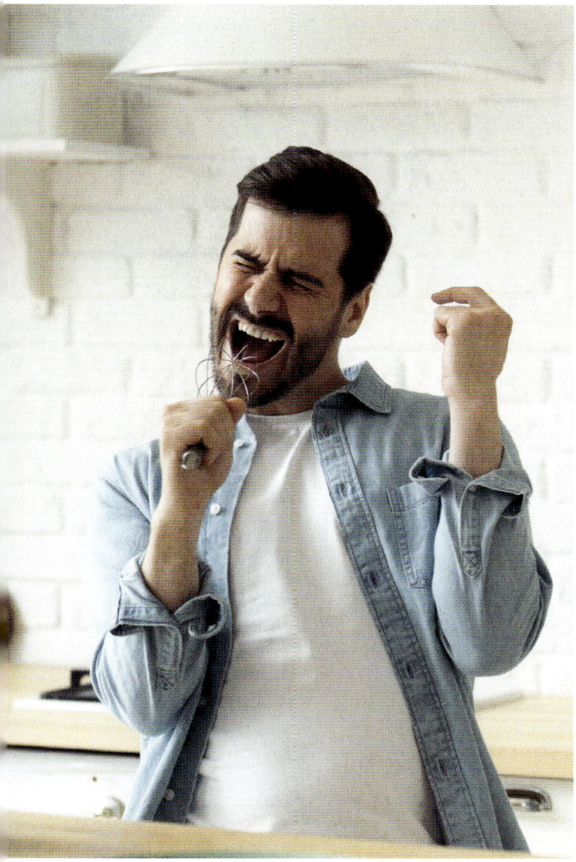

Selbst singen

Kinder trällern ständig etwas vor sich hin. Warum? Weil es so glücklich macht wie ein natürliches Antidepressivum. Auch Erwachsene profitieren vom Hormoncocktail, der beim Singen ausgeschüttet wird: Oxytocin, Dopamin, Endorphin, Serotonin – ein ähnlicher Mix wie beim Sex. Sei ruhig laut und tanz durch die Gegend!

Augen-Yoga ausprobieren

Ob in der Schule, in der Uni oder bei der Arbeit: Stundenlanges Starren verursacht Kopfschmerzen. Entspann deine Augen, indem du ans Fenster trittst und in die Ferne schaust. So weit wie möglich. Atme tief durch und lass deinen Blick schweifen oder heb deinen Zeigefinger 20 bis 30 Zentimeter vor das Gesicht, beweg ihn und folge dem Finger mit den Augen, ohne den Kopf zu bewegen.

Dankbar sein

Setz dich hin und schreib drei Dinge auf, für die du heute dankbar bist. Das können schöne Momente sein oder scheinbar profane Dinge sein, die in Wirklichkeit aber absolut nicht selbstverständlich sind. Zum Beispiel, dass du aktuell keine Zahnschmerzen hast oder dass du leistungsfähig bist. Positive Gedanken erzeugen neue positive Gedanken.

Shake your body

Wer sich schüttelt, macht sich locker! Schüttle einfach ab, was dich belastet – viele Top-Manager setzen auf diese uralte Relax-Technik, um sich für Auftritte vor großem Publikum bereit zu machen, auch Fußballprofis hampeln vor der Einwechslung herum. Das ist kein Zufall. Zieh dich in einen Raum zurück, stell dich hin und schüttle jedes Bein einzeln aus, die Arme, den gesamten Oberkörper. Wenn du magst, hör dabei Musik und hüpfe auf der Stelle.

Happy chilling!

Stark werden wie Thor: Hilft dieser Trick?

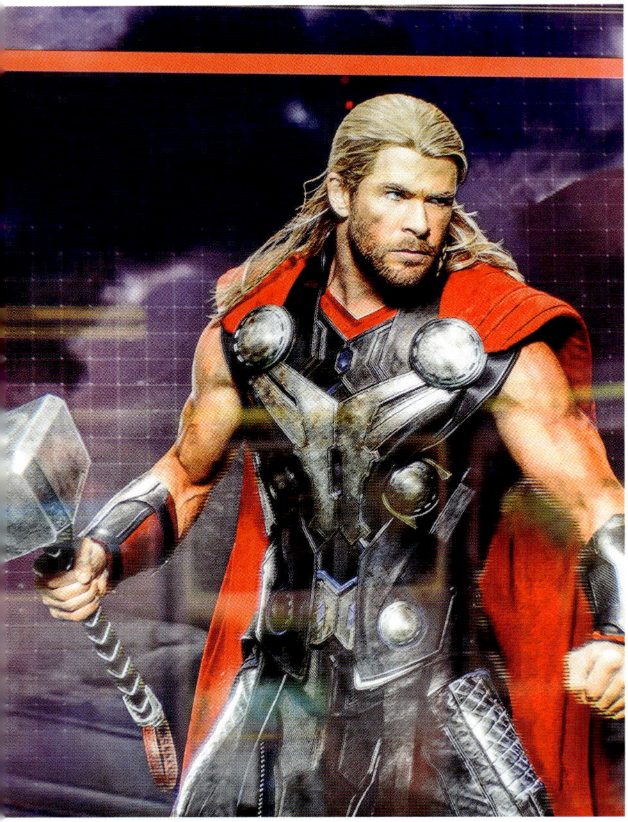

Jeder Sportler entwickelt mit der Zeit seine ganz persönlichen Regenerationrituale, und das ist auch gut so. Hollywood-Star Chris Hemsworth, der sich für seine Rolle als nordischer Gott Thor einen massiven Muskelpanzer antrainiert hat, schwört auf Eisbäder. »Ja, das machen viele«, wirst du jetzt denken. Aber Hemsworth hat eine spezielle Taktik. Das Thema Eisbad hat nämlich zwei Seiten:

Einerseits lindert Kälte nach dem Training Entzündungsprozesse, was für Hardgainer sehr wertvoll sein kann – andererseits weisen inzwischen verschiedene Studien darauf hin, dass Kälteanwendungen eventuell den Muskelaufbau sabotieren. Das ist natürlich nicht ideal.

Chris Hemsworths Coach Luke Zocchi hat laut dem Internetportal *Fitbook* eine Lösung für dieses Dilemma gefunden: Wer seine Muskeln direkt nach dem Training mit Kälte schockt, muss mit einer geringeren Proteinbiosynthese rechnen (also auch mit weniger Muskelaufbau). Das hat eine Studie von Forschern der Universität Maastricht gezeigt, die 2019 im *Journal of Physiology* veröffentlicht wurde. Für die Untersuchung duschte eine Gruppe von Männern sich nach dem Workout kalt ab, die andere Gruppe duschte warm. Das Ergebnis: Bei den Kaltduschern war die Proteinsynthese verringert. Star-Trainer Luke Zocchi setzt deshalb auf ein anderes Timing, um den entzündungshemmenden Effekt mitzunehmen und gleichzeitig den Muskelaufbau zu schützen. Win win!

Chris Hemsworths Regenerationsroutine:

1. 3-minütiges Eisbad morgens vor dem Work out.
   Kalt duschen tut's übrigens auch, es hat ja nicht jeder eine Eiswürfel-Maschine daheim. Zu hart? Dann erstmal einzelne Körperteile kalt abduschen, auf denen der Trainings-Fokus liegt.
2. Kurzer Saunagang direkt nach dem Training (10 Minuten reichen).
   Viele Fitnessstudios haben einen Spa-Bereich mit Sauna und Eisbecken.
3. Längeres Eisbad erst 4 bis 5 Stunden nach dem Workout.
   Eine Dusche mit 11 bis 15 Grad kaltem Wasser hat ähnliche Effekte. Alle Glücklichen mit Badewanne können sich für 3 bis 5 Minuten ins kalte Wasser legen, Eiswürfel sind nicht zwingend nötig.

Der Ablauf ist zumindest halbwegs alltagstauglich und deshalb einen Versuch wert. Chris Hemsworth hat die Routine ganz offensichtlich nicht geschadet.

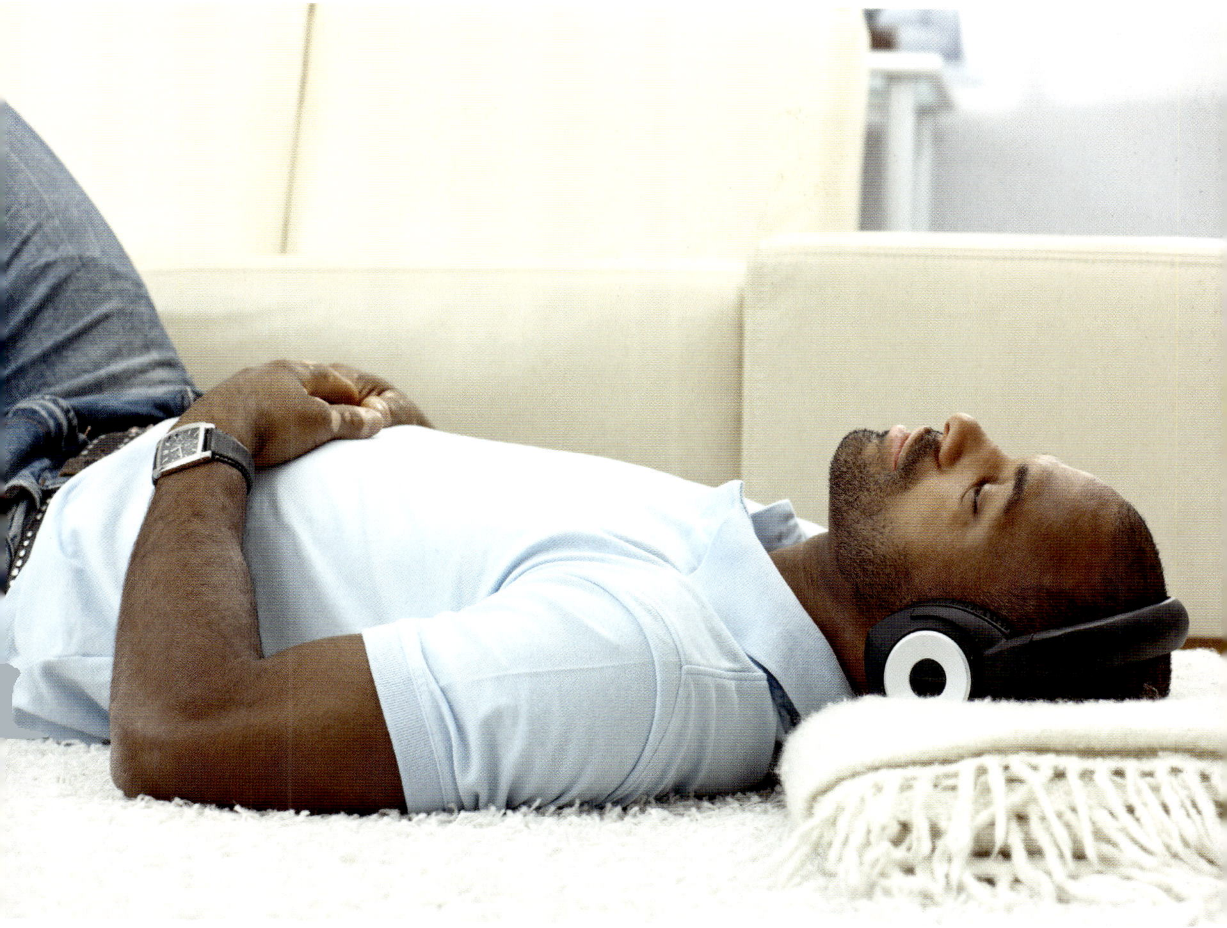

Biohacks, die entspannter machen

Jemand, der mindestens genauso krasse Muskeln und Regenerationsroutinen entwickelt hat wie Hollywood-Held Hemsworth, ist mein Kumpel und Kollege Nico Airone. Im Frühjahr 2022 ist sein Buch *Men's Health Biohacking – 22 Wege zu deinem besten Ich* auf den Markt gekommen, vollgepackt mit Tipps und Tricks für ein besseres (und entspannteres) Leben. Das Buch ist absolut lesenswert, weil Nico mit vollem Körpereinsatz Lifehacks testet. Bei Biohacks geht es um proaktive Selbstoptimierung – um die Manipulation des eigenen biologischen Systems mit, sagen wir mal, ungewöhnlichen Methoden. Einige besonders spannende Biohacks, die dir beim Relaxen helfen werden, stelle ich dir hier vor.

Biohack 1: Beats aufs Ohr bringen

Oooooom … Meditation ist nichts für dich, weil du nicht so lange stillsitzen kannst? Verständlich, das ist auch einfach nicht jedermanns Sache. Für Meditationsmuffel gibt es eine gute Alternative, der du unbedingt eine Chance geben solltest: binaurale Beats. Dabei handelt es sich um Songs, die unsere Gehirnwellen positiv beeinflussen. Du musst dich also nicht hinsetzen und dich mental fokussieren, sondern kannst einfach Kopfhörer aufsetzen und den Klängen lauschen. Die Entspannung stellt sich dann automatisch ein – beim Spülen, beim Spazierengehen, beim Herumliegen auf der Couch. Nur beim Autofahren oder in anderen potenziell gefährlichen Situationen sind Sessions mit binauralen Beats tabu.

Unser Gehirn reagiert auf die Songs, weil das linke und das rechte Ohr mit verschiedenen Frequenzen beschallt wird. Die Unterschiede werden vom Stammhirn ausgeglichen. »Speziell die sogenannten Delta- und Thetawellen können so deine Schlafqualität steigern«, schreibt Nico Airone im Biohacking-Buch. Der Effekt ist auch wissenschaftlich untermauert.

Eine Möglichkeit, sich binaurale Beats aufs Ohr zu holen, sind Relax-Apps fürs Smartphone (etwa *Sonamedic*, *Brainwave* oder *MyNoise*). Mittlerweile sind aber auch bei den bekannten Streaming-Anbietern diverse Playlists mit binauralen Beats verfügbar, sogar mit unterschiedlichen Schwerpunkten – zum Lernen, Entspannen oder Einschlafen. »Play« drücken und innerlich abschalten: Die Stücke klingen meist wie chillige Lounge-Musik. Damit sind sie auch der perfekte Hintergrund-Sound für eine abendliche Runde Foam-Rolling oder Stretching.

Biohack 2: Mit Hanf hantieren

Nein, nicht in gerollter Form – Biohacker Nico Airone empfiehlt die Cannabis-Flüssigversion, CBD-Öl. Für das Extrakt wird Cannabidiol aus den Blüten der weiblichen Hanfpflanzen gewonnen. Was das bringt? Jedenfalls keine Halluzinationen oder Horrortrips, denn die werden durch einen anderen Hanfwirkstoff ausgelöst: durch THC. CBD-Öl soll dagegen eine Art Schlummer-Supplement sein. »Etliche Studien unterstreichen einen schlaffördernden Effekt des in Öl gelösten Wirkstoffs. Er wirkt zudem entzündungshemmend, beruhigend und angstlösend – ist also ideal für die Regeneration«, betont Nico, der den Entspannungseffekt im Selbstversuch deutlich gespürt hat.

Inzwischen ist der Stoff relativ gut erforscht, Apotheken und Drogerien haben CBD-Öl ins Sortiment aufgenommen. Natürlich gibt es aber auch unseriöse Anbieter und CBD-Produkte, die nicht ideal sind.

Spezifische Funktionsphasen des Gehirns

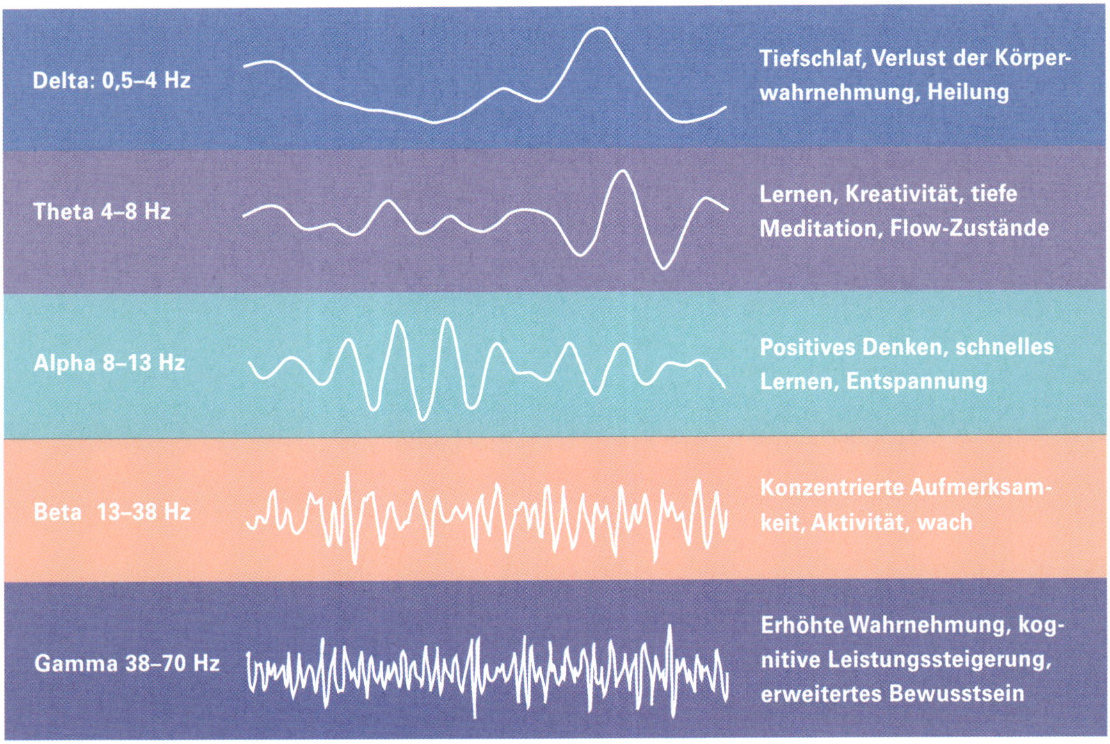

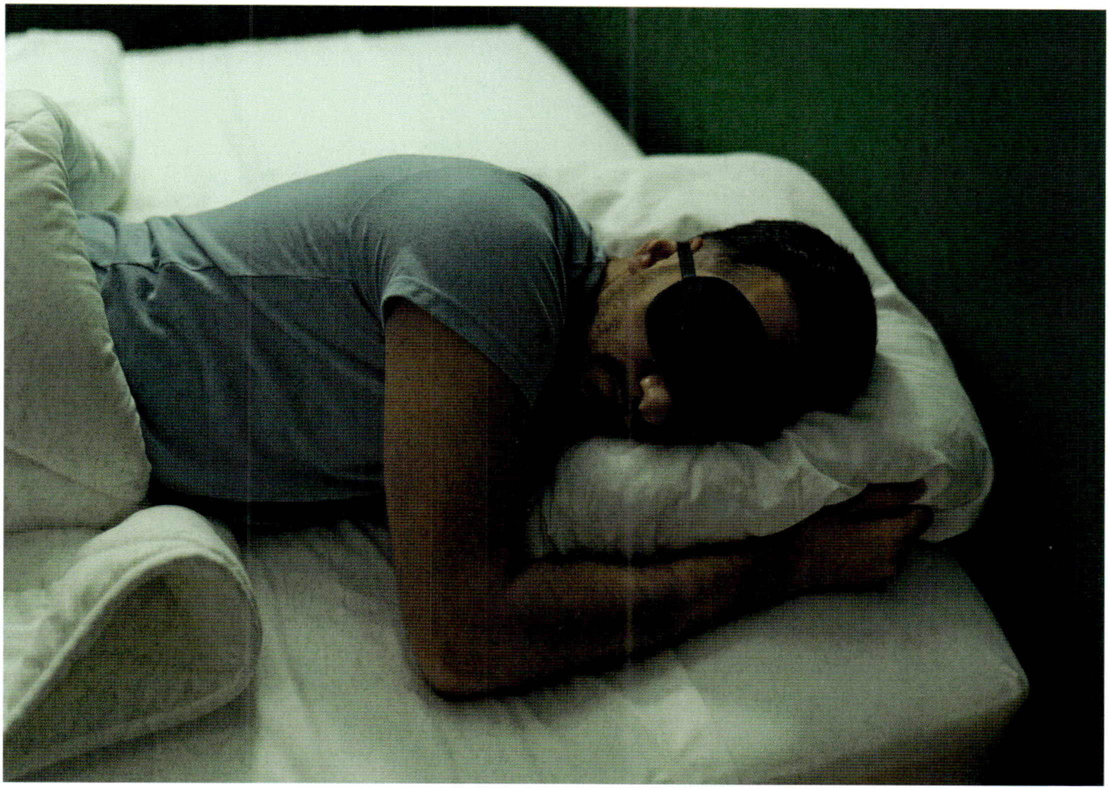

Also immer das Kleingedruckte auf der Packung checken. Zwei Merkmale sprechen für eine hohe Produktqualität:

- Es sollte sich um Vollspektrum-Hanföl handeln (das gilt als besonders natürlich).
- Cannabinoide und Terpene sollten durch schonende CO_2-Extraktion aus den Blüten gelöst worden sein (Alkoholextraktion ist auch okay).

Biohacking-Experte Nico Airone nimmt alle 3 Tage exakt 5 Tropfen eines 10-prozentigen CBD-Öls (er setzt auf das Öl von Hanfgeflüster). Die Tropfen für 1 Minute unter der Zunge behalten, erst dann runterschlucken und danach 10 Minuten nichts essen oder trinken. So gelangt der Wirkstoff zum Teil schon über die Mundschleimhaut in den Organismus. Wer weiter skeptisch ist, was CBD angeht, probiert es besser mit anderen natürlichen Schlaf-Boostern – zum Beispiel Kamillenextrakt oder Baldrian.

Biohack 3: Zum Masken-Mann werden

Licht aus! Ab 18 Uhr wird es Zeit, die eigenen vier Wände schrittweise abzudunkeln. Der Grund: Unser Körper produziert das Schlafhormon Melatonin nur bei Dunkelheit. Jede Form von Verdunkelung hilft, gerade in den Sommermonaten. Eltern kennen das, weil die Kinder zwischen Mai und August kaum in die Koje zu bekommen sind. Was tun? Rollläden oder dunkle Vorhänge sind eine gute Option, dimmbare Glühbirnen auch – und im Bett hilft eine Schlafmaske.

Ja, richtig: eine Schlafmaske. Das Teil, das Oma Kasupke von nebenan trägt, wenn sie sich für ihren Schönheitsschlaf zur Ruhe legt. Eine Schlafmaske sorgt nachts und in den frühen Morgenstunden für völlige Dunkelheit. Licht dringt ansonsten selbst durch geschlossene Augenlider, weil die Haut am Augenlid sehr dünn ist. Ein fixer Selbstversuch hilft, den Unterschied zu erkennen: Einmal bitte die Augen schließen, kurz warten – und

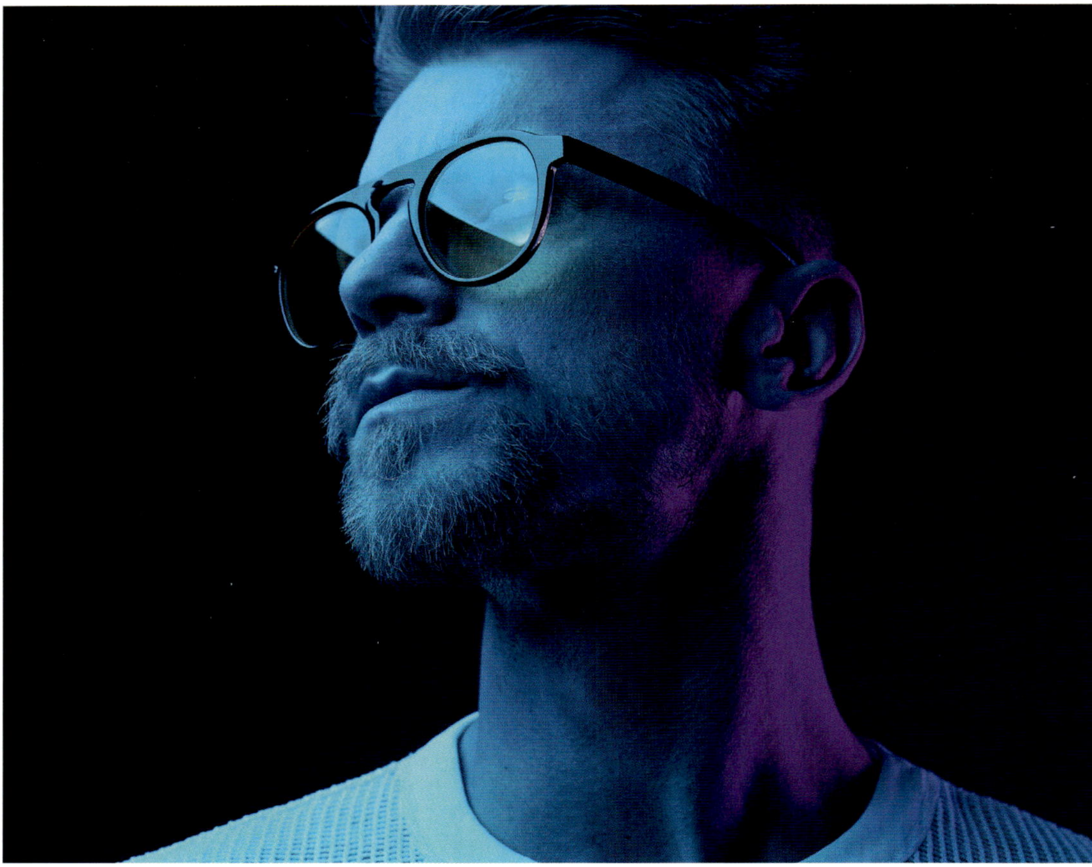

dann die Augen mit den Händen abdecken. Krass, oder? Zum Dank für die Verdunkelung liefert der Körper müde machendes Melatonin. Gääähn! Du wirst die Maske garantiert nicht mehr missen wollen, wenn du sie getestet hast. Augen auf beim Augenbindenkauf, denn die Auswahl ist groß. Eine ideale Schlafmaske sollte rutschfest sitzen, absolut Blickdicht sein und nicht drücken. Schließlich trägst du sie mehrere Stunden am Stück, sie darf nachts nicht zum Störfaktor werden. Finanziell ist die Investition vertretbar: Die Preisspanne reicht von 10 bis 20 Euro, es gibt aber auch teure Modelle für 50 Euro und mehr. Nico Airone schwört auf die Schlafmaske des Berliner Start-ups nox, die knapp 60 Euro kostet, aber ordentlich abdunkelt.

Biohack 4: Blaulicht blocken

Auch tagsüber kannst du deinen zirkadianen Rhythmus schützen und unterstützen – indem du das Bildschirmlicht entschärfst, das im Büro, unterwegs oder auch zuhause auf dich einströmt. Handys, Fernseher, LED-Lampen oder Computer-Monitore: All diese Geräte verteilen künstliches Licht mit einem blau-violetten Farbspektrum, das über unsere Augen wahrgenommen wird und dem Körper signalisiert »Hey, es ist noch Tag, let's rock!« Zu viel künstliches Licht bremst leider die Melatoninproduktion aus. Zum Teil ist der Effekt so stark, dass du mehrere Stunden später als üblich müde wirst. Auch der besonders erholsame REM-Schlaf wird durch Lichtverschmutzung verkürzt. Aber das muss nicht sein.

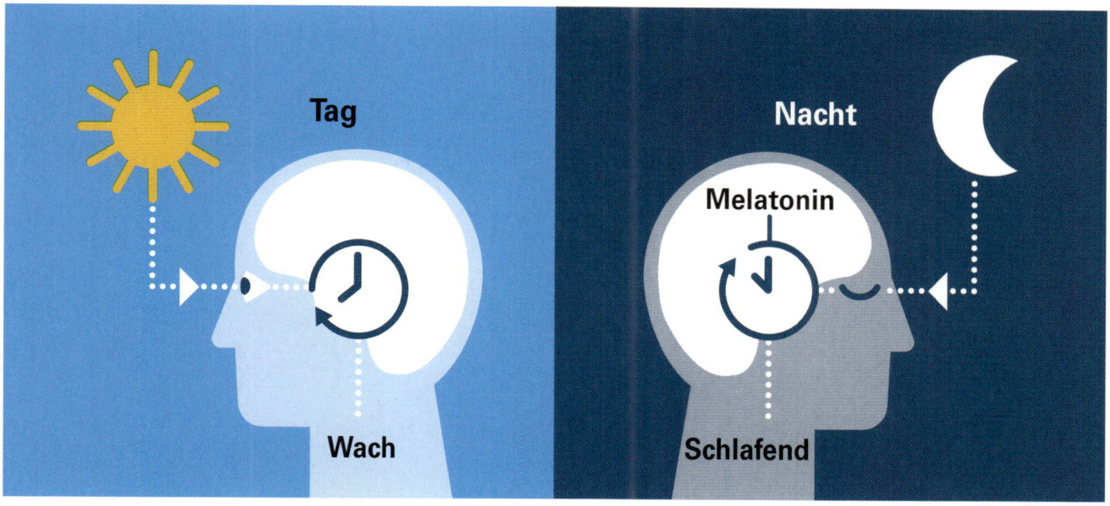

ZIRKADIANER RHYTHMUS

TIPP

Störende Lichtquellen ausschalten

a) Beim Handy die Blaulichtfilterfunktion nutzen. Die meisten modernen Smartphones oder Tablets haben eine Nightshift-Option, die sich über die Einstellungen aktivieren lässt (entweder auf Knopfdruck oder per Zeitsteuerung).
Bei Computer-Monitoren bietet sich der Darkmode als Dauerlösung an, insbesondere wenn du stundenlang im Büro arbeitest. Außerdem solltest du für dich eine Offline-Zeit festlegen, die spätestens eine Stunde vor dem Zubettgehen beginnt.

b) Über eine Blaulichtblocker-Brille nachdenken. Wer sich länger abschotten möchte, kann dafür tagsüber eine spezielle Brille tragen. Für Gamer und Büroangestellte sind die Gadgets eine gute Lösung. Online und in normalen Brillen-Shops sind auch Modelle erhältlich (ab 35 Euro aufwärts), die quasi-transparente Filter haben. Die Gläser schimmern leicht gelblich, bläulich oder auch gar nicht. Optisch fällst du mit einer Blaulichtblocker-Brille jedenfalls nicht groß auf.

Biohack 5: Im Wald wandeln

Nicht nur für schnelle Power-Pausen (Seite 126) eignet sich ein Waldspaziergang. In Japan ist »Waldmedizin« eine eigene medizinische Fachrichtung. Studien haben gezeigt, dass die Pflanzen des Waldes unser Immunsystem aktivieren. Unter anderem hängt das damit zusammen, dass die Pflanzen untereinander kommunizieren und sich gegenseitig vor Schädlingen warnen, indem sie chemische Botenstoffe (Terpene) an die Luft abgeben.

Waldluft ist quasi mit Terpenen geschwängert. Die pushen das Immunsystem der Pflanzen, aber auch unser Immunsystem reagiert darauf. Lange Rede, kurzer Sinn: Es ist extrem gesund, im Wald spazieren zu gehen und richtig tief durchzuatmen. »Shinrin yoku« nennen die Japaner das, was übersetzt so viel bedeutet wie »Waldbaden«. Nach einem Waldspaziergang lassen sich japanischen Forschern zufolge 50 Prozent mehr Immun-Killerzellen im Blut nachweisen – und zwar bis zu sieben Tage lang!

Gönn dir mehrmals pro Woche kurze Auszeiten im Grünen. Schon die Farbe der Pflanzen beruhigt das

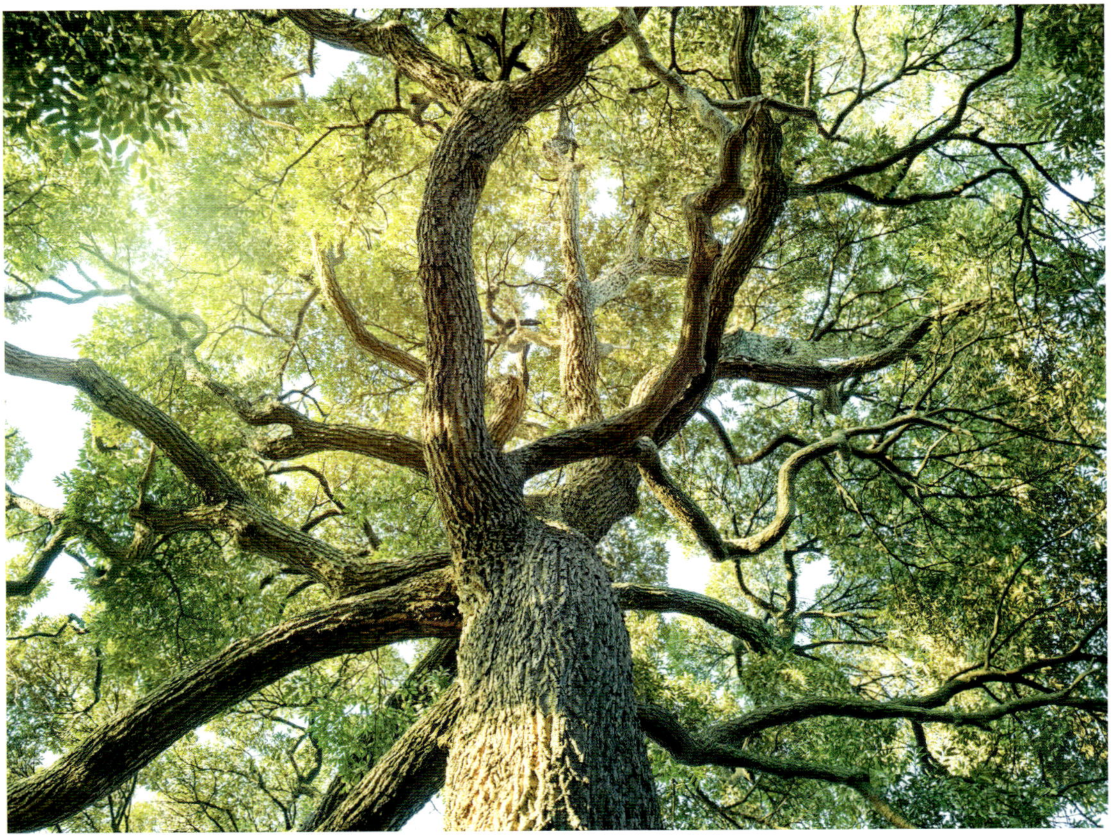

Nervensystem. Frischer Sauerstoff, Ruhe und die ätherischen Öle in der Luft steigern den Wohlfühleffekt und senken den Blutdruck. Brauchst du noch mehr Argumente für einen Ausflug oder schnürst du dir schon die Schuhe?

Fazit: Regeneration rockt!

In diesem Kapitel hast du gelernt, wie wichtig das Prinzip von Power und Pause für die Performance ist, und dass es eine ganze Reihe von Regenerationsmaßnahmen gibt. Echte Fortschritte machst du vor allem in Ruhephasen, weil genau dann die Wartungs- und Ausbauarbeiten an der Muskulatur laufen – in der Regel während du schläfst. Cooler geht's doch eigentlich nicht, oder? Unser Körper ist wirklich ein Wunderwerk. Tu dir selbst einen Gefallen: Gib deinem Organismus ausreichend Zeit zur Regeneration. Insbesondere Schlaf, Flüssigkeit und nährstoffreiches Essen sind wichtig. Top-Sportler haben nicht nur einen Trainingsplan, sondern auch einen Regenerationsplan mit festen Time-Slots für Massagen, Mittagsschlaf und andere Annehmlichkeiten. Schau dir ruhig etwas davon ab, probier Dinge aus, dann wirst du sehen: Relaxen lohnt sich doppelt und dreifach.

Viele vergessen nämlich, dass hartes Training nicht nur eine krasse physische Belastung ist, sondern auch eine Challenge für die Psyche. Fortschritte basieren auf Muskelkraft und Willenskraft. Was bringt es dir, wenn du an der Hantel regelmäßig 110 Prozent gibst, aber wegen der hohen Belastung plötzlich 0,0 Bock auf die nächste Trainingseinheit hast und lieber auf der Couch bleiben würdest? Oft ist der Kopf der limitierende Faktor beim Sport. Regenerationsmaßnahmen lockern verspannte Muskeln – und verspannte Gedanken.

Wie du gesehen hast, gibt es eine ganze Palette von Regenerationsmaßnahmen. Teste immer wieder neue Strategien, die zu deinem Alltag und zu deiner Stimmungslage passen – nur so findest du deinen persönlichen Weg. Deine Regeneration sollte intuitiv, kreativ und abwechslungsreich sein, keine monotone Pflichtaufgabe.

Die hier vorgestellten Methoden schaden Experten zufolge nicht, sie verbessern das Wohlbefinden, lindern Schmerzen oder Stresssymptome. Und das zählt, wenn du weiter hart Leistung bringen willst. Noch eine Idee zum Abschluss: Belohne dich einmal pro Woche mit einem Gönnjamin-Event. Geh ins Spa, triff dich mit Freunden zum Abendessen, genieß das Leben – dann kannst du auch das Gym genießen.

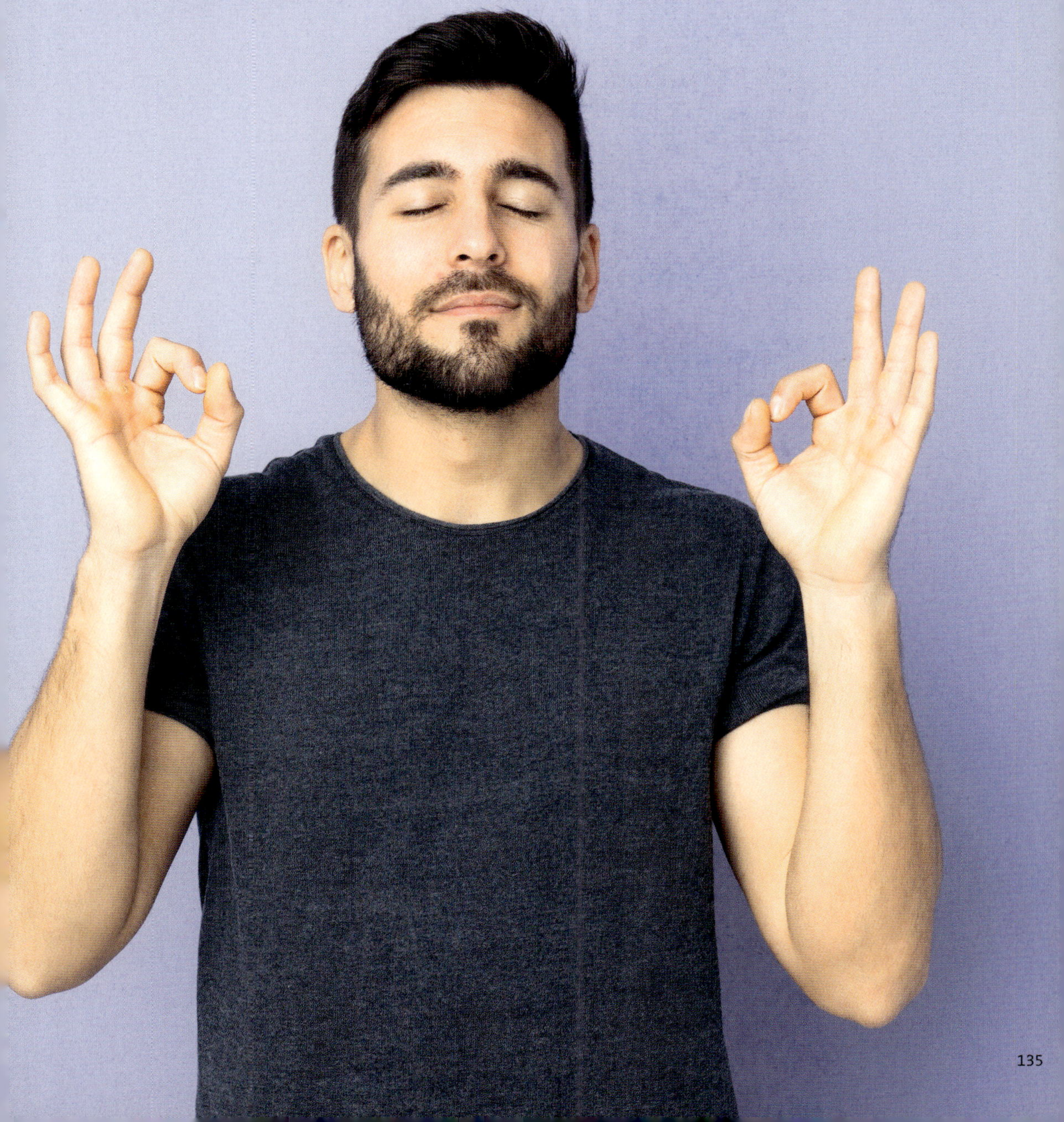

KAPITEL 5

DER MUSKEL-MASTERPLAN: 12 WORKOUTS FÜR 12 MONATE

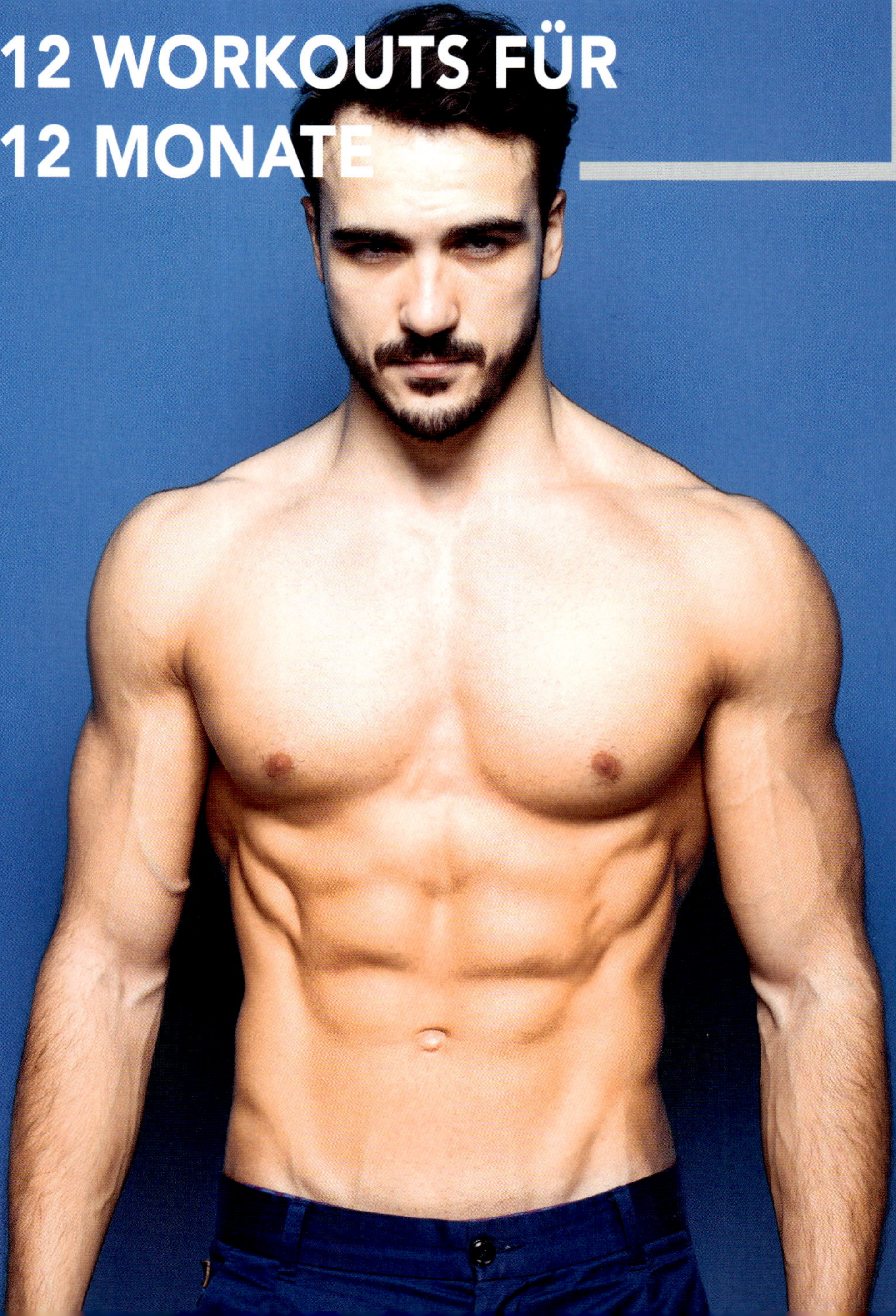

5

Hanteln hoch! Hier kommt der Workout-Teil – ein Kapitel voller Trainingspläne, die dich zur Maschine machen. Zugegeben, das wird nicht von heute auf morgen klappen, die »Heldenbrust in 4 Wochen«-Methode funktioniert bei uns Hardgainern ja leider nicht. Wir müssen die Extrameile gehen und etwas mehr Geduld aufbringen, aber das lohnt sich. Denn Studien belegen, dass langfristig aufgebaute Muskelmasse länger erhalten bleibt als schnell aufgepumpte Muskulatur. Deswegen bekommst du hier Workouts für ein ganzes Trainingsjahr. Alle zwei Monate zünden wir eine neue Workout-Stufe – mit neuen Belastungsschwerpunkten, neuen Übungsvarianten und neuen Trainingsmethoden. So kommt beim Pumpen keine Langeweile auf, und deine Muskeln stehen ständig vor neuen Herausforderungen. Bist du bereit?

Was für eine Frage, na klar bist du bereit. Aber sowas von! Die Grundregeln für erfolgreichen Muskelaufbau kennst du inzwischen aus den vorherigen Kapiteln (falls nicht, kannst du sie dort natürlich immer wieder in Ruhe nachlesen). Du weißt also, was du essen solltest, um möglichst fettfreie Muskulatur aufzubauen, worauf es beim Hypertrophie-Training ankommt und wie du dich nach einem harten Workout in Rekordzeit erholst. Das ist schon mal die halbe Muskelmiete, aber jetzt geht es an die Umsetzung der Anti-Lauch-Strategie. Es ist Zeit zu Hanteln!

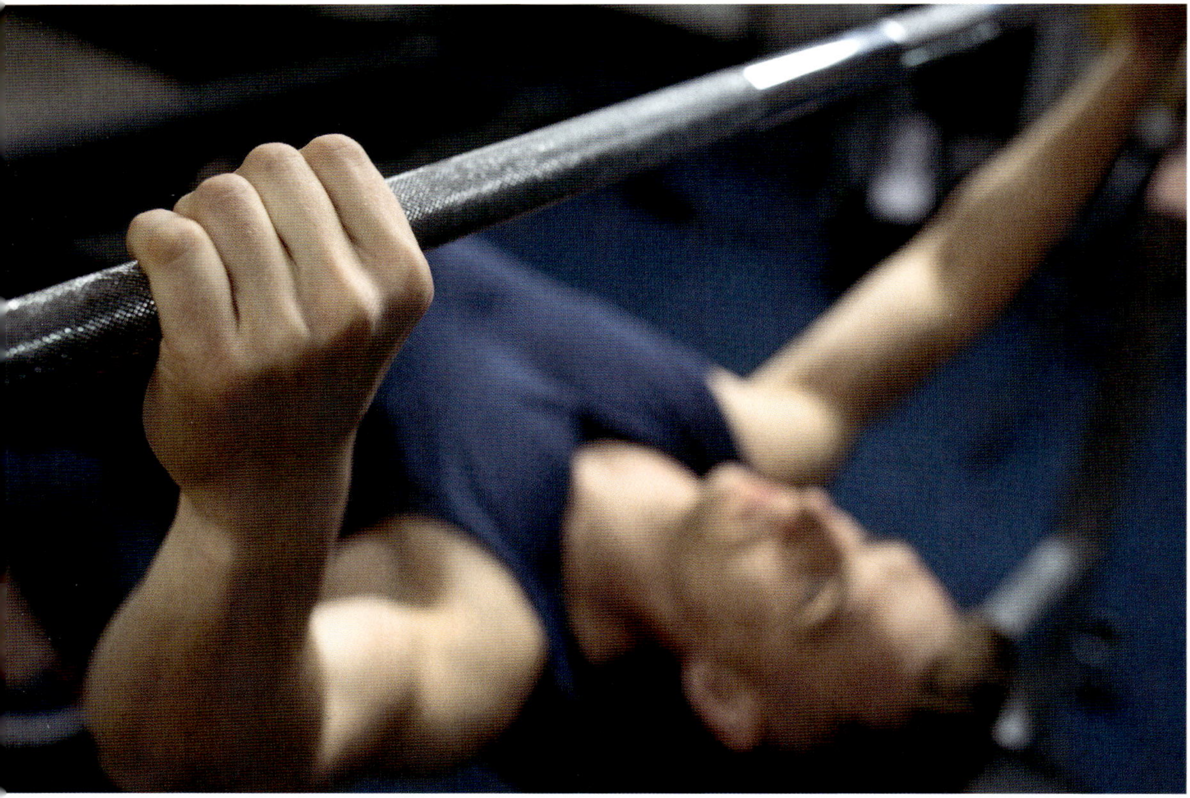

Training im Gym oder im Home-Gym? Beides möglich

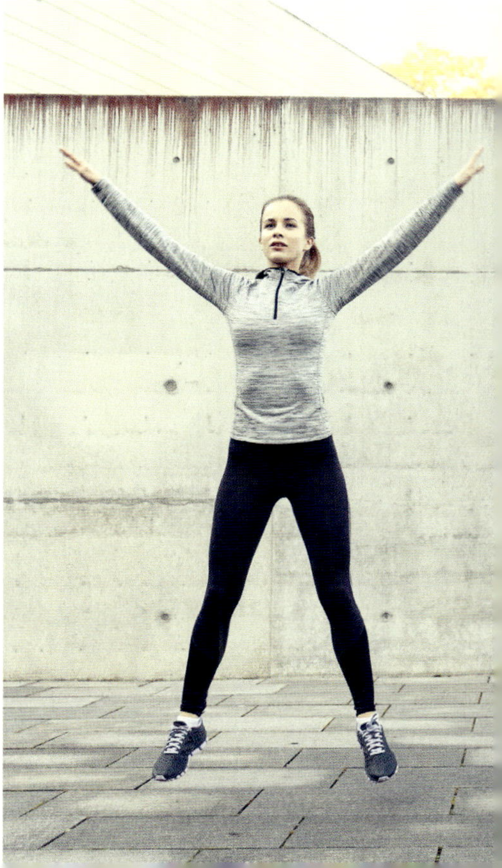

Die Workouts sind so konzipiert, dass sie sowohl im Fitnessstudio als auch in den eigenen vier Wänden funktionieren – mit einer absolut überschaubaren Anzahl an Trainings-Tools. Auswärts oder zuhause trainieren? Du musst dich nicht zwingend für eine Variante entscheiden, sondern kannst bei Bedarf sogar switchen. Je nachdem, wie es gerade besser in deinen Alltag passt.

Auch praktisch:

- Du hast die Wahl zwischen 3 oder 4 Einheiten pro Woche.
- Die Einheiten sind kurz – sie dauern zwischen 30 und 45 Minuten.
- Es handelt sich um Ganzkörper-Workouts mit mehrgelenkigen Übungen und maximaler Effektivität.

Falls du zuhause trainieren möchtest, ist das ohne großes Equipment möglich. Alles, was du brauchst, ist ein Kurzhantel- oder Langhantelset, eine Klimmzugstange und optional eine Hantelbank (Tool-Tipps findest du ab Seite 105 im Kapitel zur Home-Gym-Grundausstattung). Alternativ trainierst du im Gym. Dort stehen dir deutlich mehr Hanteln, Gewichte und Geräte zur Verfügung, wodurch sich die Belastung langfristig besser steuern und steigern lässt. Letztendlich ist jedoch nicht entscheidend, wo du trainierst, sondern dass du trainierst. Und zwar regelmäßig – aber bloß nicht zu lange!

Richtig gelesen: Du sollst nicht so lange trainieren. Warum? Weil du sonst unnötig viel Zeit und Energie verballerst, die dein Hardgainer-Organismus dringend für Muskelaufbau und Regeneration benötigt. Nicht vergessen: Muskeln wachsen in den Ruhephasen. Ein cleveres Energiemanagement ist entscheidend für den Trainingserfolg, aus diesem Grund sind die Workouts auf den folgenden Seiten kurz und knackig. Das gilt auch für das Warm-up vor dem Workout.

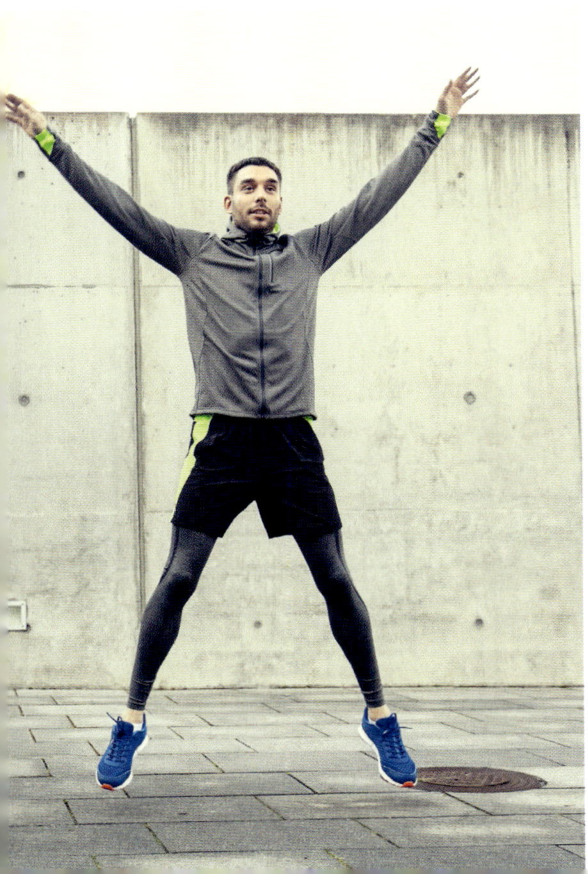

Diese Expressvariante reicht:

- 30 Jumping-Jacks (Hampelmann-Sprünge)
  → Arme über dem Kopf zusammenführen
- + 30 Front-Jumping-Jacks
  → Arme vor der Brust zusammenführen

Danach ist deine Oberkörper- und Unterkörpermuskulatur gut durchblutet und der Puls auf Leistungs-Level. Es kann also losgehen – voller Fokus aufs Workout.

Nach dem Training bietet sich eine 5-minütige Cool-down-Phase mit 2 bis 3 Stretching-Übungen an (Brust, Rücken, Beine), aber der Cool-down ist optional. Du kannst dich auch Stunden später noch in Ruhe dehnen, abrollen oder massieren.

Die Pausentage nicht vergessen!

Achte bei deiner Wochenplanung unbedingt darauf, Restdays einzubauen. Sie dienen der Regeneration nach dem Workout, die mindestens 24 Stunden dauert, haben also eine hohe Priorität. Schließlich müssen sich deine Muskeln, Sehnen und Gelenke ausreichend erholen. Bei 3 bis 4 Trainingseinheiten pro Woche sollte jeder zweite Tag ein Pausentag sein.

Nach einem besonders harten Workout mit krassem Muskelkater darfst du gern auch mal 48 Stunden pausieren – die Workout-Variante mit 3 Einheiten pro Woche bietet in dieser Hinsicht mehr Flexibilität, deshalb ist sie für Einsteiger mit weniger als 2 Jahren Trainingserfahrung ideal. Fortgeschrittene, die schon länger als 2 Jahre Hanteln wuchten, können mit 4 Einheiten pro Woche starten und schauen, ob das Pensum passt. Falls nicht, einfach auf die 3-Einheiten-Variante wechseln. Wichtig ist nur eines: Bitte nicht an 2 aufeinanderfolgenden Tagen trainieren, denn die Workouts sind als Ganzkörper-Workouts konzipiert und erfordern (mindestens) einen Restday.

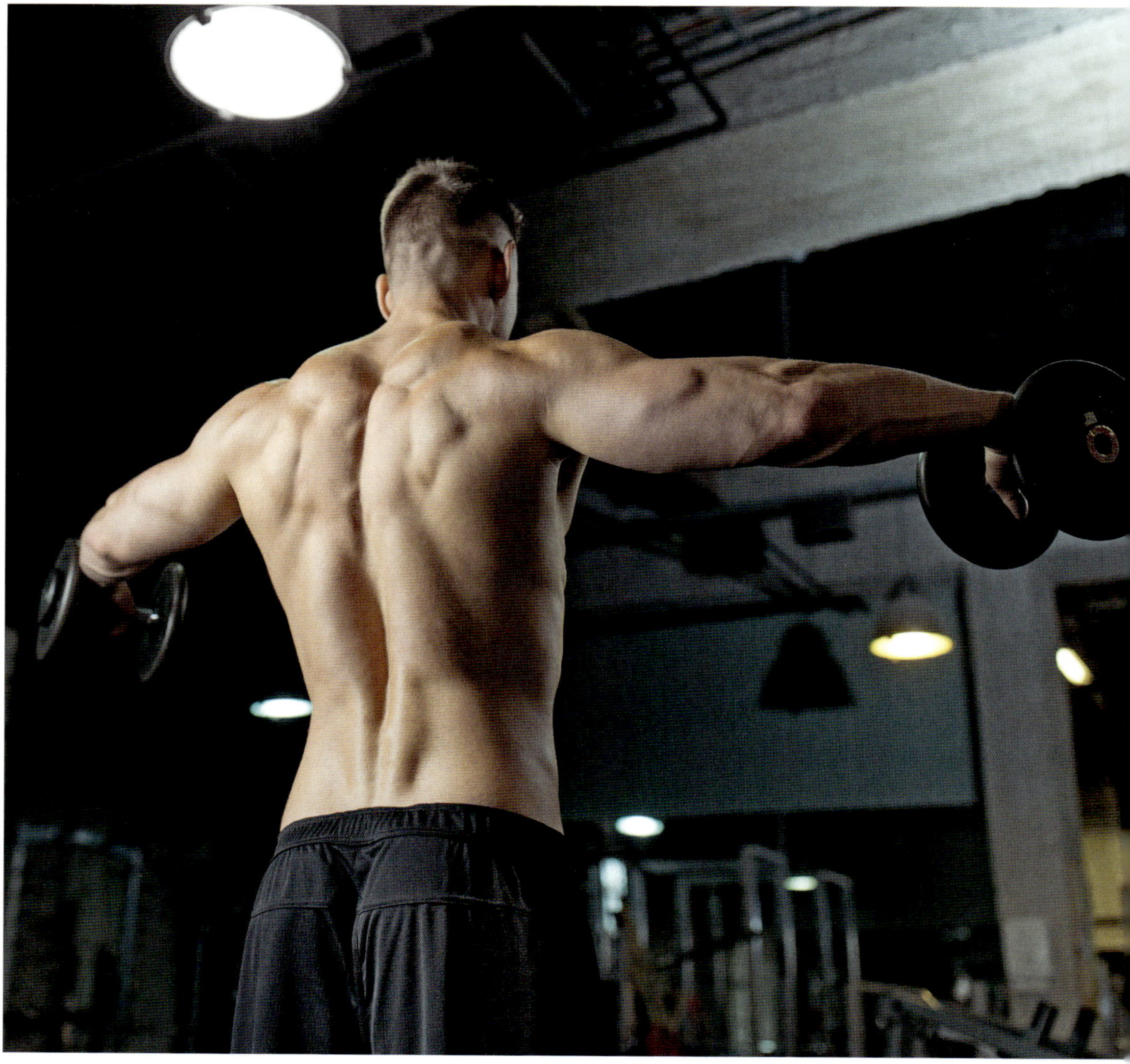

Folgende Trainingsrhythmen bieten sich an

- **Bei 3 Einheiten pro Woche:** Montag, Mittwoch, Freitag oder Dienstag, Donnerstag, Samstag.
- **Bei 4 Einheiten pro Woche:** Montag, Mittwoch, Freitag, Sonntag.

Was dich erwartet

In den kommenden Wochen und Monaten wirst du zeitsparende Workout-Methoden kennenlernen. Auch das gute alte Zirkeltraining spielt eine Rolle, weil es genial einfach ist – und damit einfach genial. Selbst ohne Medizinball.

Du wirst nicht nur nach dem klassischen 8-bis-12-Wiederholungen-Muster trainieren. Nein, wir nutzen das volle Hypertrophie-Spektrum und variieren die Belastung innerhalb der Workouts. So nimmst du sowohl mechanische als auch metabolische Muskelaufbaureize mit. Die Folge: eine höhere Muskelrendite.

Wachstumsreize setzt auch das Bewegungstempo beim Pumpen. Im Plan findest du Übungen, bei denen die Ausführung langsam ablaufen soll und Übungen in moderatem Tempo. Unbedingt ausprobieren, das Ganze wird dich auf ein neues Level bringen.
Langsam = Hantel 4 Sekunden anheben, 1 Sekunde halten, 4 Sekunden absenken.
Moderat = Hantel 2 Sekunden anheben, 1 Sekunde halten, 3 Sekunden absenken.

Jede 4. Trainingswoche wird eine Deload-Woche sein, in der dein Fokus auf der aktiven Regeneration liegt. In dieser Woche kannst du Kraft tanken und an deiner Technik arbeiten.

So läuft die Deload-Woche
Statt 3 bis 4 Workouts stehen während der Deload-Woche insgesamt nur 2 Workouts auf dem Programm, um deine Belastung in der Balance zu halten. Du trainierst weniger und nur mit halber Kraft, auch die Zahl der Sätze sinkt auf 2 Sätze pro Übung. Dadurch kann dein Körper sich erholen, ohne dass du komplett vom Gaspedal gehst. Mit dieser Methode bleibst du im Training und sammelst trotzdem neue Power (sowohl psychisch als auch physisch).

Im Gegensatz zu den normalen Workouts, ist der Ablauf der Deload-Woche immer gleich:
Das Workout besteht aus den 5 Grundübungen des Krafttrainings – den »Big Five« für Muskelaufbau (siehe ab Seite 89 und ab Seite 157):

- Kreuzheben
- Kniebeugen
- Klimmzüge
- Bankdrücken
- Schulterdrücken (je 10 Wiederholungen)

So hast du immer wieder die Gelegenheit, deine Skills bei den wichtigsten Übungen des Krafttrainings zu verfeinern, was sich auch im normalen Trainingsalltag auszahlen wird.
Je besser die Bewegungstechnik, desto effektiver ist die Übung.

Das Ziel der Deload-Woche: Nach der aktiven Regeneration sollten deine inneren Akkus wieder komplett aufgeladen sein – damit bist du fit und startklar für die nächsten Trainingswochen.

Workout-FAQ
Muss ich mich fest für 3 Einheiten oder 4 Einheiten pro Woche entscheiden?
Nein, du kannst switchen. Jeder von uns hat im Alltag auch mal stressige Phasen. Gerade dann ist eine gewisse Flexibilität wichtig, und die bietet der Muskel-Masterplan. Überleg dir am besten zu Beginn des Monats, wie viele Trainingseinheiten pro Woche möglich sind. Dann wählst du das passende Workout aus und ziehst das Programm durch. Wöchentliche Wechsel sind nicht sinnvoll. Unter uns: Es ist kein Beinbruch, wenn du mal eine Einheit ausfallen lassen musst. Ohnehin solltest du beobachten, wie dein Körper auf die hohe Trainingsbelastung reagiert und im Zweifel lieber weniger trainieren als zu viel. Ein Pensum von 3 Einheiten pro Woche ist für die meisten zum Einstieg ideal. Aufstocken kannst du immer noch.

Kann ich auch an Geräten trainieren?
Ja, es gibt einige Übungen, die du problemlos an Geräten durchführen kannst. Vor allem für Einsteiger mit wenig Trainingserfahrung kann das sogar sinnvoll sein, weil Bewegungen unter Last durch die Kraftmaschine geführt werden, was das Verletzungsrisiko minimiert. Wenn die eine oder andere Übung noch zu hart für dich ist oder du dich unsicher fühlst, kannst du mit der Gerätevariante Kraft aufbauen und dich Schritt für Schritt auf das nötige Kraftniveau bringen. Gib aber nicht zu früh auf, sondern versuch dich erst an der Hantelvariante. Im Zweifel einfach ein leichteres Gewicht wählen.

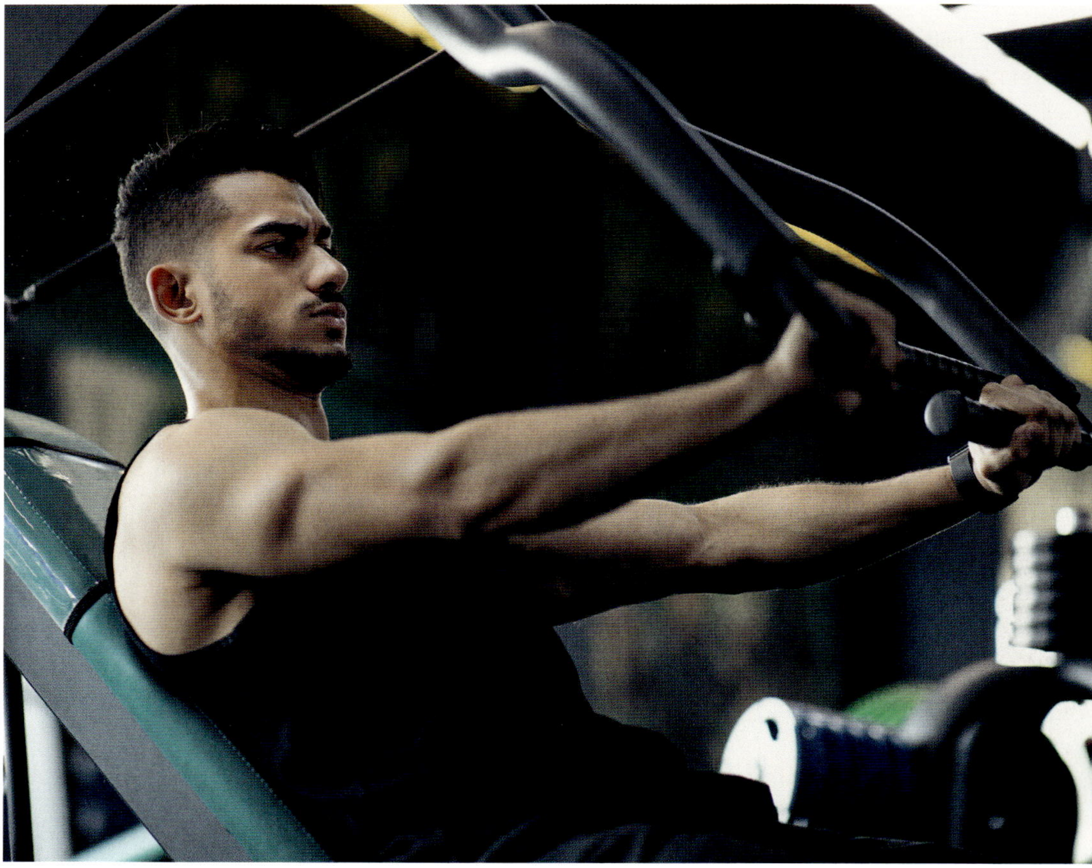

Klimmzug → Latzug
Vorgebeugtes Rudern → Ruderzug-Maschine oder Latzug
Bankdrücken → Brustpresse
Kniebeugen → Beinpresse
Schulterdrücken → Schulterpresse

Warum gibt es in den Trainingsplänen keine Bauchübungen?
Die ausgewählten Übungen sind so komplex, dass bei der Ausführung immer auch die Bauchmuskulatur aktiv ist. Du trainierst dein Sixpack daher bei jedem Workout automatisch mit, obwohl keine Crunches oder Situps auf dem Plan stehen. Leichte Abstriche musst du in dem Punkt jedoch machen, wenn du die Übungen am Gerät statt mit der Hantel oder frei absolvierst.

Ein weiterer Grund für den Verzicht auf Bauchübungen: Als Hardgainer hast du wahrscheinlich ohnehin einen vergleichsweise geringen Körperfettanteil, sodass sich dein Sixpack bereits abzeichnet. Durch deine fleißige Trainingsarbeit mit Fokus auf die großen Muskelgruppen wird es schnell so richtig zum Vorschein kommen, darauf kannst du dich verlassen. Denn die XL-Muskeln am Rücken und an den Beinen sind aufgrund ihres hohen Energieverbrauchs wahre Fettfresser, die auch am Fett über dem Waschbrettbauch knabbern.

Natürlich besteht für dich kein Bauchmuskel-Trainingsverbot. Wenn du Bock auf Bauchübungen hast, mach sie zum Teil der aktiven Regeneration – Planks sind dafür beispielsweise ideal (aber nicht übertreiben, Stichwort: Energiemanagement).

Wie geht es weiter, wenn ich im Urlaub bin?
Ganz einfach: Wenn du Urlaub hast, machst du Urlaub. Trainingspause! Sieh deinen Urlaub als das, was er ist – eine Erholungsphase. Jede Pause ist eine willkommene Gelegenheit zur Regeneration, vor allem wenn die Trainingsintensität dauerhaft so hoch ist wie bei dir. Und noch etwas: Mach dir bitte keine Sorgen über einen möglichen Muskelabbau. Bis du an Masse und Kraft verlierst, müssen schon mindestens drei Wochen ohne Workout vergehen. Außerdem wirst du im Urlaub hoffentlich ordentlich schlemmen. Das ist die Chance, dein Gewicht nach oben zu treiben! Falls du irgendwie einfach nicht die Finger von der Hantel lassen kannst, bietet sich das Deload-Workout als entspannte Urlaubseinheit an (aber höchstens zweimal pro Woche).

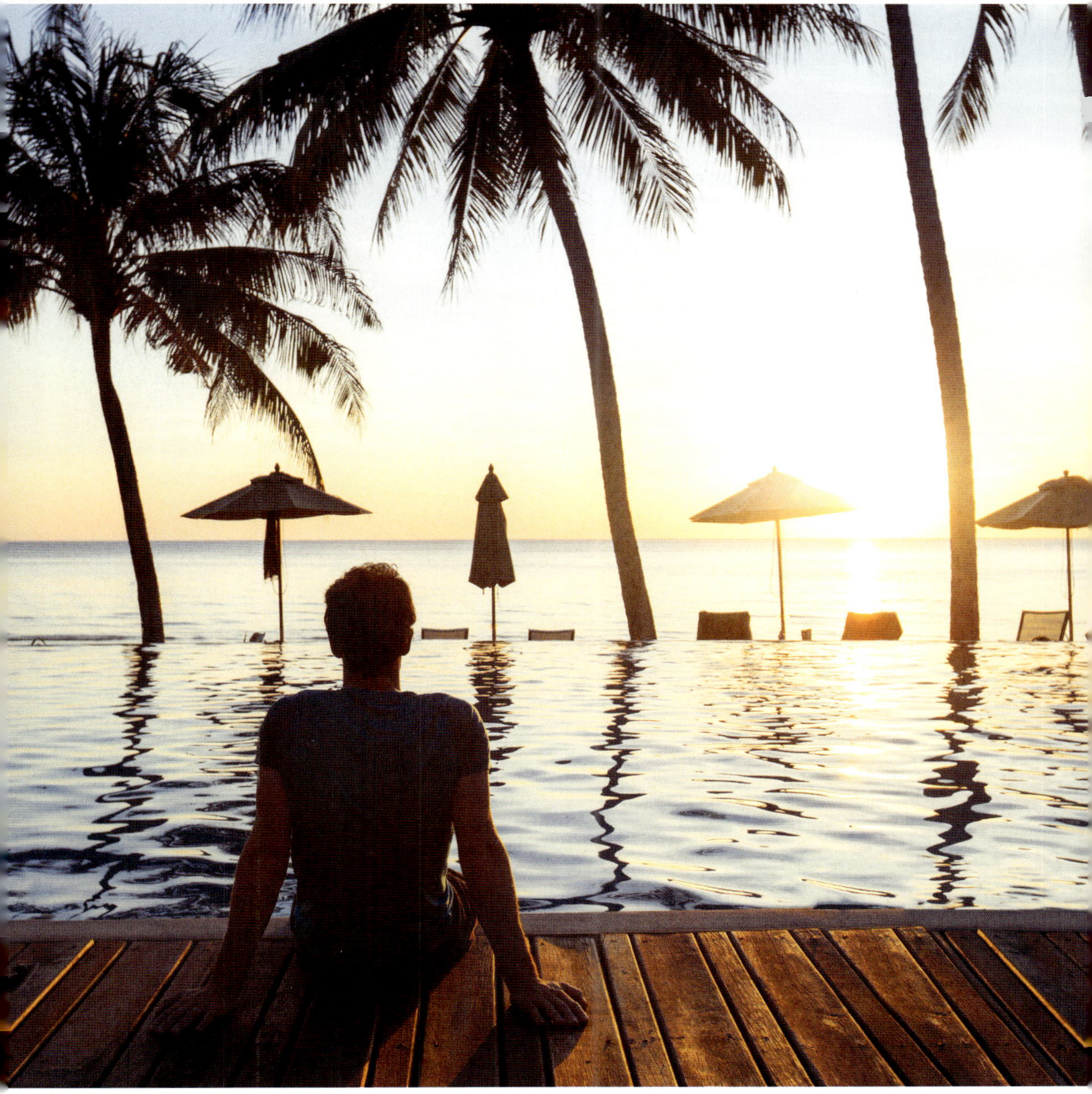

Workout-Phase 1

3 Einheiten pro Woche

Supersatz-Training

Starker Name, oder? Und der Name verspricht tatsächlich nicht zu viel, denn mit dieser Methode trainierst du super-effektiv und sparst dabei auch noch massiv Zeit. Der Trick besteht darin, 2 Übungen für komplett unterschiedliche Muskelgruppen in 1 »Supersatz« (oder auch Doppelsatz) zu kombinieren und die Pause zwischen den einzelnen Sätzen wegzulassen. Eine Pause gibt's erst nach dem absolvierten Doppelsatz. Durch das Supersatzprinzip schaffst du in kurzer Zeit viele Übungen. Das Workout ist intensiver als andere Trainingsformen, weil du weniger pausierst und mehr Muskelfasern beanspruchst.

Beispiel für eine Supersatz-Kombi: Bankdrücken + Kniebeugen (je 1 Satz ohne Pause).

Die übliche Verschnaufpause zwischen den Sätzen brauchst du schlichtweg nicht, weil bei den einzelnen Übungen so unterschiedliche Muskeln aktiv sind – die Muskeln, die beim Bankdrücken im Einsatz waren, erholen sich, während du Kniebeugen machst und umgekehrt. Ein absolut cleveres Prinzip, das sogar auf 3 Übungen pro Supersatz ausgeweitet werden kann (Trisatz-Training).

Ablauf: Auf dem Plan stehen Blöcke mit jeweils 2 Kombi-Übungen. Von diesen Übungen ziehst du jeweils einen Satz durch – direkt nacheinander, ohne Pause. Nach dem Doppelsatz 2 Minuten pausieren und den nächsten Doppelsatz beginnen.

3 Einheiten pro Woche

Workout A (Einheiten 1 + 3), Supersätze	Übungen	Wiederholungen	Sätze/ Pausen	Tempo	Intensität (RPE)*
Wochen 1–3 und 5–7	Bankdrücken + Seitheben	8–10	3/2 Min.	langsam	8
	Thrusters + Bizeps-Curls	8–10	3/2 Min.	moderat	8
	vorgebeugtes Rudern	20–25	2/2 Min.	moderat	6–7
	Liegestütz	Bis zur Erschöpfung	2/2 Min	langsam	10
Woche 4 und 8: Deload-Workout					

*

RPE steht für »Rate of Perceived Exertion«
>> Grad der wahrgenommenen Anstrengung
RIR für »Reps in Reserve«
>> Wiederholungen in Reserve/Wiederholungen, die noch möglich sind
Beim Muskelaufbau-Training sollte die Anstrengung bei RPE 7 bis 8 liegen.

RPE	WAHRGENOMMENE ANSTRENGUNG	RIR
10	Maximale Belastung, keine Wiederholung mehr möglich	0
9	Sehr hart, aber noch 1 Wiederholung möglich	1
8	Hart, aber noch 2 Wiederholungen möglich	2
7	Anstrengend, aber noch 3 Wiederholungen möglich	3
6	Moderat, noch 4 Wiederholungen möglich	4
5	Moderat, noch 5 Wiederholungen möglich	5
4	Moderat, noch 6 Wiederholungen möglich	6
3	Leicht, noch 7 Wiederholungen möglich	7
2	Leicht, noch 8 Wiederholungen möglich	8
1	Sehr leicht, noch 9 Wiederholungen möglich	9

Zirkeltraining

Diese Trainingsmethode kennst du bestimmt noch aus dem Schulunterricht: Seilspringen, Liegestütze, Medizinball-Prellen – und wieder von vorn. Puuuh, das war damals schon anstrengend. Entwickelt wurde das »Circuit-Training« in den 1950er-Jahren von englischen Sportwissenschaftlern, aber das Grundprinzip ist immer noch aktuell – und effektiv. Es geht darum, der Reihe nach einzelne Kraftstationen »abzuarbeiten«, entweder mit oder ohne Pausen zwischen den Stationen. Nach Abschluss des Zirkels steht eine Pause von 2 bis 3 Minuten an, dann folgt die nächste Runde. Die Trainingsform ist perfekt, um in kurzer Zeit, viele verschiedene Übungen zu absolvieren und ein breites Spektrum von Muskeln zu trainieren.

Ablauf: Du führst nacheinander je 1 Satz der vorgegebenen Übungen durch, ohne Satzpausen. Am Ende des Zirkels folgt eine erholsame Pause von 2 Minuten, danach beginnt die zweite Runde.

Workout B (Einheit 2), Zirkeltraining	Übungen	Wiederholungen	Sätze/Pausen	Tempo	Intensität (RPE)
	Klimmzüge	Bis zur Erschöpfung	3 Runden/3 Min. nach jeder Runde	moderat hoch, langsam runter	10
	Kniebeugen	10–12		langsam	8
	einarmiges Rudern (l.)	10–12		moderat	8
	einarmiges Rudern (r.)	10–12		moderat	8
	Kurzhantel-Flies	8–12		moderat	7
	Schulterdrücken	8–12		moderat	7
Woche 4 und 8: Deload-Workout					

Deload-Workout

3 Einheiten pro Woche

Aktive Regeneration, jeweils Woche 4 und 8	Übungen	Wiederholungen	Sätze/Pausen	Tempo	Intensität (RPE)
	Bankdrücken	10	2/2 Min.	moderat	5
	Kniebeugen	10	2/2 Min.	moderat	5
	Kreuzheben	10	2/2 Min.	moderat	5
	Klimmzüge	3–5	2/2 Min.	moderat	5
	Schulterdrücken	10	2/2 Min.	moderat	5

4 Einheiten pro Woche

Workout A (Einheiten 1 + 3), Supersätze	Übungen	Wiederholungen	Sätze/Pausen	Tempo	Intensität (RPE)
Wochen 1–3 und 5–7	Bankdrücken + Seitheben	8–10	3/2 Min.	langsam	8
	Thrusters + Bizeps-Curls	8–10	3/2 Min.	moderat	8
	vorgebeugtes Rudern	15–20	2/2 Min.	moderat	6–7
	Liegestütz	bis zur Erschöpfung	2/2 Min.	langsam	10
Woche 4 und 8: Deload-Workout					

Workout B (Einheiten 2 + 4), Supersätze	Übungen	Wiederholungen	Sätze/Pausen	Tempo	Intensität (RPE)
Wochen 1–3 und 5–7	Kniebeugen + Dips	8–12	2/2 Min.	moderat	8
	Kurzhantel-Flies + Kreuzheben	10–12	2/2 Min.	moderat	8
	einarmiges Rudern (l. + r.)	8–12	4/2 Min.	langsam	8
	Klimmzüge	bis zur Erschöpfung	2/2 Min.	moderat noch lang-sam runter	10
Woche 4 und 8: Deload-Workout					

Workout-Phase 2

3 Einheiten pro Woche

Workout A (Einheiten 1 + 3), Supersätze	**Übungen**	**Wiederholungen**	**Sätze/Pausen**	**Tempo**	**Intensität (RPE)**
Wochen 1–3 und 5–7	Kniebeugen + Schulterdrücken	20–25	2/2 Min.	moderat	6–7
	Lunges (l. + r.) + Bankdrücken	20–25	2/2 Min.	moderat	6–7
	vorgebeugtes Rudern	8–10	4/2 Min.	langsam	8
	Liegestütz	bis zur Erschöpfung	3/2 Min.	langsam	10
Woche 4 und 8: Deload-Workout					

Workout B (Einheit 2)	**Übungen**	**Wiederholungen**	**Sätze/Pausen**	**Tempo**	**Intensität (RPE)**
Wochen 1–3 und 5–7	Thrusters	8–10	2/2 Min.	moderat	8
	Shrugs	8–10	3/2 Min.	langsam	8
	Kreuzheben	8–10	4/2 Min.	moderat	8
	einarmiges Bankdrücken, wechselseitig	8–12	4/2 Min.	moderat	8
	Bizeps-Curls	bis zur Erschöpfung	3/2 Min.	langsam	10
Woche 4 und 8: Deload-Workout					

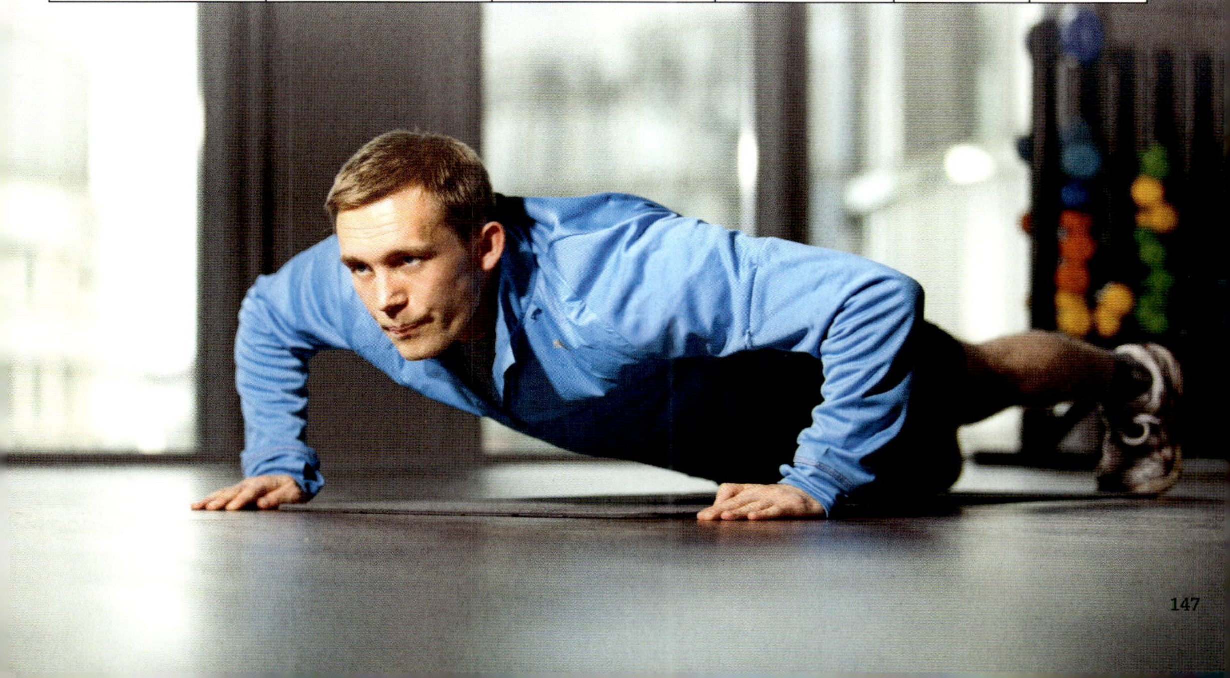

4 Einheiten pro Woche

Workout A (Einheiten 1 + 3), Supersätze	**Übungen**	**Wiederholungen**	**Sätze/Pausen**	**Tempo**	**Intensität (RPE)**
Wochen 1–3 und 5–7	Kniebeugen + Schulterdrücken	20–25	2/2 Min.	moderat	6–7
	Lunges (l. + r.) + Bankdrücken	20–25	2/2 Min.	moderat	6–7
	vorgebeugtes Rudern	8–10	4/2 Min.	langsam	8
	Liegestütz	bis zur Erschöpfung	3/2 Min.	langsam	10
Woche 4 und 8: Deload-Workout					

Workout B (Einheit 2 + 4)	**Übungen**	**Wiederholungen**	**Sätze/Pausen**	**Tempo**	**Intensität (RPE)**
Wochen 1–3 und 5–7	Thrusters	10–12	2/2 Min.	moderat	7
	Shrugs	10 12	3/2 Min.	langsam	7
	Kreuzheben	20–25	3/2 Min.	moderat	6–7
	einarmiges Bankdrücken, wechselseitig	10–12	4/2 Min.	moderat	7
	Bizeps-Curls	bis zur Erschöpfung	3/2 Min.	langsam	10
Woche 4 und 8: Deload-Workout					

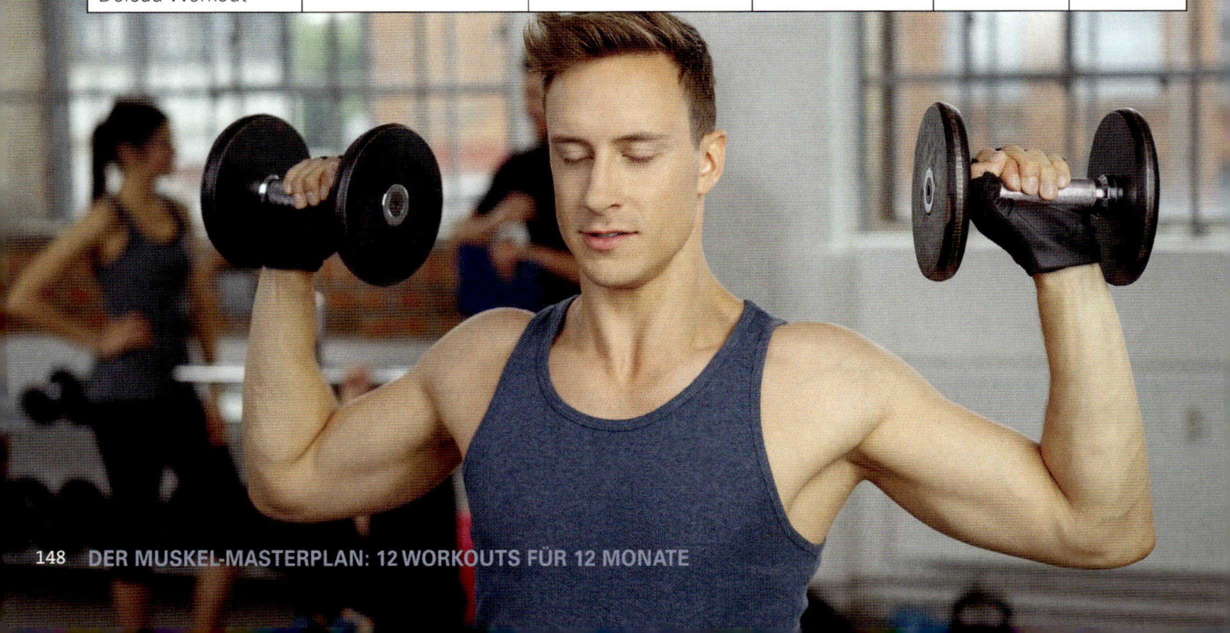

Workout-Phase 3

3 Einheiten pro Woche

Verbundsatztraining

Viele Bodybuilder schwören auf die Verbundsatzmethode – aus gutem Grund. Denn es handelt sich um eine Intensivierungstechnik, mit der du noch etwas mehr aus deinem Workout herausholen kannst. Achtung, Verwechslungsgefahr: Auf den ersten Blick sehen Verbundsätze im Trainingsplan aus wie Supersätze, allerdings ist die Systematik dahinter ganz anders. Bei Verbundsätzen führst du nämlich 2 Übungen für ein und dieselbe Muskelgruppe direkt nacheinander aus. Beispiel: Kniebeugen + Lunges (je 1 Satz). Pausiert wird, wie bei Supersätzen, erst nach der Satz-Kombi. Die Doppelbelastung des trainierten Muskels ohne Pause tut zwar weh, löst aber sowohl einen mechanischen als auch einen metabolischen Hypertrophiereiz aus. Durchhalten lohnt sich!

Ablauf: Auf dem Trainingsplan findest du Blöcke mit je 2 Kombi-Übungen. Von diesen Übungen ziehst du direkt nacheinander jeweils einen Satz durch – ohne Pause. Die Pause folgt erst nach dem Doppelsatz. 2 Minuten verschnaufen, dann weitermachen!

Workout A (Einheiten 1 + 3), Verbundsätze	Übungen	Wiederholungen	Sätze/Pausen	Tempo	Intensität (RPE)
Wochen 1–3 und 5–7	Bankdrücken + Kurzhantel-Flies	8–12	2/2 Min.	moderat	7–8
	Kniebeugen+ Lunges	8–12	4/2 Min.	moderat	7–8
	vorgebeugtes Rudern	20–25	4/2 Min.	moderat	6–7
	Liegestütz	bis zur Erschöpfung	2/2 Min.	langsam	10
Woche 4 und 8: Deload-Workout					

Workout B Einheit 2	Übungen	Wiederholungen	Sätze/Pausen	Tempo	Intensität (RPE)
Wochen 1–3 und 5–7	Kreuzheben	8–12	2/2 Min.	moderat	7–8
	einarmiges Rudern (l. + r.)	5–6	4/3 Min.	moderat	8–9
	Shrugs	5–6	3/3 Min.	moderat	8–9
	Klimmzüge	bis zur Erschöpfung	2/2 Min.	moderat hoch, langsam runter	10
Woche 4 und 8: Deload-Workout					

4 Einheiten pro Woche

Workout A (Einheiten 1 + 3), Verbundsätze	Übungen	Wiederholungen	Sätze/Pausen	Tempo	Intensität (RPE)
Wochen 1–3 und 5–7	Bankdrücken + Kurzhantel-Flies	8–12	2/2 Min.	langsam	7–8
	Kniebeugen+ Lunges	8–12	2/2 Min.	moderat	7–8
	vorgebeugtes Rudern	20–25	4/1 Min.	moderat	6–7
	Liegestütz	bis zur Erschöpfung	2/2 Min.	langsam	10
Woche 4 und 8: Deload-Workout					

Workout B (Einheiten 2 + 4)	Übungen	Wiederholungen	Sätze/Pausen	Tempo	Intensität (RPE)
Wochen 1–3 und 5–7	einarmiges Rudern	5–6	4/3 Min.	moderat	8–9
	Shrugs	5–6	4/3 Min.	moderat	8–9
	Klimmzüge	bis zur Erschöpfung	2/2 Min.	moderat hoch, langsam runter	7–8
Woche 4 und 8: Deload-Workout					

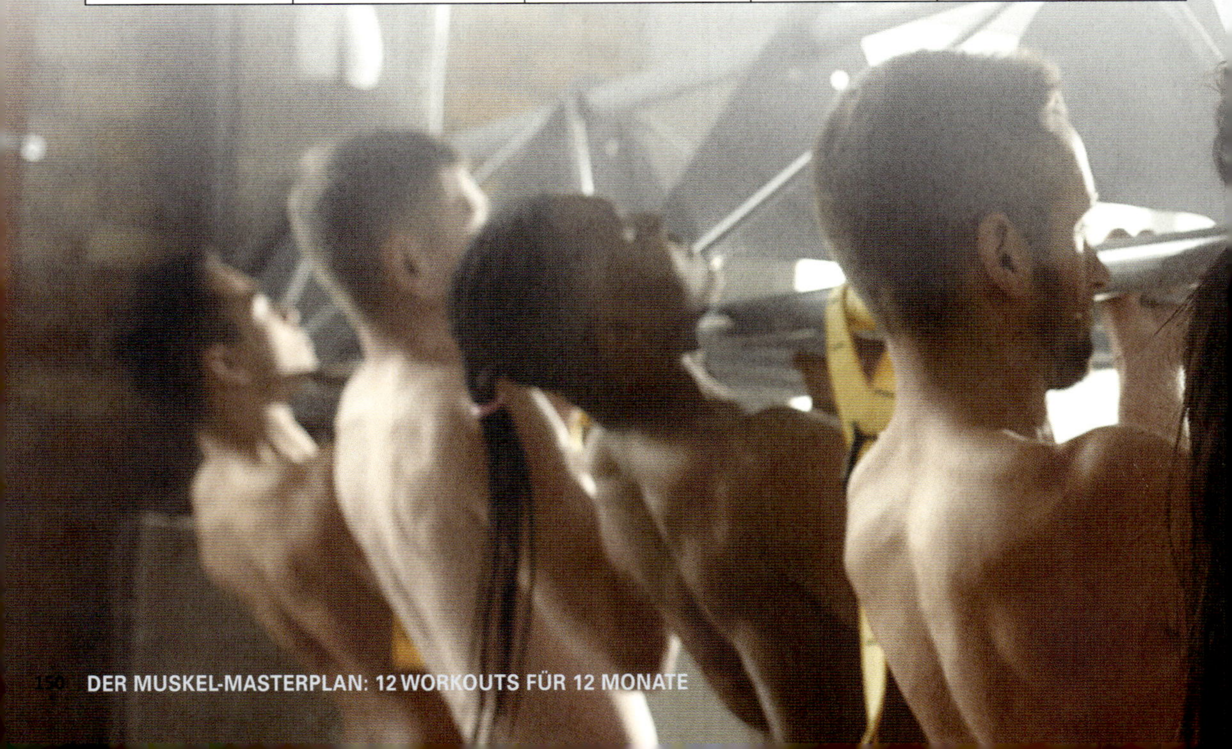

Workout-Phase 4

3 Einheiten pro Woche

Workout A (Einheiten 1 + 3), Verbundsätze	**Übungen**	**Wiederholungen**	**Sätze/Pausen**	**Tempo**	**Intensität (RPE)**
Wochen 1–3 und 5–7	vorgebeugtes Rudern + Klimmzüge	8–12	3/2 Min.	moderat	7–8
	Bankdrücken + Dips	8–12	3/2 Min.	moderat	7–8
	Kurzhantel-Butterfly	8–12	4/2 Min.	moderat	7–8
	Seitheben	bis zur Erschöpfung	2/2 Min.	langsam	10
Woche 4 und 8: Deload-Workout					

Workout B (Einheit 2), Zirkeltraining	**Übungen**	**Wiederholungen**	**Sätze/Pausen**	**Tempo**	**Intensität (RPE)**
Wochen 1–3 und 5–7	Kniebeugen	20–25	2 Runden/ 3 Min. nach jeder Runde	moderat	6–7
	Lunges	20–25		moderat	6–7
	Kreuzheben	10–12		moderat	7–8
	Klimmzüge	bis zur Erschöpfung		moderat hoch, langsam runter	10
	Schulterdrücken	10–12		moderat	7
Woche 4 und 8: Deload-Workout					

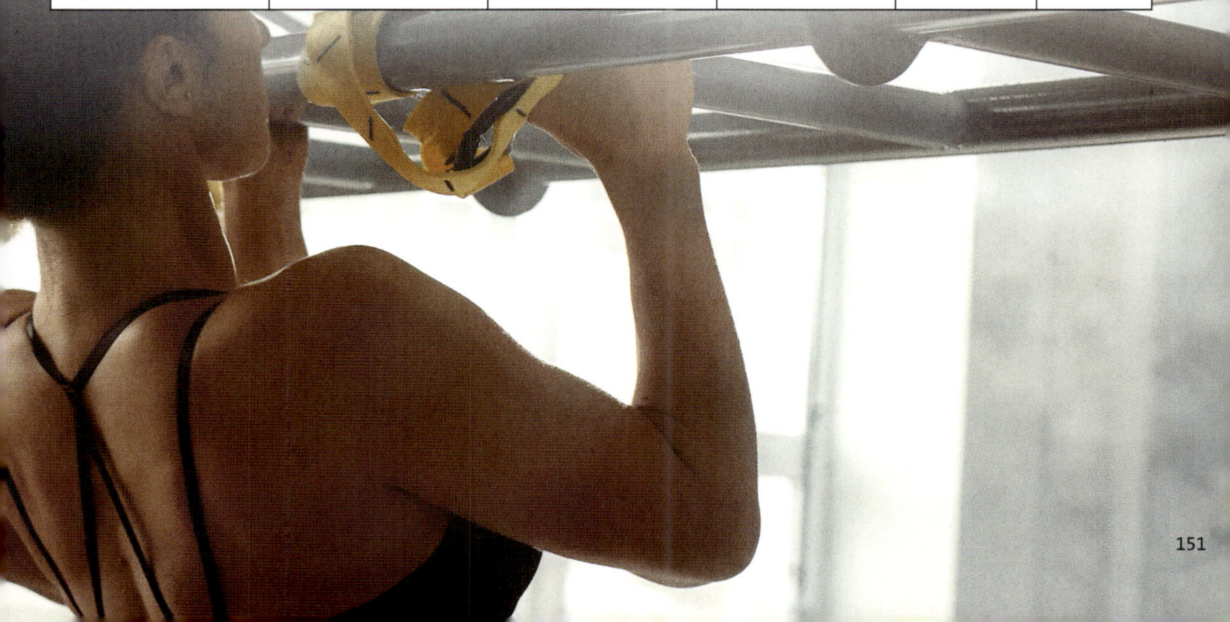

4 Einheiten pro Woche

Workout A (Einheiten 1 + 3), Verbundsätze	**Übungen**	**Wiederholungen**	**Sätze/Pausen**	**Tempo**	**Intensität (RPE)**
Wochen 1–3 und 5–7	vorgebeugtes Rudern + Klimmzüge	8–12	3/2 Min.	moderat	7–8
	Bankdrücken+ Dips	8–12	3/2 Min.	moderat	7–8
	Kurzhantel-Butterfly	8–12	4/2 Min.	langsam	7–8
	Seitheben	bis zur Erschöpfung	2/2 Min.	langsam	10
Woche 4 und 8: Deload-Workout					

Workout B (Einheiten 2 + 4), Zirkeltraining	**Übungen**	**Wiederholungen**	**Sätze/Pausen**	**Tempo**	**Intensität (RPE)**
Wochen 1–3 und 5–7	Kniebeugen	20–25	2 Runden/3 Min. nach jeder Runde	moderat	6–7
	Lunges	20–25		moderat	6–7
	Kreuzheben	10–12		moderat	7
	vorgebeugtes Rudern	10–12		langsam	7
	Schulterdrücken, wechselseitig	10–12		moderat	7
Woche 4 und 8: Deload-Workout					

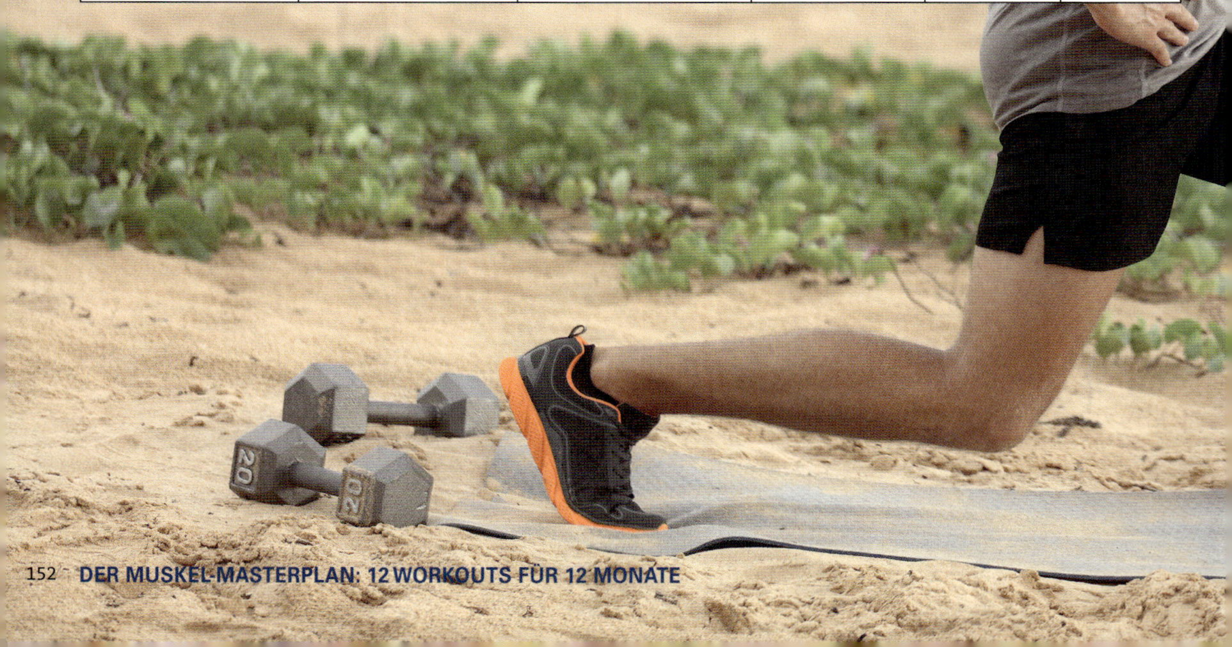

Workout-Phase 5

3 Einheiten pro Woche

Workout A (Einheiten 1 + 3), Supersätze	Übungen	Wiederholungen	Sätze/Pausen	Tempo	Intensität (RPE)
Wochen 1–3 und 5–7	Kurzhantel-Butterfly + Kniebeugen	8–12	3/2 Min.	langsam	7–8
	Bankdrücken + Lunges	8–12	4/2 Min.	moderat	7–8
	Kreuzheben	5–6	2/3 Min.	moderat	8–9
	Dips	bis zur Erschöpfung	2/2 Min.	moderat	10
Woche 4 und 8: Deload-Workout					

Workout B (Einheit 2), Zirkeltraining	Übungen	Wiederholungen	Sätze/Pausen	Tempo	Intensität (RPE)
Wochen 1–3 und 5–7	vorgebeugtes Rudern	20–25	2 Runden/2 Min. nach der Runde	moderat	6–7
	Shrugs	20–25		moderat	6–7
	Liegestütz	10–12		langsam	7
	Seitheben	10–12		moderat	7
	Bizeps-Curls	10–12		langsam	7
Woche 4 und 8: Deload-Workout					

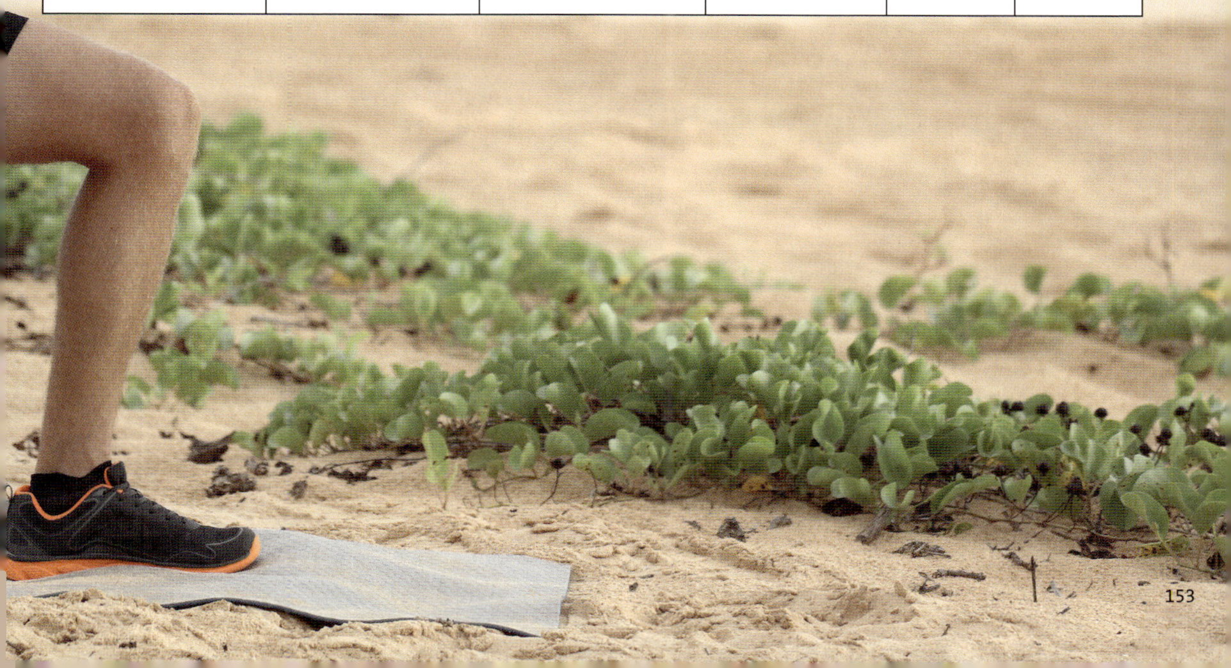

4 Einheiten pro Woche

Workout A (Einheiten 1 + 3), Supersätze	Übungen	Wiederholungen	Sätze/Pausen	Tempo	Intensität (RPE)
Wochen 1–3 und 5–7	Kurzhantel-Butterfly + Kniebeugen	8–12	3/2 Min.	langsam	7–8
	Bankdrücken + Lunges	8–12	4/2 Min.	moderat	7–8
	Kreuzheben	5–6	2/3 Min.	moderat	8–9
	Dips	bis zur Erschöpfung	2/2 Min.	moderat	10
Woche 4 und 8: Deload-Workout					

Workout B (Einheiten 2 + 4)	Übungen	Wiederholungen	Sätze/Pausen	Tempo	Intensität (RPE)
Wochen 1–3 und 5–7	vorgebeugtes Rudern	20–25	3/2 Min.	moderat	6–7
	Shrugs	20–25	3/2 Min.	moderat	6–7
	Liegestütz	10–12	2/1 Min.	langsam	7
	Schulterdrücken	10–12	2/1 Min.	langsam	7
	Bizeps-Curls	10–12	2/1 Min.	langsam	7
Woche 4 und 8: Deload-Workout					

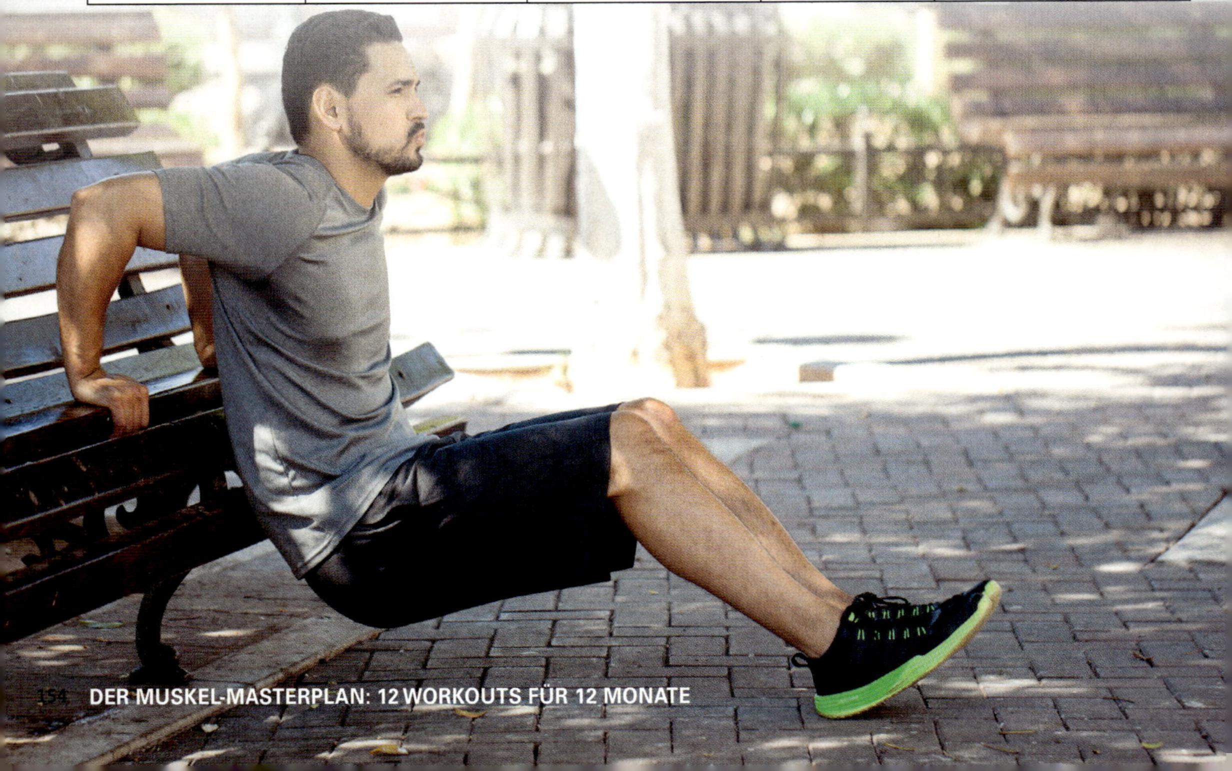

Workout-Phase 6

3 Einheiten pro Woche

Workout A (Einheiten 1 + 3), Verbundsätze	Übungen	Wiederholungen	Sätze/Pausen	Tempo	Intensität (RPE)
Wochen 1–3 und 5–7	Bankdrücken + Kurzhantel-Flies	8–12	2/2 Min.	langsam	7–8
	Klimmzüge + vorgebeugtes Rudern	8–12	3/2 Min.	moderat	7–8
	Kniebeugen + Lunges	8–12	4/2 Min.	moderat	7–8
	Dips	bis zur Erschöpfung	2/2 Min.	langsam	10
Woche 4 und 8: Deload-Workout					

Workout B (Einheit 2), Zirkeltraining	Übungen	Wiederholungen	Sätze/Pausen	Tempo	Intensität (RPE)
Wochen 1–3 und 5–7	Kreuzheben	20–25	3 Runden/3 Min. nach jeder Runde	moderat	6–7
	Kurzhantel-Butterfly	20–25		moderat	6–7
	Thrusters	10–12		moderat	7
	Seitheben	10–12		moderat	7
	Bizeps-Curls	10–12		langsam	7
Woche 4 und 8: Deload-Workout					

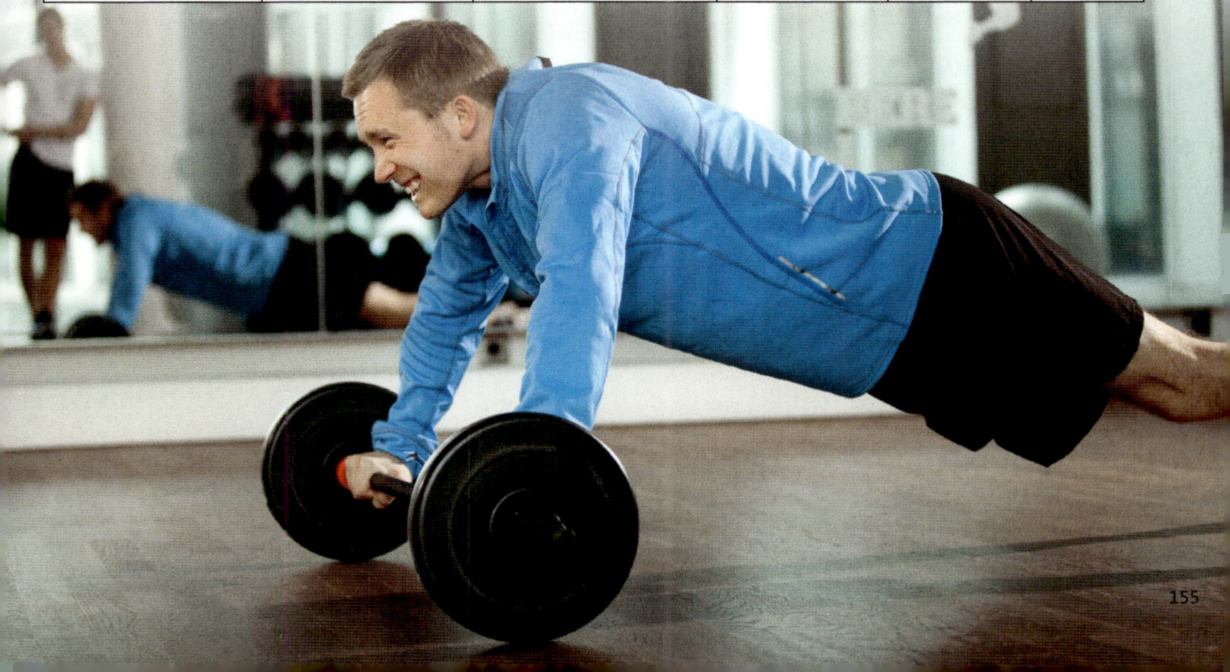

4 Einheiten pro Woche

Workout A (Einheiten 1 + 3), Verbundsätze	**Übungen**	**Wiederholungen**	**Sätze/Pausen**	**Tempo**	**Intensität (RPE)**
Wochen 1–3 und 5–7	Bankdrücken + Kurzhantel-Flies	8–12	2/2 Min.	moderat	7–8
	Klimmzüge + vorgebeugtes Rudern	8–12	3/2 Min.	moderat	7–8
	Kniebeugen + Lunges	8–12	4/2 Min.	moderat	7–8
	Dips	bis zur Erschöpfung	2/2 Min.	langsam	10
Woche 4 und 8: Deload-Workout					

Workout B (Einheiten 2 + 4), Supersätze	**Übungen**	**Wiederholungen**	**Sätze/Pausen**	**Tempo**	**Intensität (RPE)**
Wochen 1–3 und 5–7	Thrusters + Bizeps-Curls	10–12	3/2 Min.	moderat	7
	Kreuzheben + Seitheben	10–12	3/2 Min.	langsam	7
	Kurzhantel-Flies	20–25	2/2 Min.	moderat	6–7
	Schulterdrücken	20–25	2/2 Min.	moderat	6–7
Woche 4 und 8: Deload-Workout					

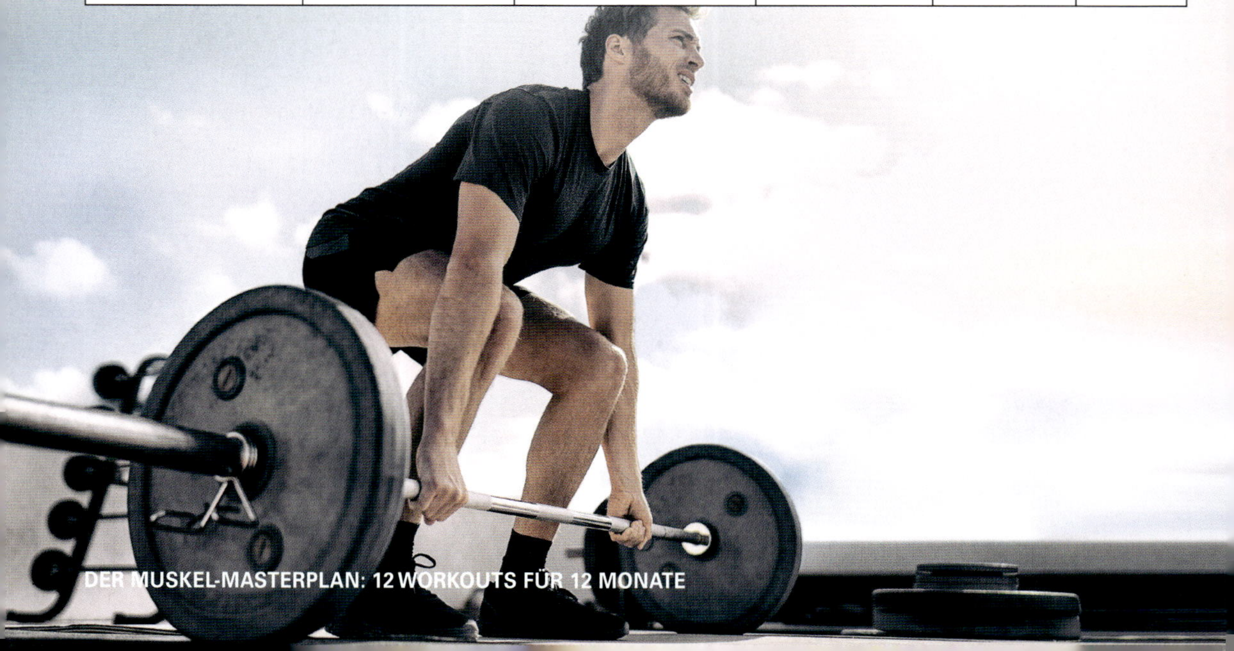

Übungsbeschreibungen

DIE »BIG FIVE« DES KRAFTTRAININGS (siehe auch Seite 89)

Bankdrücken

A) Rücklings auf die Bank legen, Füße fest und flach aufstellen. Die Hantelstange etwas mehr als schulterbreit umfassen, aus der Sicherung heben und mit gestreckten Armen über der Brust halten. Einatmen.

B) Langsam und kontrolliert die Hantelstange absenken, bis sie knapp unterhalb der Brustwarzen die Brust berührt. Spannung 1 Sekunde halten, dann ausatmen und währenddessen die Hantelstange nach oben stemmen (als wolltest du das Gewicht wegpusten).

Kniebeugen

A) Aufrechter Stand, die Füße sind schulterweit voneinander entfernt, beide Fußspitzen leicht nach außen gerichtet. Einatmen, die Bauchmuskeln anspannen, Rücken gerade halten, dann langsam den Po nach hinten-unten absenken, als wolltest du dich auf einen imaginären Stuhl setzen. Po absenken, bis die Oberschenkel parallel zum Boden sind.

B) Spannung 1 Sekunde halten, dann aktiv ausatmen und die Beine strecken, um den Körper wieder aufzurichten. Rumpf anspannen, stabil bleiben und mit Phase A) weitermachen.

Klimmzüge

A) Mit gestreckten Armen an eine Klimmzugstange hängen und einatmen. Schulterweiter Griff, beide Handflächen zeigen zum Oberkörper. Für mehr Balance die Füße überkreuzen und die Rumpfmuskeln aktivieren.

B) Bizeps und Rückenmuskeln anspannen, um den Oberkörper Richtung Klimmzugstange zu ziehen, bis dein Kinn oberhalb der Stange ist.

C) Einatmen, der Schwerkraft nachgeben und betont langsam den Oberkörper herablassen. Die Schultern bleiben unten, der Rücken gerade. Ready für die nächste Wiederholung?

Kreuzheben

A) Vor die Langhantel stellen, Knie leicht beugen. Die Füße parallel und etwa schulterbreit aufstellen. Mit gestreckten Armen die Hantel greifen (entweder zeigen beide Handflächen zum Körper oder – im Kreuzgriff – eine Handfläche zum Körper, die andere nach vorn). Arme neben den Beinen positionieren, die Schienbeine sind nah an der Hantelstange.

B) Gleichzeitig die Beine strecken, den Oberkörper aufrichten und die Hantel nah an den Schienbeinen nach oben führen. Das Becken dabei leicht kippen und den Rücken gerade halten. Die Arme bleiben gestreckt. Oben angekommen? Dann 1 Sekunde die Spannung halten und zurück in die Startposition.

Schulterdrücken

A) Aufrecht hinstellen, die Füße schulterbreit positionieren. Das Gewicht knapp über Schulterhöhe bringen und dort halten. Rumpf anspannen und einatmen.

B) Ausatmen und dabei das Gewicht nach oben stemmen, bis die Arme fast durchgestreckt sind. Spannung für 1 Sekunde halten, dann langsam und kontrolliert das Gewicht auf Schulterhöhe absenken, bis die Ausgangsposition erreicht ist.

WEITERE ÜBUNGEN

Bizeps-Curls

A) Kurzhanteln oder Langhantel greifen und aufrecht hinstellen. Beide Arme lang machen, Gewichte auf Beckenhöhe halten (die Handflächen zeigen nach vorn).

B) Arme im Ellenbogen beugen und das Gewicht kontrolliert in Richtung Schulter anheben. Die Oberarme bleiben eng am Körper. Spannung für 1 Sekunde halten, dann zurück in die Startposition.

Dips

A) Die Holme eines Barrens greifen, Beine überkreuzen und leicht beugen, dann den Körper hochdrücken, bis die Arme gestreckt sind. Bauch anspannen!

B) Den Oberkörper kontrolliert absenken, bis die Oberarme knapp unterhalb der Ellenbogen sind – uuund den Oberkörper wieder hochstemmen!

Einarmiges Rudern

A) Kurzhantel greifen, seitlich an die Trainingsbank herantreten. Dann mit der rechten Hand auf der Bank aufstützen, Arm durchstrecken. Der rechte Fuß steht neben der Bank, der linke seitlich versetzt einen Schritt dahinter. Rücken gerade halten, Bauch anspannen, einatmen. Kurzhantel in der linken Hand halten, der Arm hängt fast durchgestreckt neben der Bank.

B) Langsam und ausatmend die Hantel in Richtung Brust heben. Der Ellenbogen geht dabei nach hinten oben. 1 Atemzug innehalten, Hantel wieder absenken. Im nächsten Satz ist ein Seitenwechsel angesagt.

Einarmiges Bankdrücken, wechselseitig

A) Mit dem Rücken auf die Bank legen, Füße fest und flach aufstellen. Mit jeder Hand eine Kurzhantel greifen und die Hanteln mit gestreckten Armen über der Brust halten. Einatmen.

B) Langsam und kontrolliert den linken Arm beugen und die Hantel absenken, bis sie seitlich auf Höhe der Brust ist. Spannung 1 Sekunde halten, dann ausatmen und währenddessen die Hantel nach oben stemmen. Das Ganze wechselseitig wiederholen.

Kurzhantel-Flies

A) Mit jeder Hand eine Kurzhantel schnappen und rücklings auf eine Trainingsbank legen. Füße breit aufstellen. Die Hanteln mit gestreckten Armen über der Brust halten (die Ellenbogen sind leicht gebeugt, die Bauchmuskeln angespannt).

B) Gleichzeitig die gestreckten Arme zur Seite absenken – langsam und kontrolliert, bis die Hanteln auf Brusthöhe sind und der Körper ein »T« bildet. Der Ellenbogenwinkel bleibt dabei unverändert.

Kurzhantel-Butterfly (Schrägbank)

A) Zwei Kurzhanteln greifen, dann mit dem Rücken voran auf eine schräg gestellte Trainingsbank legen. Die Arme mit leicht gebeugtem Ellenbogen zur Seite absenken, bis sie auf Brusthöhe sind (dabei einatmen). Spannung im gesamten Oberkörper halten.

B) Ausatmen und beide Hanteln gleichzeitig mit fast gestreckten Armen nach oben führen, bis sie über der Brust sind (Handflächen zeigen zueinander). Kurz halten, dann zurück in die Position A.

Liegestütz

A) Bäuchlings hinlegen, Füße auf die Zehenspitzen stellen, mit fast durchgestreckten Armen aufstützen, die Hände sind unterhalb der Schultern. Kopf, Rücken, Po und Beine bilden eine gerade Linie – der Bauch ist angespannt.

B) Dann einatmen und den Oberkörper absenken, bis die Brust beinahe den Boden berührt.

C) Ausatmen und dabei den Oberkörper wieder nach oben stemmen. In der Endposition sind die Arme wieder fast durchgestreckt.

Lunges

A) Hantel greifen und aufrecht hinstellen (Kurzhantel mit langen Armen neben dem Körper halten oder Langhantel im Nacken ablegen und schulterweit halten). Mit dem linken Bein einen Schritt nach vorn machen. Körper absenken, bis der Oberschenkel parallel zum Boden ist. Das hintere Knie berührt beinahe den Boden.

B) Spannung kurz halten, dann entschlossen die Beine strecken und ausatmend in die Ausgangsposition zurückkehren. Wechselseitig wiederholen.

Shrugs

A) Mit einer Kurzhantel in jeder Hand hinstellen (Hanteln mit langen Armen neben dem Körper halten). Den Rücken gerade machen, Schultern leicht nach hinten ziehen und einatmen.

B) Beide Schultern gleichzeitig in Richtung Ohren heben und dabei ausatmen. Am Punkt der maximalen Spannung kurz innehalten, dann zurück in Position A.

Seitheben

A) Kurzhanteln schnappen, gerade hinstellen und die Hanteln mit langen Armen neben dem Körper halten. Der Blick geht nach vorn, beide Handflächen zeigen zueinander. Einatmen.

B) Dann ausatmen und dabei beide Hanteln mit fast gestreckten Armen seitlich auf Schulterhöhe heben. Wenn die Arme parallel zum Boden stehen, kurz verharren, dann wieder absenken und von vorn beginnen.

Thrusters

C) Kurzhanteln oder Langhantel greifen, auf Schulterhöhe halten und aufrecht hinstellen. Einatmen. Den Po nach hinten-unten absenken. Rücken gerade halten! Sobald die Oberschenkel parallel zum Boden sind, Spannung kurz halten und zurück nach oben.

D) Beine strecken, Bauch anspannen, den Oberkörper aufrichten, ausatmen und dabei das Gewicht über der Schulter nach oben stemmen, bis die Arme fast durchgestreckt sind. Maximale Spannung halten, dann wieder runter in die Kniebeuge.

Vorgebeugtes Rudern

A) Entweder eine Langhantel oder zwei Kurzhanteln auswählen und in den aufrechten Stand gehen. Einatmen. Der Rumpf ist stabil, der Rücken gerade, die Beine nicht ganz durchgestreckt. Dann den Oberkörper nach vorne beugen, bis er fast parallel zum Boden ist. Die Hantel(n) mit langen Armen vor den Knien halten.

B) Beim Ausatmen das Gewicht in Richtung Brustbein heben und die Arme im Ellenbogen beugen (Handinnenflächen zeigen zum Körper). Dabei unbedingt den Rücken stabil und gerade halten! Gewicht wieder absenken.

KAPITEL 6
PROTEIN-SNACK-REZEPTE FÜR STABILE GAINS

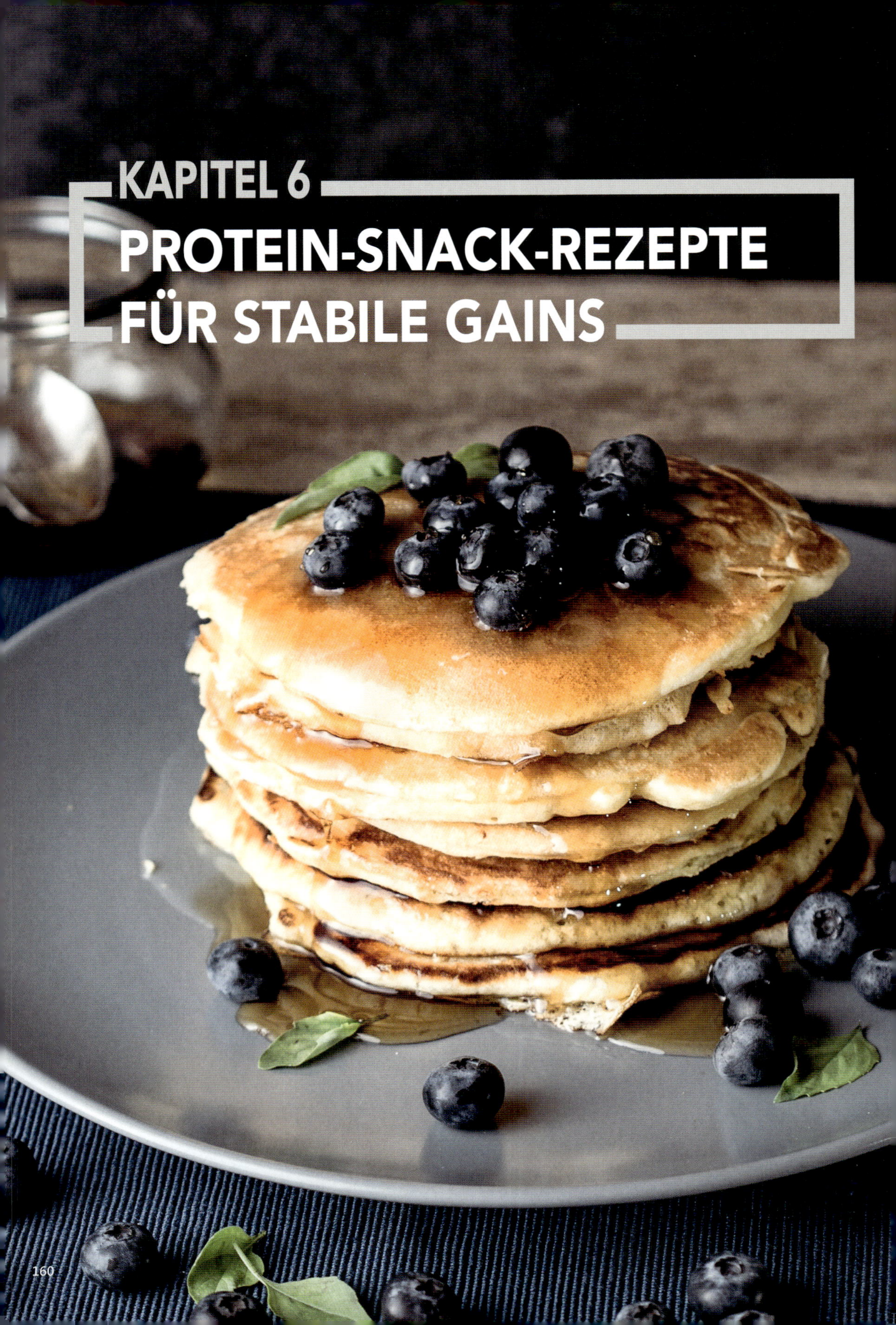

6

Na, Hunger? Kein Wunder, so hart wie du an dir arbeitest. Dann mal ran an den Kühlschrank und guten Appetit, schließlich braucht dein Körper jetzt massig Nährstoffe für die After-Workout-Wartungsarbeiten, die rund um die Uhr in deinem Inneren ablaufen.

Neues Muskelgewebe entsteht nicht aus Luft und Liebe, sondern aus schmackhaften Proteinen. Gleichzeitig benötigst du Energie in Form von Kohlenhydraten und Fetten – kurz gesagt: Jeder Snack bringt dich sowohl deinem Kalorienziel als auch deinem Körperziel ein BISSchen näher (wie hoch dein individueller Nährstoff-Bedarf ist, kannst du ab Seite 30 im Kapitel zur Ernährung nachlesen und berechnen). Die Muskel-Mahlzeiten aus diesem Kapitel sind ideal fürs Frühstück, für zwischendurch, als Energielieferanten vor dem Workout oder auch als eiweißreiche Betthupferl. Viel Spaß beim Ausprobieren!

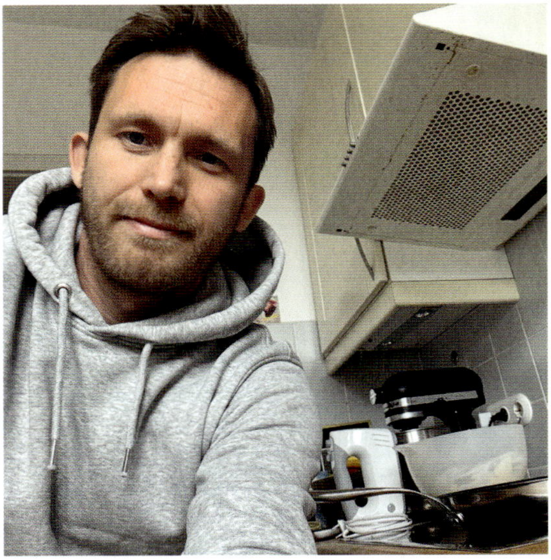

PROTEIN-PORRIDGE: 3 VARIANTEN

Porridge gibt Power. Die komplexen Kohlenhydrate des Haferflockenbreis sättigen gut und liefern als fixes Frühstück Energie für den Start in den Tag. Mit jedem Löffel nimmst du außerdem Ballaststoffe zu dir, die deine Verdauung in Schuss halten. Auch cool: Ein paar Handgriffe reichen, um den Porridge mit wertvollen Proteinen zu pimpen. Wer es cremiger mag, kann beispielsweise zusätzlich Erdnuss- oder Mandelmus unterrühren. Knackig wird es mit einem Nuss-Topping.

Whey-of-Life-Porridge

Fruchtig, frisch und fast schon verboten lecker ist dieser Haferbrei mit Proteinpulver-Einlage, der in wenigen Minuten auf dem Tisch steht.

Zubereitungszeit: ca. 10 Minuten
Nährstoffe: ca. 460 kcal/Eiweiß: 39 g/Fett: 10 g/Kohlenhydrate: 47 g

Zutaten (für 1 Person):
200 ml Milch (oder Wasser)
50 g Haferflocken
50 g Erdbeeren
50 g Heidelbeeren
30 g Whey-Proteinpulver (Vanille-Geschmack)
5 g Chiasamen
1 Prise Zimt

Arbeitsschritte:
1. Milch und Proteinpulver im Shaker mixen.
2. Den Shake zusammen mit den Haferflocken in einen Topf geben und etwa 3 Minuten lang köcheln lassen, dabei ab und zu rühren. Kurz bevor der Topf vom Herd genommen wird, die Chiasamen einrühren. Brei zu dick? Ein Schluck Milch macht ihn lockerer.
3. Erdbeeren und Heidelbeeren waschen, die Erdbeeren klein schneiden.
4. Früchte auf den fertigen Haferbrei geben, mit Zimt bestreuen und genießen!

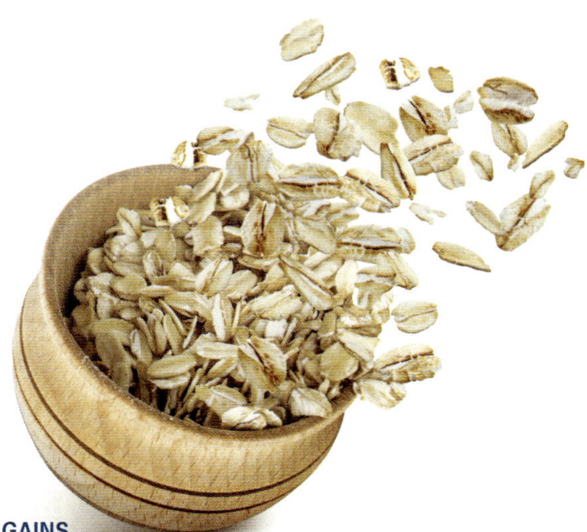

Beeren-Booster-Brei

Vitamine in Kombination mit Antioxidantien und Eiweiß – viel besser geht es nicht. Genehmige dir regelmäßig ein Schüsselchen von diesem Fitmacher-Frühstück. Der Brei schmeckt warm und kalt (ist also auch zum Mitnehmen geeignet).

Zubereitungszeit: ca. 10 Minuten
Nährstoffe: ca. 740 kcal/Eiweiß: 34,4 g/Fett: 23,2 g/Kohlenhydrate: 87,3 g

Zutaten (für 1 Person):
200 ml Milch
100 g Magerquark (oder körniger Frischkäse)
50 g Haferflocken
50 g Blaubeeren
15 g gehackte Mandeln
10 g Kürbiskerne
1 EL Ahornsirup
1 Banane
1 Prise Salz

Arbeitsschritte:
1. Haferflocken und Milch in einen Topf geben und zum Kochen bringen. Auf niedriger Stufe 3 Minuten köcheln lassen und immer wieder durchrühren, bis der Brei cremig ist.
2. Banane schälen, in Scheiben schneiden. Die Hälfte der Banane kurz vor Ende der Kochzeit in den Brei rühren. Topf vom Herd nehmen und Magerquark unterheben.
3. Kürbiskerne grob hacken und mit Mandeln in einer Pfanne ohne Fett anrösten. Zum Schluss Ahornsirup und Salz darüber geben und karamellisieren lassen.
4. Porridge mit den übrigen Bananenscheiben und Blaubeeren garnieren. Kürbiskern-Mandel-Mischung darüber streuen.

Kokos-Kracher-Porridge

Lust auf etwas Urlaubs-Feeling im grauen Alltag? Dann ist der Haferbrei mit Kokos-Pfirsich-Topping definitiv die richtige Wahl.

Zubereitungszeit: ca. 10 Minuten
Nährstoffe: ca. 560 kcal/Eiweiß: 35 g/Fett: 19 g/Kohlenhydrate: 55 g

Zutaten (für 1 Person):
200 ml Milch, Milch-Alternative oder Wasser
75 g Magerquark
75 g körniger Frischkäse
20 g Kokosraspeln
50 g Haferflocken
10 g Whey-Proteinpulver (Mango- oder Vanille-Geschmack)
1 TL Honig
1 Pfirsich

Arbeitsschritte:
1. Haferflocken im Topf mit Wasser mischen und erhitzen. 3 Minuten lang köcheln lassen, zwischendurch immer wieder umrühren, dann vom Herd nehmen.
2. Magerquark, Frischkäse und Proteinpulver mit dem Honig und etwas Wasser zu einer cremigen Masse verrühren.
3. Den Pfirsich waschen, entkernen und klein schneiden. Die Stückchen zusammen mit der Quark-Frischkäse-Masse auf dem Brei anrichten. Für das Finish mit Kokosraspeln bestreuen.

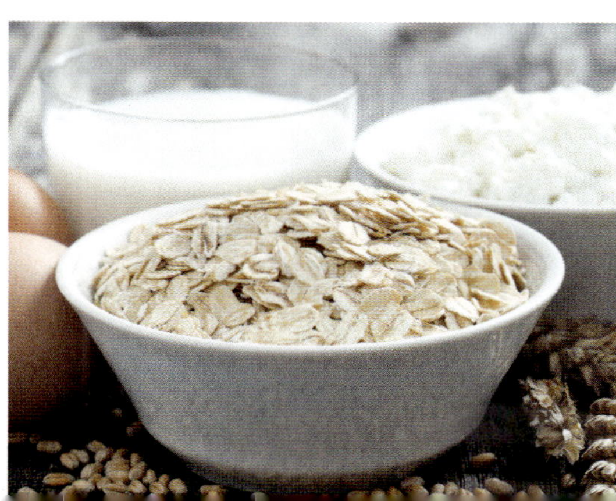

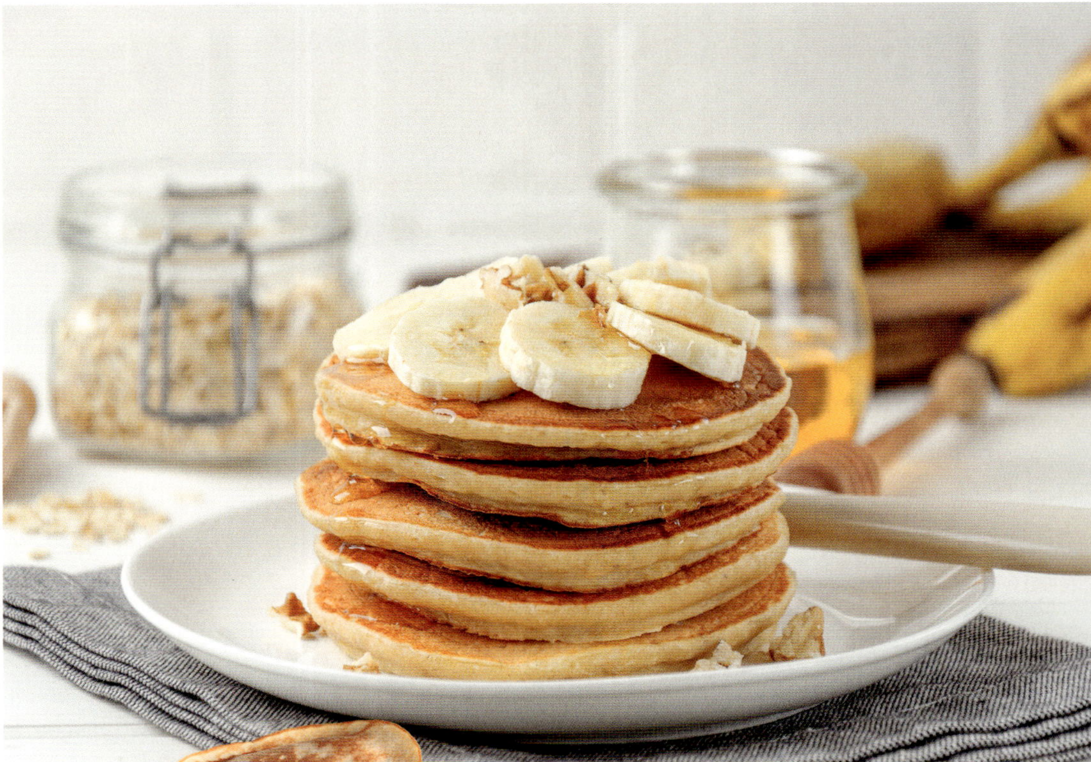

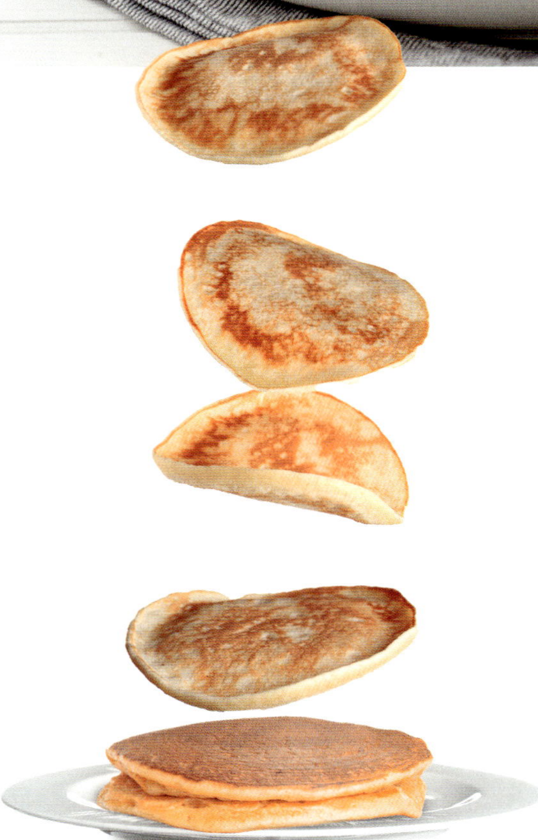

PROTEIN-PANCAKES: 3 VARIANTEN

Sonntag ist Pancake-Tag, klar. Aber warum eigentlich nur Sonntag? Pancakes sind so lecker und fluffig, die darf es gern häufiger geben, gerade in Hardgainer-Haushalten. Versuch aber unbedingt, noch eine Extraportion Eiweiß in die süßen Bratlinge zu bekommen. So profitierst du doppelt: mit Genuss und gesicherten Gains. Bratpfanne raus, es kann gleich losgehen! Ach ja, einen Handmixer oder einen Pürierstab solltest du am besten auch parat haben, damit der Teig schön glatt wird.

Bananarama-Pancakes

Hmmm! Diese lecker-locker-leichten Pancakes sind ein süßer Snack für zwischendurch. Und es stecken auch noch ordentlich Proteine drin.

Zubereitungszeit: ca. 15 Minuten
Nährstoffe: ca. 502 kcal/Eiweiß: 36 g/Fett: 25 g/Kohlenhydrate: 32 g

Zutaten (für etwa 6 Pancakes):
1 Banane
2 Eier (Größe M)
15 g Whey-Proteinpulver (Bananen-Geschmack oder Vanille)
2 EL Magerquark
10 g Pekannüsse
1 TL Honig
2 EL Kokosöl
1 Prise Zimt

Arbeitsschritte:
1. Die Eier mit der Banane, Zimt und Whey-Pulver per Pürierstab zerkleinern, bis glatter Teig entsteht.
2. Magerquark mit etwas Wasser cremig rühren, Nüsse hacken.
3. Kokosöl in einer Pfanne erhitzen und die Pancakes darin braten (2 EL Teig pro Stück sind okay). Mit einem Pfannenwender umdrehen, sobald Bläschen aufploppen.
4. Den glatten Magerquark und die Nüsse als Topping für die fertigen Pancakes nutzen.

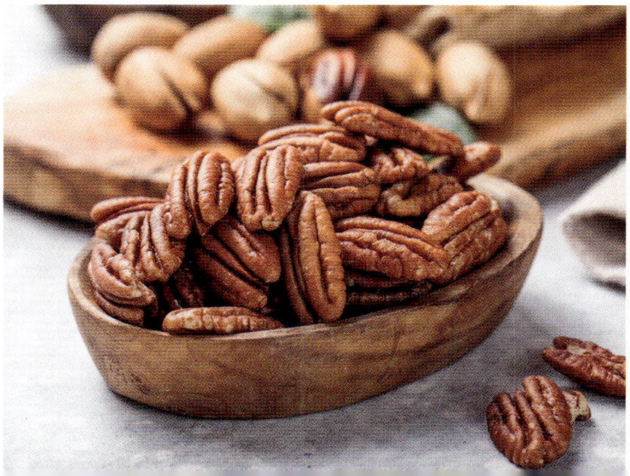

Protein-Pancakes ohne wenn und aber

Bald brutzelt etwas Besonderes in deiner Pfanne: Pancakes, die quarkig-locker schmecken. Das eiweißreiche Mandel-Topping bringt Biss rein – und Baumaterial für deine Muckis.

Zubereitungszeit: ca. 15 Minuten
Nährstoffe: ca. 782 kcal/Eiweiß: 48 g/Fett: 32 g/Kohlenhydrate: 70 g

Zutaten (für etwa 6 Pancakes):
120 g Magerquark
25 g Mandelsplitter
3 Eier (Größe M)
3 EL Vollkornmehl
2 EL Ahornsirup
1 EL Honig
2 TL Zitronensaft
Butter oder Öl zum Ausbacken

Arbeitsschritte:
1. Zuerst die Eier trennen und das Eiklar mit dem Zitronensaft steif schlagen.
2. Die gesammelten Eigelbe mit Quark, Mehl und Ahornsirup verrühren.
3. Den Eischnee unterheben.
4. Öl oder Butter in der Pfanne erhitzen, um den Teig darin zu braten (2 EL ergeben einen Pancake). Die Pancakes wenden, sobald sie von unten goldbraun angebraten sind.
5. Mandelsplitter mit einem Schuss Honig anrösten, über die fertigen Pancakes geben und genießen.

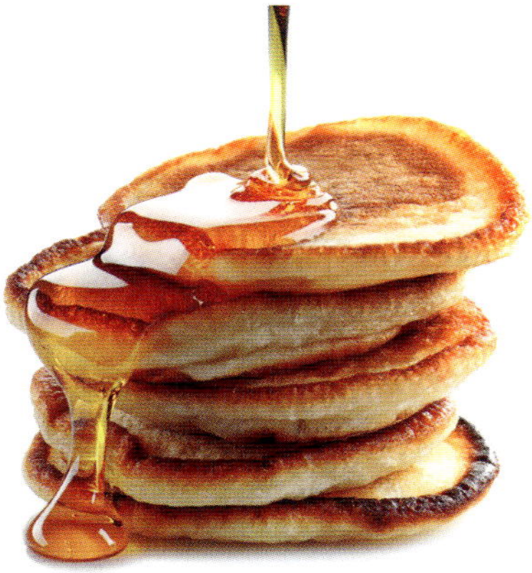

Schoko-Schock-Pancakes

Dieses simple Rezept macht selbst Leute glücklich, die beim Frühstück sonst eher das Nutella-Toast bevorzugen.

Zubereitungszeit: ca. 15 Minuten
Nährstoffe: ca. 670 kcal/Eiweiß: 38 g/Fett: 42 g/Kohlenhydrate: 25 g

Zutaten (für etwa 6 Pancakes):
30 g Haferflocken
30 g Whey-Protein-Pulver (Schokolade)
50 ml Milch
15 g Zartbitterschokolade (ab 85 % Kakao-Anteil)
1 Ei
2 EL Butter
1 TL Backpulver
1 TL Kokosöl

Arbeitsschritte:
1. Die Haferflocken mithilfe eines Food-Processors zu Mehl machen, dann Proteinpulver, zerlassene Butter und Backpulver hinzugeben.
2. Milch und Ei mit dem Pulver vermischen, bis ein glatter Teig entsteht.
3. Danach die Zartbitterschokolade hacken. Alle Stückchen in den Teig rühren.
4. Etwas Öl in einer Pfanne erhitzen und je 2 EL Teig zu einem Pancake braten. Wenden, wenn die Pancakes von unten leicht angebraten sind. Als Topping eignet sich Joghurt super.

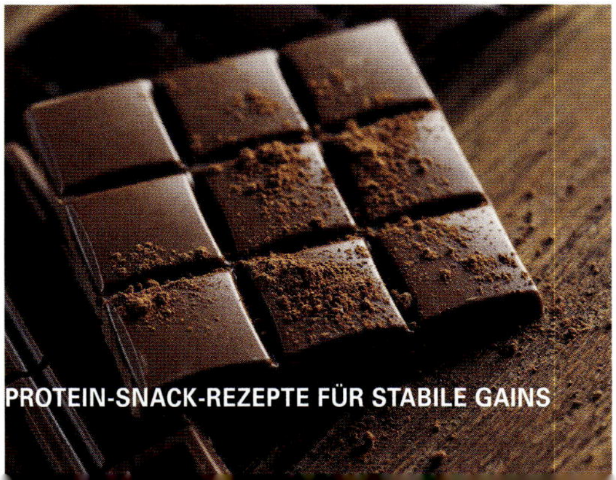

POST-WORKOUT-SHAKES: 3 VARIANTEN

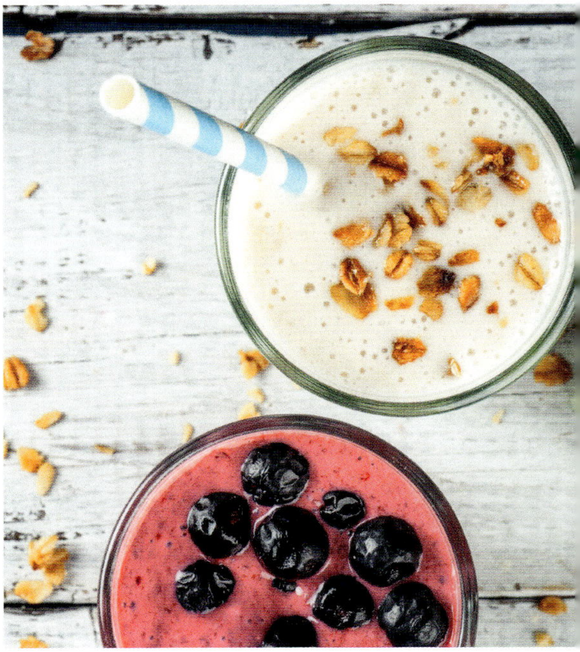

Nach einem harten Training braucht dein Organismus schnelle Kohlenhydrate und Proteine, um die Regeneration und die Reparatur der Mini-Muskelschäden in die Wege zu leiten. Den richtigen Nährstoffmix bekommst du mit den Shakes, die du hier findest. Einfach zuhause vorbereiten und ins Fitnessstudio mitnehmen oder nach dem Workout frisch mixen – beides möglich.

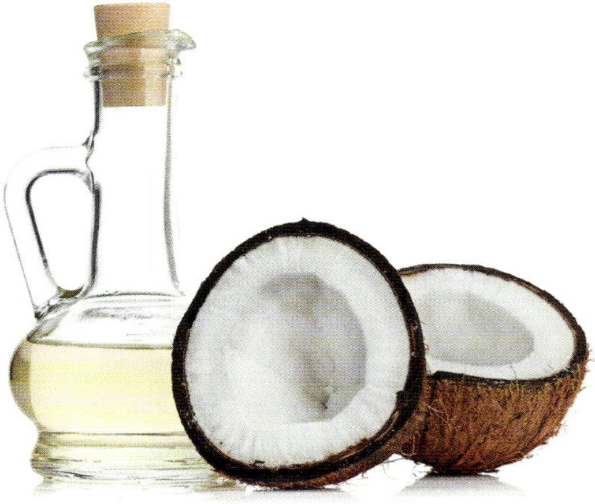

Popeye trifft Hulk

Kartoffeln in einem Fitness-Shake? Klar, die Knollen sind nämlich quasi fettfrei, aber dafür voller komplexer Kohlenhydrate. Grün wird der Drink durch Blattspinat, der das pflanzliche Steroidhormon Ecdysteron enthält und so den Muskelaufbau pusht. Popeye lässt grüßen!

Zubereitungszeit: ca. 25 Minuten
Nährstoffe: ca. 680 kcal/Eiweiß: 23 g/Fett: 43 g/Kohlenhydrate: 50 g

Zutaten (für 1 Person):
150 g Kartoffeln (gekocht)
½ Avocado (mittelgroß)
1 Handvoll Blattspinat
300 ml Wasser
30 g Hanfprotein
1 EL Kokosöl
1 EL Honig
1 TL Weizengras-Pulver
1 TL Matcha-Pulver
1 TL Maca-Pulver

Arbeitsschritte:
1. Die gekochten Kartoffeln mit dem Gemüse und der ausgelöffelten Avocado-Hälfte in einen Standmixer geben.
2. Wasser aufgießen, dann die restlichen Zutaten hinzufügen und das Ganze zu einem Drink pürieren.

Mango-Muskel-Lassie

Diese Whey-Variante des indischen Kult-Drinks macht nicht nur Bollywood-Stars fit. Proteinpulver gemixt mit fruchtiger Mango und cremigem Joghurt. Lecker!

Zubereitungszeit: ca. 5 Minuten
Nährstoffe: ca. 400 kcal/Eiweiß: 39 g/Fett: 6 g/Kohlenhydrate: 44 g

Zutaten (für 1 Person):
½ reife Mango
250 g Naturjoghurt (1,5 % Fett)
200 ml Wasser
30 g Whey-Proteinpulver (Mango-Geschmack)
5 Eiswürfel
1 Prise Kardamom

Arbeitsschritte:
1. Die Mango schälen, dann das Fruchtfleisch abschneiden und mit dem Messer zerkleinern.
2. Alle restlichen Zutaten zusammen mit den Fruchtstücken in einen Mixer geben. So lange pürieren, bis der Joghurtdrink schön cremig ist.

Buttermilch-Booster

Muuuu(h)skeln durch beste Kuhmilch: Buttermilch und Quark sind die Eiweißträgerstoffe dieses Shakes. Die Beeren bringen entzündungshemmende Anthocyane in die Mische.

Zubereitungszeit: ca. 5 Minuten
Nährstoffe: ca. 435 kcal/Eiweiß: 44 g/Fett: 4 g/Kohlenhydrate: 47 g

Zutaten (für 1 Person):
250 g Magerquark
250 ml Buttermilch
50 g Blaubeeren (TK oder frisch)
40 g zarte Haferflocken

Arbeitsschritte:
1. Die Beeren waschen.
2. Quark, Buttermilch und Haferflocken zusammen mit den Beeren im Standmixer zerkleinern. Der Drink sollte nicht zu dickflüssig sein, sonst gern noch einen Schuss Milch hinzufügen.

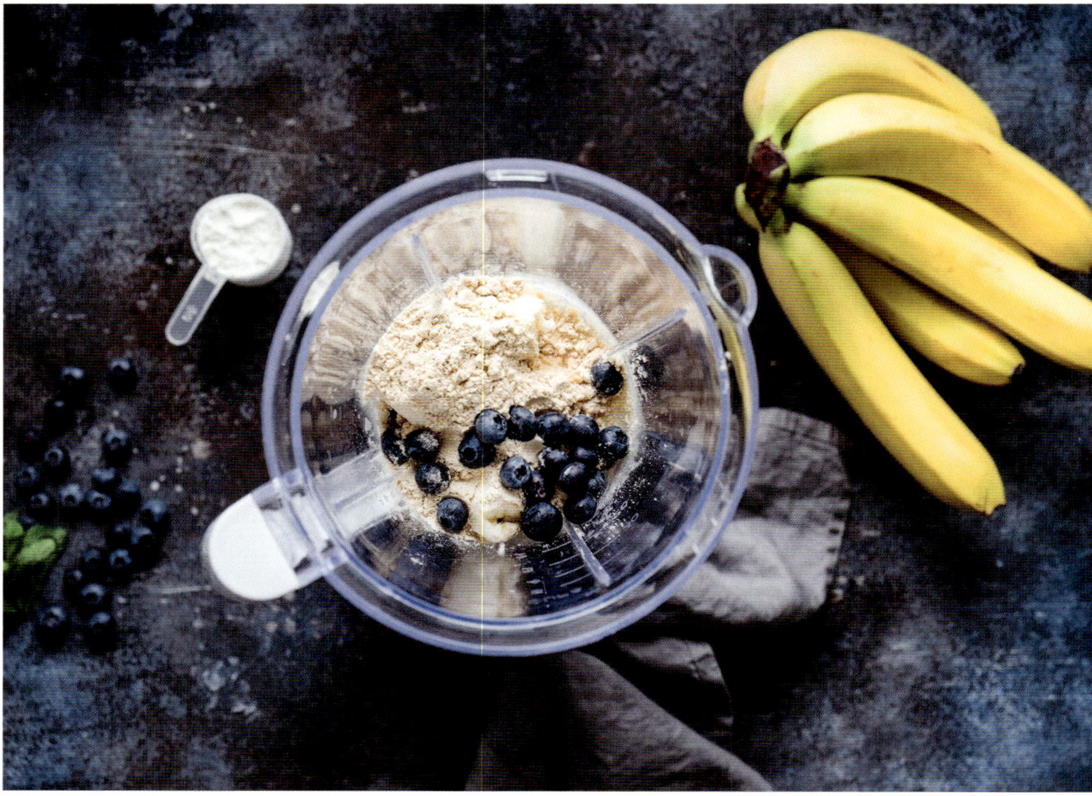

DIY-WEIGHTGAINER-SHAKES: 3 VARIANTEN

Natürlich gibt es im Handel auch fertig gemixte Weightgainer-Pulver, die dich breiter machen. Aber die sind oft voller künstlicher Inhaltsstoffe, außerdem enthalten sie Industriezucker in rauen Mengen. Es ist günstiger und letztendlich gesünder, wenn du dir den Weightgainer selbst zusammenstellst. Dabei ist der Nährstoffmix entscheidend: Ein guter Weightgainer besteht zu 50 bis 60 Prozent aus Kohlenhydraten und zu 30 bis 40 Prozent aus Proteinen. Hier sind 3 Rezepte, mit denen der Kalorienüberschuss am Ende des Tages ein Selbstläufer ist.

Masse-mit-Klasse-Shake

Diesen Drink kannst du dir zum Frühstück genehmigen oder als Stärkung nach dem Workout. An stressigen Tagen geht er aufgrund des hohen Kaloriengehalts auch als Alternative zum klassischen Mittagessen durch.

Zubereitungszeit: ca. 5 Minuten
Nährstoffe: ca. 1175 kcal/Eiweiß: 86 g/Fett: 35 g/ Kohlenhydrate: 131 g

Zutaten (für 1 Person):
400 ml Milch (oder Milch-Alternative)
150 g Magerquark
100 g zarte Haferflocken oder Schmelzflocken
40 g Whey-Proteinpulver (Aroma nach Wahl)
1 reife Banane
1 EL Nussmus (Erdnuss oder Mandel)
1 EL Honig

Arbeitsschritte:

1. Die Haferflocken am besten vorab im Food-Processor/Mixer zerkleinern oder direkt Schmelzflocken verwenden – die lösen sich in der Milch auf, dadurch wird der Shake etwas flüssiger.
2. Alle Zutaten in einen Standmixer geben und ordentlich pürieren.

Cornflakes-Kanone

Wow, das ist eine Kombination, die dir auf die Schnelle massig Kohlenhydrate liefert.

Zubereitungszeit: ca. 5 Minuten
Nährstoffe: ca. 1300 kcal/Eiweiß: 55 g/Fett: 35 g/ Kohlenhydrate: 180 g

Zutaten (für 1 Person):
500 ml Milch (oder Milch-Alternative)
250 g Magerquark
150 g Cornflakes
1 Banane
20 ml Walnuss-Öl
2 TL Honig

Arbeitsschritte:

1. Die Banane schälen und mit den restlichen Zutaten im Standmixer zu einem cremigen Shake pürieren.
2. Kalt genießen.

Veganer Wagenheber

Ein Weightgainer-Shake kommt sehr gut auch ohne tierische Bestandteile aus, wie dieses Beispiel zeigt. Die enthaltenen Kalorien treiben dein Körpergewicht in die Höhe, wenn du diesen Drink mehrmals pro Woche genießt. Lass ihn dir schmecken!

Zubereitungszeit: ca. 5 Minuten
Nährstoffe: ca. 1.200 kcal/Eiweiß: 75 g/Fett: 38 g/ Kohlenhydrate: 135 g

Zutaten (für 1 Person):
500 ml Sojamilch
110 g Schmelzflocken
2 Bananen
50 g veganes Proteinpulver (Schoko-Geschmack)
50 g vegane Zartbitterschokolade (über 80 % Kakao-Anteil)
20 g Erdnussbutter

Arbeitsschritte:

1. Alle Zutaten in einen Standmixer geben.
2. Auf höchster Stufe stellen, bis der Shake glatt und frei von Stückchen ist.

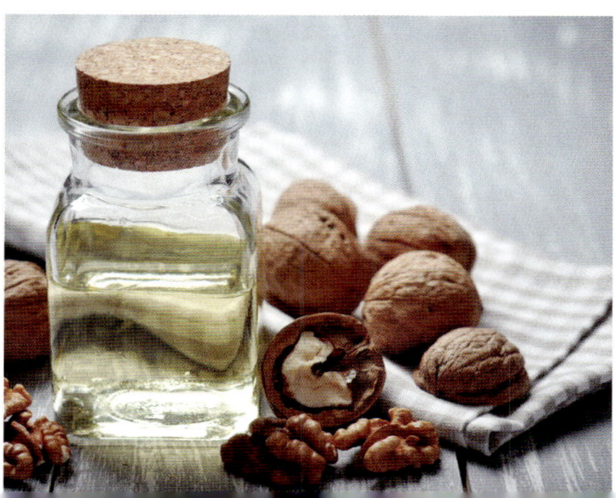

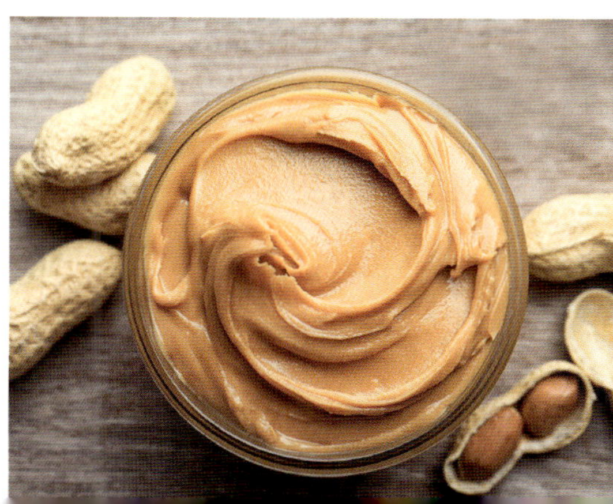

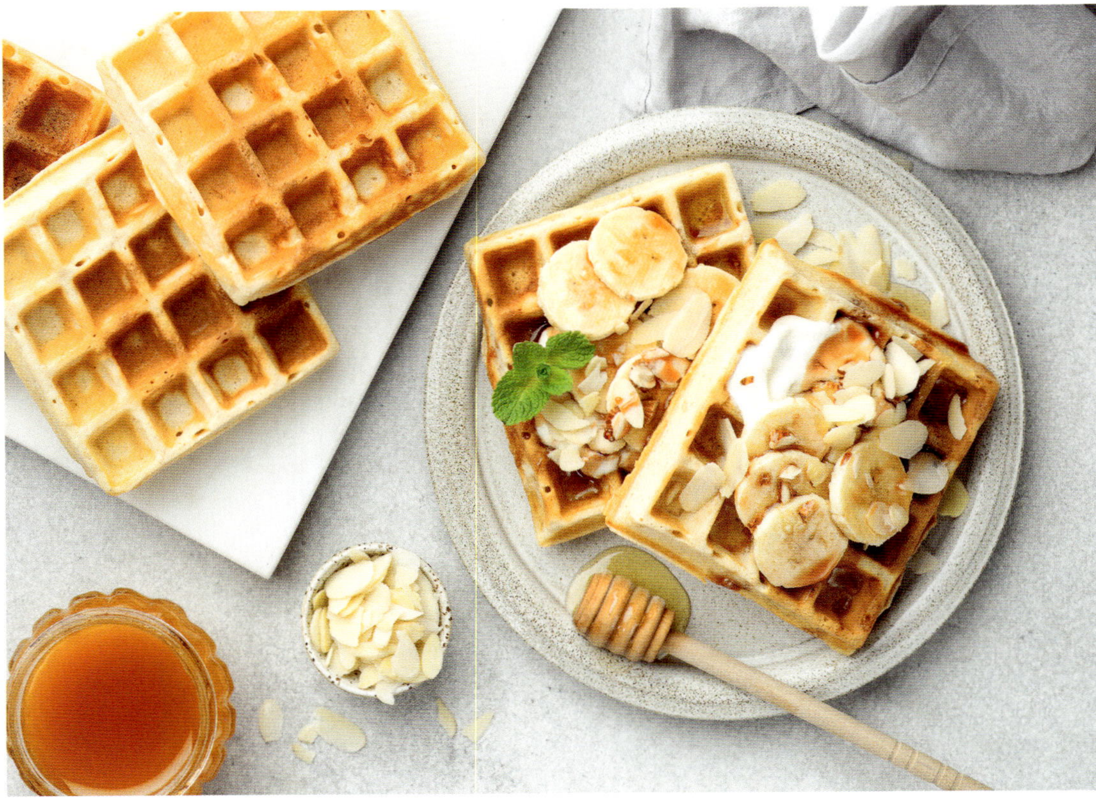

WUNDER-WAFFELN: 3 VARIANTEN

Waffeln sind nur etwas für Kinder? So ein (Mager) Quark! Auch starke Männer sollten ein Waffeleisen zuhause haben, denn damit sind leckere Protein-Snacks fürs Frühstück oder für zwischendurch ziemlich fix vorbereitet. Damit der Eiweißanteil der Waffeln steigt, einfach Eier, Proteinpulver und Quark unter den Teig mischen. Ein paar Löffelchen davon aufs Eisen packen, etwas brutzeln lassen, dann kann's losgehen mit der Schlemmerei.

Magerquark-Magie

Im Waffeleisen entsteht eine leckere Muskelmacher-Mischung mit viel Eiweiß und komplexen Kohlenhydraten. Das riecht nach Gains!

Zubereitungszeit: ca. 15 Minuten
Nährstoffe pro Waffel: ca. 152 kcal/Eiweiß: 14 g/Fett: 2,8 g/Kohlenhydrate: 16 g

Zutaten (für 5 Waffeln):
200 g Magerquark
125 ml Hafermilch
80 g zarte Haferflocken
30 g Whey-Proteinpulver (Vanille)
1 Ei (Größe M)
1 EL Honig
½ TL Zimt

Arbeitsschritte:

1. In einem Food-Processor die Haferflocken zu Mehl machen.
2. Alle Zutaten in eine Schüssel geben und mit dem Mixer zu einem glatten Teig verrühren. Bei Bedarf noch etwas Mandelmilch nachgießen.
3. Den Teig im Waffeleisen ausbacken und später mit Beeren oder anderen süßen Früchten garnieren.

Arbeitsschritte:

1. Die Butter zerlassen, dann sämtliche Zutaten in einer Schüssel verrühren und mixen. Der Teig darf nicht zu fest werden (zur Not noch einen Schluck Milch nachgießen).
2. Das Waffeleisen erhitzen, dann den Teig darin ausbacken. Ein Topping nach Wahl macht die Waffeln noch leckerer (gut ist zum Beispiel ein Magerquark-Honig-Mix – 2 EL Quark mit etwas Wasser glattrühren, dann Honig darüber geben).

Vollkorn-Protein-Power

Wenn du die Wahl hast, entscheide dich für Vollkorn. Damit bekommst du einen wertvollen Ballaststoff-Bonus, der satt macht, den Blutzuckerspiegel stabilisiert und deine Verdauung verbessert, weil Ballaststoffe den Darmbakterien schmecken. Win, win, win durch Waffeln! Was willst du mehr?

Zubereitungszeit: ca. 15 Minuten
Nährstoffe pro Waffel: ca. 243 kcal/Eiweiß: 18 g/Fett: 9 g/Kohlenhydrate: 21 g

Zutaten (für 4 Waffeln):
125 ml Milch
100 g Magerquark
70 g Weizen-Vollkornmehl
40 g Whey-Proteinpulver (Vanille-Geschmack)
2 Eier (Größe M)
2 EL Butter
2 EL Zucker

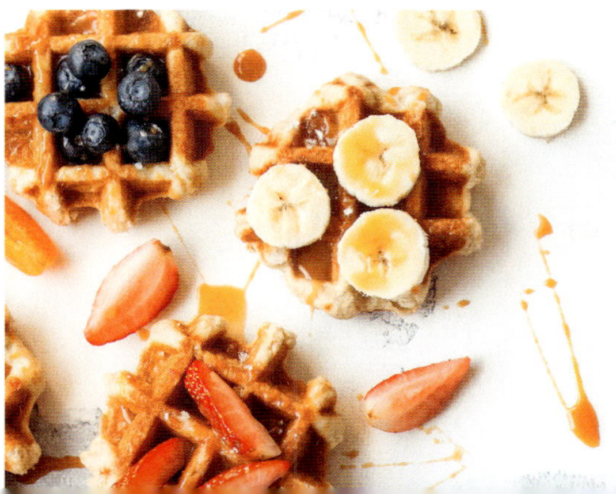

Mealprep-Waffeln

Keine Idee fürs Mittagessen? Diese Waffeln sind eine gute Option – sie sind schnell gemacht und lassen sich gut mitnehmen, falls du etwas Nahrhaftes für unterwegs brauchst.

Zubereitungszeit: ca. 20 Minuten
Nährstoffe pro Waffel: ca. 227 kcal/Eiweiß: 15,8 g/Fett: 2,1 g/Kohlenhydrate: 25 g

Zutaten (für 2 Waffeln):
125 g Süßkartoffel
4 Eiklar (Größe M)
25 g Mandelmehl
2 TL Honig
1 TL Mandelmus

Arbeitsschritte:

1. Die Süßkartoffel 8 Minuten lang in der Mikrowelle erhitzen, bis sie schön weich ist. Passt? Dann die Schale entfernen und das Innere mit einer Gabel zerdrücken.
2. Eiklar schlagen, anschließend mit den übrigen Zutaten mixen. Es sollte ein glatter Teig entstehen.
3. Den Süßkartoffel-Mandel-Teig im Waffeleisen ausbacken.

KAPITEL 7
COOL-DOWN MIT WARMEN WORTEN

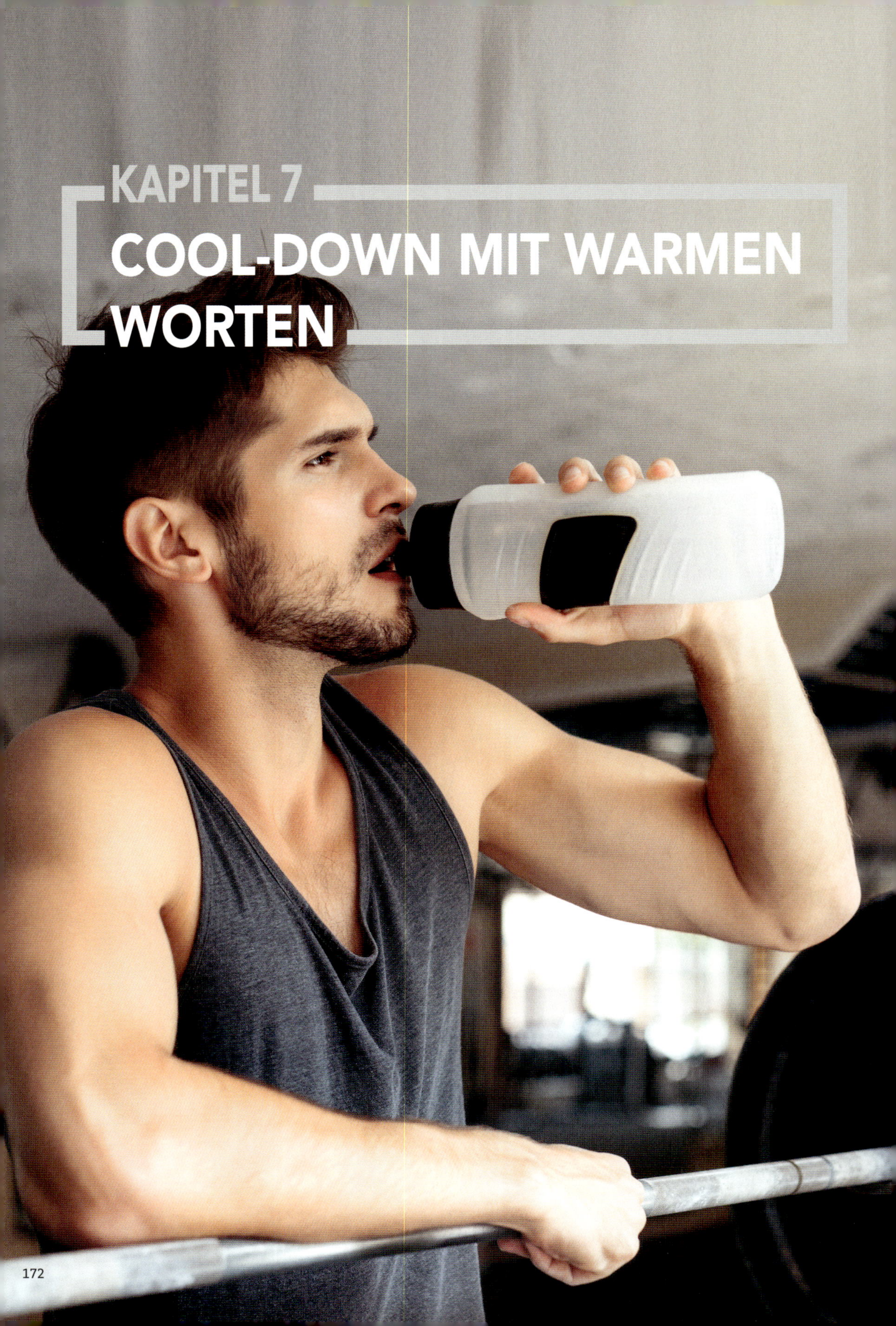

7

Das war's schon, jetzt bist du startklar für deine Mission Muskelaufbau. Vielen lieben Dank, dass du dich für dieses Buch entschieden hast. Eine Sammlung von Fitness-Fakten, mit denen du das Lauch-Level hoffentlich schnell hinter dir lassen kannst. Nicht vergessen: Ernährung, Training und Regeneration – das sind die drei Schlüssel zum Erfolg. Mit diesem Masterplan hast du sie selbst in der Hand. Also: Geh raus, hab Spaß und hol dir die Gains!

Für mich persönlich war das »Projekt Hardgainer-Guide« von der ersten Sekunde an extrem spannend. Danke an Niko Schmidt und Oliver Bertram für euer Vertrauen, euer Feedback und die guten Gespräche.

Es war spannend, weil ich selbst eine Lauch-Vergangenheit habe und weil die Tipps aus den vorliegenden Kapiteln hoffentlich vielen Menschen weiterhelfen werden. Aber auch, weil der *Hardgainer-Guide* mein erstes Buch ist. Auf meiner Lebenszielliste stand der Punkt »Buch schreiben« schon immer ziemlich weit oben. Haken dran! Das ist stark, und deswegen möchte ich mich bei einigen besonderen Menschen bedanken, die mich auf meiner Mission unterstützt haben.

Danke an Karsten Jentsch, Timo Steinhaus und Anna-Lena Kraemer – dafür, dass ihr mir sowohl beruflich als auch gedanklich jederzeit den Rücken freigehalten habt. Ihr seid die Besten!

Das allergrößte Dankeschön geht an Tini und Lene, meine kleine Familie. Danke, dass ihr so oft und so lange auf mich verzichtet habt.
Liebe Lene, jetzt hast du deinen Papa zurück.

Bleibt alle gesund und passt auf euch auf,
sportliche Grüße von

Sebastian
@hardgainer.coach bei *Instagram*

DER AUTOR

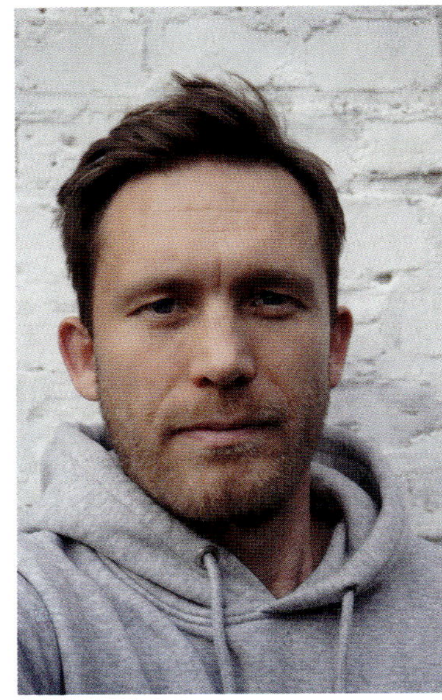

Sebastian Priggemeier (Jahrgang 1980) ist im nördlichen Münsterland aufgewachsen. Links Kühe, rechts Schweine, dazwischen die Kornfelder des elterlichen Bauernhofs und seine beiden Brüder, Jens und Sören. Landleben pur – aber weit und breit kein vernünftiges Fitnessstudio. Entsprechend schmal waren seine Schultern. Das änderte sich erst nach dem Abitur im Jahr 2000, als es ihn in die Großstadt zog, genauer gesagt: nach Hamburg. Moin! Dort heuerte er nicht im Hafen an, sondern als Praktikant in der Redaktion seiner Lieblingszeitschrift *Men's Health*.

Es folgten unzählige Interviews mit Fitnessexperten und Sportprofis, Fotoshootings für die Zeitschrift und diverse Stunden in Hamburger Fitnessstudios, wo er die Tipps und Tricks aus sämtlichen *Men's-Health*-Beiträgen am eigenen Leib ausprobierte. Mit Erfolg: Die Schultern wurden langsam breiter. Endlich. Schon damals fragte er sich allerdings, warum der Muskelaufbau bei ihm deutlich länger dauerte als bei anderen. Hardgainer-Probleme.

Der absolute Durchbruch in Sachen Schulterbreite gelang erst ab 2005 in Gießen (Hessen), sicher auch durch das Studium der Sportwissenschaft an der Justus-Liebig-Universität. Nach dem Studium folgte eine Ausbildung zum Fitnesstrainer an der Deutschen Sporthochschule Köln, geleitet von Professor Dr. Stephan Geisler (aka »Der Fitnessprofessor«).

Der Kontakt zur *Men's-Health*-Redaktion riss nie ab, trotz der beruflichen Wechsel zur Sportredaktion der *Frankfurter Allgemeinen Zeitung* (2008) und zu *RTL* (2010), wo er eine Ausbildung zum Multimedia-Redakteur absolvierte.

Heute lebt Sebastian Priggemeier mit seiner Frau Ann-Christin und Tochter Lene in Köln. Er ist Redakteur bei der *Mediengruppe RTL*, bloggt nebenbei über das Leben als fitter Vater (www.fit-trotz-Family.de) und macht sich inzwischen mehr Gedanken über das Phänomen Dadbod als über breite Schultern. Noch Fragen? Bei *Instagram* ist er über das Profil @hardgainer.coach erreichbar.

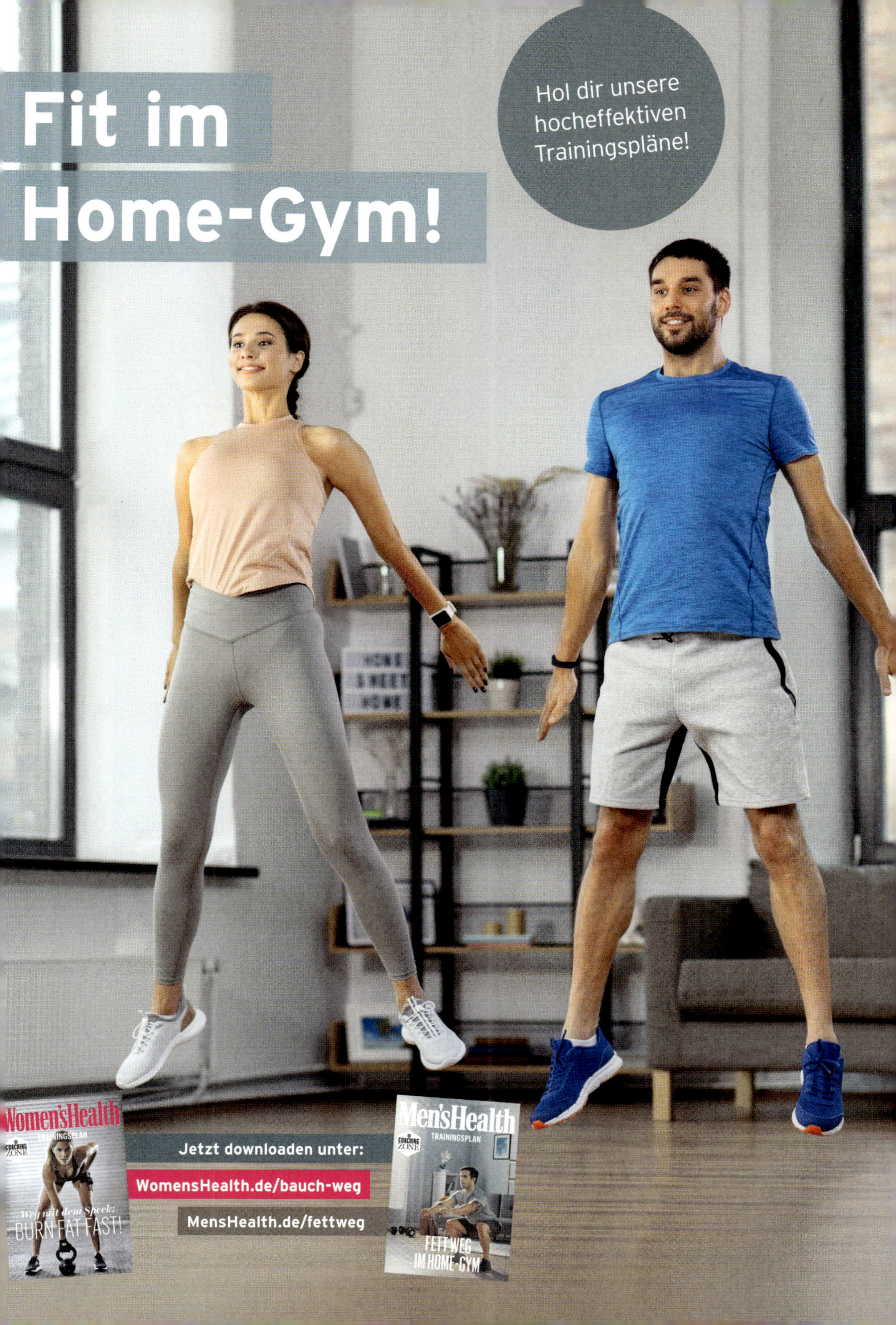
Fit im
Home-Gym!
Hol dir unsere hocheffektiven Trainingspläne!
Women'sHealth
TRAININGSPLAN
COACHING ZONE
Weg mit dem Speck:
BURN FAT FAST!
Jetzt downloaden unter:
WomensHealth.de/bauch-weg
MensHealth.de/fettweg
Men'sHealth
TRAININGSPLAN
COACHING ZONE
FETT WEG
IM HOME-GYM

WEITERE INTERESSANTE BÜCHER ZUM THEMA

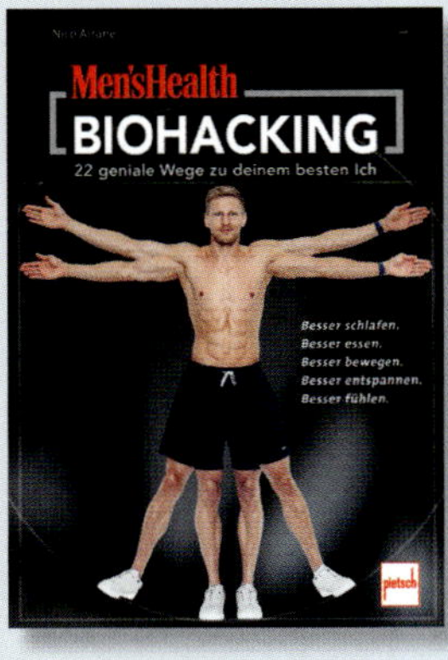

Biohacking-Coach Nico Airone weist dir in diesem Buch den Weg durch das Dickicht der Selbstoptimierung und präsentiert seine 22 effektivsten Maßnahmen auf dem Weg zu maximaler Gesundheit und Leistungsfähigkeit!

192 Seiten, 200 Abbildungen, 170 x 240 mm
€ 19,95 / € (A) 20,60 / ISBN 978-3-613-50931-3

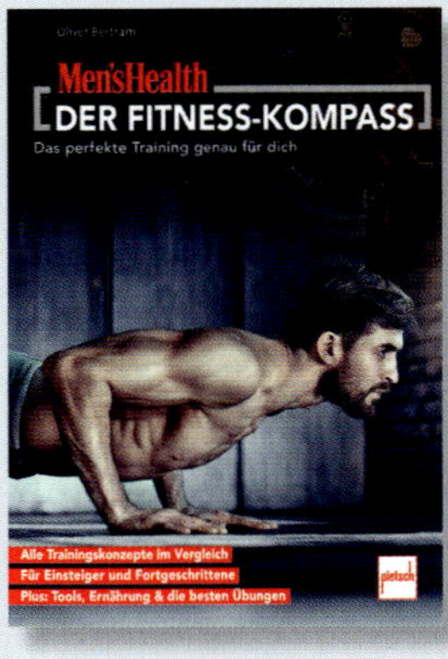

Der MEN'S HEALTH Fitness-Kompass gibt Antworten auf wichtige Fragen wie: Passt mein Training zu meinen Fitness-Zielen? Welche Übungen bringen mich voran? Wo sollte ich trainieren? Habe ich die passenden Tools und wie sieht die richtige Ernährung aus?

256 Seiten, 180 Abbildungen, 170 x 240 mm
€ 19,95 / € (A) 20,60 / ISBN 978-3-613-50918-4

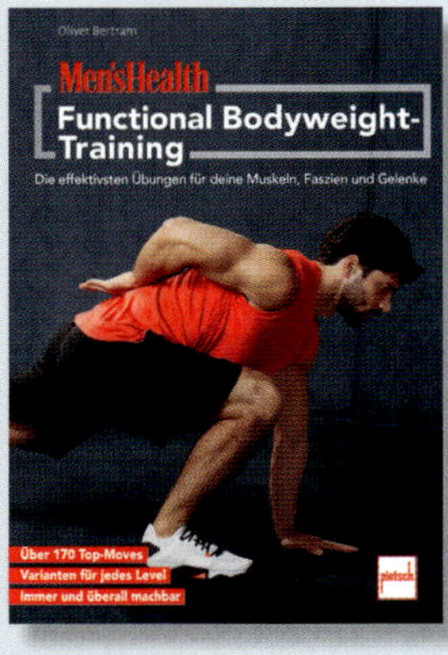

Dein All-inclusive-Paket auf dem Weg zur Bestform deines Lebens: Dieser Band gibt Fitnessinteressierten einen umfassenden Trainingsansatz mit über 170 Top-Moves für Muskeln, Faszien und Gelenke an die Hand – für jedes Fitnesslevel, mit oder ohne Tools, immer und überall machbar.

208 Seiten, 360 Abbildungen, 170 x 240 mm
€ 19,95 / € (A) 20,60 / ISBN 978-3-613-50917-7

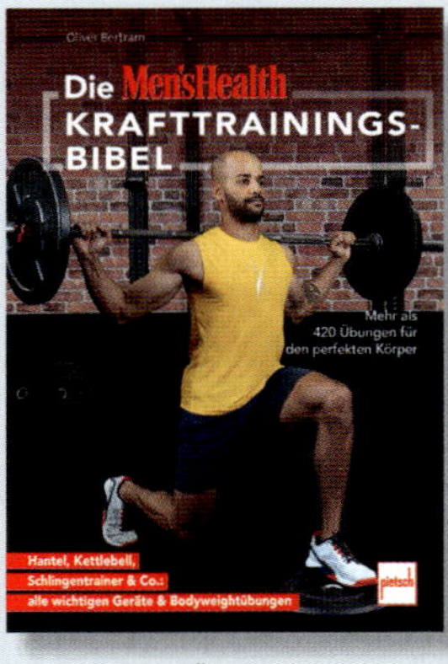

Mehr als 420 Übungen für den perfekten Körper, die ihren Platz auch im Home-Gym finden – komplett ohne sperrige Fitnessstudiomaschinen. Insgesamt hat Mann mit diesem Buch alle wichtigen Infos in der Hand, um den gesamten Körper rundum zu kräftigen und zu stärken.

288 Seiten, 603 Abbildungen, 170 x 240 mm
€ 29,90 / € (A) 30,80 / ISBN 978-3-613-50929-0

Leseproben zu allen Titeln auf unserer Internetseite

Stand Februar 2023
Änderungen in Preis und Lieferfähigkeit vorbehalten.

Überall, wo es Bücher gibt, oder unter
WWW.MOTORBUCH-VERSAND.DE
Service-Hotline: 0711 / 78 99 21 51

pietsch

Lieber Leser,

vielen Dank für Ihre Antwort.
Nur durch Ihre Anregungen und Ihre Kritik können wir uns ständig verbessern. Bitte schreiben Sie uns doch auf dieser Antwortkarte, wie Ihnen das Buch gefallen hat.

Schreiben Sie uns und gewinnen Sie!

Unter den Einsendern werden jeden Monat 10 Büchergutscheine im Wert von jeweils € 50,– verlost.

Autor und Titel des Buches:

Meine Meinung zu diesem Buch:

☐ sehr gut ☐ gut ☐ weniger gut ☐ nicht so gut

Kommentar: